综合医院心身相关障碍联络会诊手册

主编　王新钊　罗运成　李　卓

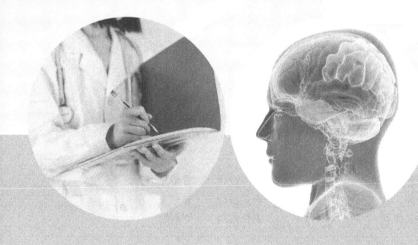

郑州大学出版社

图书在版编目(CIP)数据

综合医院心身相关障碍联络会诊手册／王新钘,罗运成,
李卓主编. -- 郑州：郑州大学出版社,2024.1
ISBN 978-7-5773-0094-8

Ⅰ. ①综… Ⅱ. ①王…②罗…③李… Ⅲ. ①心身障碍 -
诊疗 - 手册 Ⅳ. ①R749.92-62

中国国家版本馆 CIP 数据核字(2024)第 019506 号

综合医院心身相关障碍联络会诊手册
ZONGHE YIYUAN XINSHEN XIANGGUAN ZHANGAI LIANLUO
HUIZHEN SHOUCE

策划编辑	薛 晗	封面设计	曾耀东
责任编辑	薛 晗	版式设计	曾耀东
责任校对	张彦勤	责任监制	李瑞卿

出版发行	郑州大学出版社	地 址	郑州市大学路40号(450052)
出 版 人	孙保营	网 址	http://www.zzup.cn
经 销	全国新华书店	发行电话	0371-66966070
印 刷	郑州宁昌印务有限公司		
开 本	710 mm×1 010 mm 1／16		
印 张	15.75	字 数	276 千字
版 次	2024 年 1 月第 1 版	印 次	2024 年 1 月第 1 次印刷

| 书 号 | ISBN 978-7-5773-0094-8 | 定 价 | 59.00 元 |

本书如有印装质量问题,请与本社联系调换。

作者名单

主　编　王新钊　罗运成　李　卓

副主编　高　梦　张艳丽　乔卿华

编　委　（以姓氏拼音为序）

　　　　　　但汉军　侯玉敏　吉慧亮　金丽君

　　　　　　李华平　李沛捷　刘　剑　宋娟娟

　　　　　　宋云丽　王亚杰　邢瑞敏　熊　健

　　　　　　翟世柳　张　聚　张　笋　赵光辉

前言

《全国精神卫生工作规划（2015—2020年）》中明确提出到2020年健全省、市、县三级精神卫生专业机构，服务人口多且地市级机构覆盖不到的县（市、区）可根据需要建设精神卫生专业机构，其他县（市、区）至少在一所符合条件的综合性医院设立精神科。但就目前而言，大部分市级单位三甲医院设置了心理咨询专科或心理门诊，而且大多数从事综合医院心身疾病联络会诊的人员多从综合科室转行过来，生物医学思维浓厚，但缺乏相应的医学心理继续教育训练，开展工作异常困难。为此，根据我们的心身相关障碍联络会诊临床经验，编写了本书，为综合医院临床一线人员提供参考。

本书首先简要概述了心身相关障碍联络会诊的概念、工作模式，进一步详细介绍了心理咨询和治疗的技术、常用精神药物的使用原则、综合医院常见心身相关障碍的识别与处理，着重分析了临床各科心身相关障碍联络会诊要点。适合于综合医院临床一线的心身相关障碍工作的各级医师、正在或计划从事心身相关障碍工作的研究生、对医学心理感兴趣的各科医护人员、医学心理学专职教师和精神卫生专业人员阅读参考，对非医学背景的心理咨询人员也有参考价值。

由于编写任务重，时间仓促，水平有限，风格不一，书中难免有不妥甚至错误之处，望读者批评指正，使之再版时得以修正。

王新钊

2023年4月

▲▼ 目 录 ▲▼

第一章

绪　论

第一节　心身相关障碍联络会诊的内涵

随着医学模式向心理-社会-生物医学模式转变,综合医院精神卫生问题日益得到重视。心理社会因素对患者的治疗、预后、康复和生活质量方面具有重要的影响。由于历史文化及医疗知识缺乏等原因,许多有精神心理障碍的患者在综合医院非精神心理科诊疗。但是基层医疗保健、综合医院的非精神心理科医护人员常常缺乏精神心理科领域的相关知识,患者的精神心理卫生问题没有得到早期诊断和及时有效的处理,造成病情延误、医疗费用增加和医疗卫生资源的浪费。"心身相关障碍联络会诊"(psychological consultation-liaison service)是指采用医学心理学的方法,对临床医学综合科室患者所产生的各种心理问题和精神问题进行预防、发现和处理的一种工作模式。需要各科医生随时发现临床各科患者出现的各种心理问题和精神问题,及时与医学心理学专业人员协同会诊处理。它采用的是心理-社会-生物医学模式,强调培养整体临床思维,而不是单一使用生物医学方法。实际上心身相关障碍联络会诊也是一个筛查和处理综合医院门诊或住院患者的心理行为问题,缓解其躯体和心理痛苦,促进其心身及早康复的重要措施。

由于患者常常表现为躯体疾病与心理问题、精神障碍同时存在,因此,需要同时处理躯体疾病与心理问题、精神障碍的"共患"或"共病"问题。心身相关障碍联络会诊的内容常常涉及精神医学有关知识和技能。这与联络会诊精神病学(consultation liaison psychiatry)中的工作任务也有交叉、重叠之处,它们都是综合医院精神卫生服务的内容,只是工作的角度不同,理论取向不同而已。由于目前尚未形成统一的心身相关障碍联络会诊工作内容、培训规范,建议从事或打算从事心身相关障碍联络会诊工作的有关人员应进修学习精神医学、神经病学、心身医学、心理咨询与治疗等相关知识,以便更好地开展这项工作。

本书是从临床实用的角度介绍综合医院临床各科所表现的各种心理问题或精神障碍的特征及处理原则,帮助读者在综合医院初步开展心身相关障碍联络会诊工作。

一、心身相关障碍联络会诊任务

心身相关障碍联络会诊任务主要包括临床医疗服务、教学培训、科学研究3个方面。

(一)临床医疗服务

精神科医师或心理工作者协同其他各科医师解决日常医疗实践中患者的精神心理问题,从心理、社会、生物等多角度综合诊断和处理患者;为非精神科如内科、外科、儿科、产科等有精神症状或心理问题的患者及其医生提供精神科会诊或联络服务,协助指导非精神科医师对患者伴发的社会心理问题或精神问题的识别和处理。例如烦躁不安、自杀患者的紧急处理,企图放弃医疗的重病患者的干预都是联络会诊精神病学工作中经常要处理的问题。当医生与患者沟通出现障碍时,联络会诊精神病学工作可以帮助协调处理医患之间的僵局。

(二)教学培训

对医学生及各专业医务人员进行心理社会知识及精神科知识的教育,提高他们对各科患者心理或精神问题的识别和处理能力。

(三)科学研究

研究患者对疾病的心理反应、异常疾病行为、心理和行为疗法对躯体疾病的疗效,以及联络会诊精神病学医疗及教学工作的综合评估等。

心身相关障碍联络会诊有两种工作模式,即会诊模式和联络模式。会诊模式是指精神科医生应其他科医生邀请,对患者的临床问题给予精神科专业的诊断意见、治疗和处理建议。在会诊模式中,会诊医师不是该患者医疗小组的成员,一般不对邀请会诊的非精神科人员进行系统教学。联络模式是指精神科医师与非精神科医师进行定期接触,帮助非精神科医务人员识别、处理患者的精神心理问题,并开展精神病学教学和科研工作。在联络模式中,联络医师作为医疗小组的成员之一,与其他相关专业人员密切配合,对患者的疾患提供治疗意见,对患者家属及其他医务人员提供医疗教育,也对医务人员与患者之间的相互关系提供建议,预防和处理医患之间的冲突。

联络会诊精神病学早期介入临床工作中,可及时识别处理患者的精神或社会心理问题,提高医疗质量,缩短住院时间,降低医疗成本。联络会诊精神病学在医学伦理学中也承担重要角色。新的医疗药物和技术的发展,可延长患者的生命并提高患者的生活质量,但相关的心理社会问题也越来越多。如血液透析、心脏外科、癌症治疗、器官移植等都能引起精神病学问题及伦理问题,这些情况都需要联络会诊精神病学工作者给予建议或干预方案。

二、心身相关障碍联络会诊对临床工作的重要意义

随着社会经济的快速发展,生活节奏的加快,心理压力日益加大,心身健康问题逐步成为核心的问题。因此这个问题已经表现在综合医院临床日常工作中,患者心理问题、精神障碍与躯体疾病常常混合(共病)在一起,使各科的一线医务工作者处理起来非常困难和棘手。

由于患者常常就诊于综合科室比如内外科等,而不是首诊于心理咨询门诊或精神科门诊,因此易被临床医师忽视,常直接或间接地导致医学、法律、经济和伦理问题。比如,心理问题导致患者诉求过多,临床信息杂乱,明确诊断的难度加大,因此导致过度检查、过度治疗,出现非预期的治疗后果,使就诊费用增加或住院时间延长,容易出现医患间交流、沟通困难,影响治疗关系和依从性,严重者导致医疗纠纷。

在临床实践中,我们发现表现有心身障碍的患者,就诊次数和花费的医疗费用远远高于没有合并心身障碍的患者。最近美国智库兰德公司发表研究报告称,许多美国人不管大病还是小病,都喜欢一窝蜂地涌向大医院看急诊,这种"小病大医"现象给美国造成的损失每年高达44亿美元。分析显示,各大医院急诊室收治了许多本应在诊所或社区医疗中心治疗的小病,如轻微感染、肌肉扭伤等。在大医院急诊室救治的疾病中,这类小病占27.1%。实际上这种涌向大医院就诊、"小病大医"现象主要是患者对疾病过于恐慌的心理压力所造成的。可见,在综合医院非精神科的临床领域开展心身相关障碍联络会诊工作具有重要的意义。

第二节　联络会诊精神病学与心身医学的关系

联络会诊精神病学在发展上与心身医学之间有着密切的关系,在很多地方,会把联络会诊精神病学与心身医学当作同义词看待,但两者并不完全相同。

心身医学是研究精神和躯体相互关系的一个医学科学分支,涉及医学、生物学、心理学、教育学、社会学等多学科,含义非常广泛,在概念、研究范围方面迄今仍有很大分歧。精神与身体的关系在几千年前原始古老的社会已有涉及。现代医学界已公认患者的心理社会特征影响许多慢性疾病,如缺血性心脏病、糖尿病、癌症等的病理机制和预后。广义的心身医学是研究人类同疾病斗争中一切心身相关的现象。狭义的心身医学是指研究心身相关障碍的病因、病理、临床表现、诊治和预防的学科。

心身相关障碍的发病过程主要包括心理应激和心身反应两个环节,遗传、个性特征、社会特征也与心身相关障碍的发生有一定关系。心理应激是机体通过认知、评价而察觉到应激原的威胁时引起的心理、生理功能改变的过程,是个体对面临的威胁或挑战做出适应和应对的过程。心理应激通过自主神经系统、神经内分泌系统和免疫系统影响身体状况,从而由心理变化伴随引起生理的反应,即心身反应。心身反应过于强烈或持久时会导致机体产生病理性改变,导致心身相关障碍的发生。心身医学根据生理因素、心理社会因素在不同患者身上起致病作用的不同比例,来制定相应的治疗措施,即"心身同治原则"。联络会诊精神病学的起源与心身医学的发展密切相关。《心身医学杂志》长期以来一直在发表联络会诊精神病学工作者感兴趣的理论和临床文献,《心身医学杂志》发表的文章90%以上被认为与联络会诊精神病学中度或高度相关。

目前,公认的观点是联络会诊精神病学是心身医学在临床医疗中的具体应用。Don R Lipsitt写道:如果说综合性医院精神病学是联络会诊精神病学耕种的土壤,那么心身医学就是滋养联络会诊精神病学生长的肥料。尽管心身医学与联络会诊精神病学有共同的根基,但两者之间差别仍较大。有研究报道在心身医学与联络会诊精神病学出版物中,两者之间相互引用的文献重叠不超过1/4。心身医学重点关注实证研究,而联络会诊精神病学更多关注临床实践。增强联络会诊精神病学与心身医学的有效运作将大大提高诊疗水平及患者的生活质量,减轻社会负担,为患者提供更为全面的社会保健。

第三节 心身相关障碍联络会诊现状及思考

国内越来越多的综合医院开始重视联络会诊服务工作,其中,有些医院在改善医患关系、预防或消解医患冲突、保障患者安全、预防患者自杀、缩短住院周期、降低医疗成本、提高医务人员心理素质与能力等方面,都取得非常好的成绩。

但就目前而言,只有少部分大城市的三甲医院设置了临床心理专科,而且大多数从事综合医院心身相关障碍联络会诊的人员多从综合内外科转行过来,生物医学思维浓厚,缺乏相应的医学心理继续教育训练,缺乏相应的培训教材,工作成效不明显,如果单位领导不重视,开展工作异常困难。因此,卫生部在《中国精神卫生工作规划(2002—2010年)》中明确提出到2010年全国50%的县级以上综合医院需开展精神卫生或医学心理服务咨询。但从目前所了解的情况来看不容乐观,原因有多方面。

如何开展临床心身相关障碍联络会诊,如何更好地服务于广大患者是一个重要的课题,需要不断地去探索适合中国国情的心身相关障碍联络会诊工作模式。基于我们的心身相关障碍联络会诊临床经验,现存的问题有:一是表现为心理生理障碍的患者对医疗服务期望高,经常要求医师给予更多的关注,而现有临床治疗模式无法满足这部分患者的需求。因此急需大批医学心理专业方向的人才参与到心理相关障碍联络会诊中来,满足不同的患者需求,提高服务质量,促进心理-社会-生物医学模式的发展。二是广大的临床一线工作者缺乏有关心理问题、精神障碍与躯体疾病共病的知识和意识,更不用说如何去处理这些问题。

加强临床心身相关障碍联络会诊工作,应从3个方面做起。首先,增强广大临床一线工作者的意识,帮助他们提高识别躯体疾病患者心理问题的技能,及时处理心理问题,或及时转诊给临床心身相关障碍联络会诊专业人员处理。实际上,医者也需要职业支持,临床一线工作者的心理压力问题也需要关注和处理,反过来讲处理好临床一线工作者的心身健康问题,也会促进临床心理联络会诊的开展。其次,加强对就诊综合医院各科患者的知识宣传,使他们认识到心理行为问题对躯体疾病的重要影响。最后,医院各级领导对开展临床心身相关障碍联络会诊工作的支持是非常重要的。临床心身相关障碍联络会诊专业人员也要通过各种途径去争取领导的支持,使他们看到这项工作给医院带来的巨大成效。

第二章
心身相关障碍联络会诊的工作模式

第一节　会诊思路

在临床心身相关障碍联络会诊中,应该坚持整体论的医学观,要求临床医生在观察、诊断和治疗疾病时将患者的具体躯体症状与其表现的心理问题、社会因素建立一种联系,并验证它们之间的纵向与横向的逻辑关系。常常需考虑心理与生理、心理与社会、过去与现在、将来与现在、个体与环境等之间的互相关系。

一、会诊的医学心理学思路

医学心理学认为人类的任何疾病都受到生物因素和心理社会因素的影响。临床心身相关障碍联络会诊思路应该是心理-社会-生理的临床心身多维思路,都应该兼顾个体的心理、生理和社会3个方面。

（一）个体心理特征与行为对患者临床表现的影响

患者不同的人格特点会表现出不同的心理诉求,比如,有控制欲人格特点的患者对医生提出过多的要求,甚至是无理的要求。患者的情绪状态影响与医生的沟通,比如焦虑状态的患者有许多躯体主诉,诱导医生给予更多的躯体检查。患者的负性认知特点容易导致认识的偏激,固执地坚持自己的感受,否定医生的解释。处于应激性事件的患者,常常引起免疫力下降的临床表现。缺少社会支持资源的患者常常感到失望、无助等,常常隐瞒自己的症状。采用消极应对方式的患者常常病情康复延缓。而采用否认心理防卫机制的患者常常不相信医生的诊断。

因此,在各科临床工作及联络心理会诊服务中,要通过观察、交谈来了解患者的心理问题,必要时对其进行全面的精神状态检查,或者使用心理评估工具进行量化测评。

(二)社会文化背景对患者临床表现的影响

社会文化背景因素对某些疾病有重要的影响。如汽车文化与交通事故的频发;酒文化与急、慢性酒精中毒发生率的剧增;饮食文化与心血管疾病的发生;新的食物品种与不明疾病的出现,比如小龙虾与哈夫病;全球化与新型传染病的传播,比如甲型流感、新型冠状病毒感染等,大都存在较直接的因果联系。所以,应该注意患者的社会经济地位、性别及家庭角色、自身习惯、习俗对临床表现的影响,也要考虑当前的政策、法律、传媒等因素对患者当前临床情况的影响。也要考虑人际系统,包括家庭、社区、工作单位、亲属网络、朋友与伙伴圈子及各种社团组织对患者的影响。通常许多对于疾病过程有影响的积极或消极因素皆是起源于此,如应激性处境或事件。与吸毒的心理社会行为及其躯体症状有关的人际系统也是临床心身相关障碍联络会诊中干预处理的问题。

(三)生理状况对患者心理状态和社会功能的影响

有些患者的心理问题是在躯体疾病之前,有些与躯体疾病同步产生,有些产生于躯体疾病之后。因此,常规的生理生化医学检查、诊断必不可少,其中尤为重要的是神经系统的检查,包括头部 CT、MRI 等,以鉴别诊断。

临床疾病的心身作用类型有 5 个方面:①心理因素直接引起躯体变化,两者有因果关系;②心理因素影响躯体,行为危险因素造成疾病,比如 A 型行为;③心理与躯体变化相伴出现,比如溃疡病与抑郁同时存在;④躯体疾病伴随心理症状,比如对癌症的恐惧、心肌梗死后伴发抑郁;⑤躯体疾病过程结束后遗留的心理问题,比如截肢后的幻肢痛等。因此,临床心身相关障碍联络会诊中广泛采集病史,结合临床表现、生理生化医学检查,区分患者属于哪类心身表现的类型,以便提出下一步的处理方案。临床躯体疾病导致的心理行为问题也是心身相关障碍联络会诊的主要内容,它包括躯体疾病对患者感知的影响,比如感觉度日如年;躯体疾病引起患者的心理反应,比如患脑卒中的50%住院患者和30%门诊患者均出现不同程度的抑郁;不同的躯体疾病可以通过对神经系统的直接或间接作用影响心理活动,比如脑缺氧;躯体疾病对患者生活质量的影响,比如糖尿病、心脑血管病等。

可见,临床各科患者表现的心身问题或心身障碍或心身相关障碍,是由于在心理、社会和生物学因素共同作用下,具备易感素质基础的个体产生应激反应,形成有规律性和特异性的心身反应模式,并通过神经-内分泌-免疫中介机制产生躯体应激结果,导致心身障碍或心身相关障碍的发生,从而影响个体的整体心身健康状况。因此,临床心身相关障碍联络会诊的专业人员与临床医生探讨时,不可只从其狭隘的躯体问题角度出发,而是要综合考虑患者的社会、心理、生理功能状况,对此时此地的心身问题做出综合的判断、解释,进而制定全面的治疗方案。

二、会诊的医学心理综合处理策略

临床心身相关障碍联络会诊应以多维的临床诊断为基础,即多元性思维,这里虽然强调的是对患者的心理、生理、社会兼顾的综合性治疗,但前提是先躯体、后心理的处理策略。

(一)躯体治疗合并精神类药物治疗的策略

积极治疗原发性躯体疾病是解决心理障碍的前提。如果心理障碍或精神障碍是由躯体疾病引起的或伴随产生,在处理躯体疾病的同时,对合并有精神病性症状(谵妄、幻觉、妄想、抑郁、焦虑等)的患者应该合理使用抗精神病药物、抗抑郁药物、抗焦虑药物等。在这里要注意的是,合并躯体疾病的患者对精神类药物的敏感性提高,所以精神药物容易引起不良反应,而且需要注意与其他药物相互作用的问题。由于各科医师不熟悉精神类药物,有时不敢使用精神类药物,耽误治疗,有时又会使用过量,导致不良反应增加。所以,临床心身相关障碍联络会诊医师应与主管医师协商、交流,指导合理使用精神类药物,并动态追踪观察治疗效果,及时调整药量和疗程,使心身相关障碍联络会诊的效果达到最佳。

(二)心理治疗的策略

心理治疗既容易又复杂,关键在于会诊医生与患者的良好互动,通过言语的和非言语的技巧引导患者及其家属,促进患者心理、行为和躯体功能向好的方向发展,提高家属的认识和护理水平,从而达到治疗疾病、促进康复的目的。

(三)社会工作的重要性

目前,我国综合性医院缺乏社会工作者,所以有时临床医师常常兼顾这些社会帮助的角色。心理会诊医生应与临床一线医生一起,不仅需要针对患者与临床紧密相关的社会问题加以干预,提供健康教育,而且要尽可能地改善患者的社会处境,提供有利的咨询和帮助,使他们获得更多的社会支持。

第二节　会诊诊断步骤

心身相关障碍是指心理社会因素在疾病的发生、发展和转归中起着重要作用的一大类疾病,包括心身症状障碍、心身疾病、心理生理障碍(进食障碍、睡眠障碍、性心理障碍)、躯体疾病伴发心身症状障碍等。心身相关障碍的范畴也从最初狭义的心理社会因素在疾病的发生、发展、预后和防治的过程中起重要作用的躯体器质性疾病扩大到广义的"心理社会因素在疾病发生、发展、预后及防治过程中起重要作用的躯体性器质性疾病和功能性障碍,都属于心身相关障碍"。

2019年2月,在无锡召开的中华医学会心身医学分会2019年第一次常委会上,对上述分类进一步修订,将心身相关障碍分为9类,包括:①心身反应障碍;②心身症状障碍(心身障碍)[纤维肌痛症、肠易激综合征(IBS)、过度换气综合征、不典型胸痛等];③心身疾病;④心理因素相关生理障碍(进食障碍、睡眠障碍、性功能障碍);⑤应激相关心身障碍(急性应激障碍、创伤后应激障碍、适应障碍、ICU综合征、癌症后心身障碍、尿毒症后心身障碍、职业心身耗竭);⑥躯体症状及相关障碍;⑦与心身医学密切相关的精神障碍(抑郁障碍、焦虑障碍、强迫及相关障碍);⑧躯体疾病所致精神障碍;⑨心身综合征。

心身相关障碍会诊的诊断程序包括躯体问诊和心理问诊两部分,躯体问诊虽然不是心身相关障碍会诊的主要工作,但问诊前必须复习有关病史记载,了解该科医生前期检查治疗的情况,以便形成初步印象,问诊时需要患者亲自确认。心理社会因素表现特点,以及与躯体症状的关系是问诊的重要内容。

(一)问诊要点

1. 心理症状是精神病性症状还是非精神病性症状?

2. 心理症状的发生,包括心理社会因素,是否与躯体症状有时间的关联?

3. 躯体症状是否有明确的器质性改变或存在已知的病理学变化?

4. 躯体症状发生的部位比较明确还是不断地变换部位?

(二)问诊步骤

1. 病史采集　对要求心理会诊的案例,首先采集病史,此时应该特别注意收集患者心理社会方面的有关材料,包括个性或行为特点、人际关系状况、家庭状况、社会支持资源、个体认知模式、此次相互关联的社会生活应激事件等,仔细分析这些心理社会因素与当前疾病发生、发展的相互关系。

2.体格检查　与临床各科体检相同,但要注意观察患者与医生的沟通方式、对待体检和治疗的特殊反应方式,从而恰当判断患者心理素质上的某些特点,例如是否过分焦虑、敏感、拘谨等,以及是否遵守医嘱等。

3.心理行为检查　结合病史资料,采用晤谈、行为观察、心理测量或必要的心理生物学检查方法来评估患者的心理行为特点。心理卫生评定量表主要选取能够测评抑郁、焦虑等症状的情绪量表,还可以根据患者的具体情况,量化评估其心理应激强度、应对能力的高低、社会支持的力度和类型等。评估结果有助于了解患者的心身健康状况,确定其心理社会因素的性质、内容,评价它们在躯体疾病发生、发展、恶化和好转中的作用。

4.综合分析　结合以上收集的材料,对是不是心身相关障碍、神经症或是精神障碍做出判断,以及哪些心理社会因素起主要作用及可能的中介神经机制等问题做出恰当评估。

(三)诊断程序

从症状等级诊断原则,诊断程序首先考虑是否为早期的各类精神病性障碍;然后才考虑神经症、应激相关障碍、癔症以及心理因素相关生理障碍等非精神病性障碍的诊断;随后再考虑为心身障碍或心身相关障碍;如无以上证据,最后才考虑是否是患病治病过程中相关的心理反应。

当然,根据心理障碍的谱系观点,要用普遍联系、发展的观点看待心理障碍。该观点认为:正常心理与异常心理是移行的;轻、重程度界定是移行的;心理过程之间是密切联系的;心理障碍的原因和机制是非单一的;心理障碍的机制是难以归于简单的生物学变化的;现行的心理疾病诊断多为现象-综合征归纳,内在的机制不清,多非单一机制的疾病实体。药物治疗、病程转归、遗传学调查等证据证明了心理障碍的谱系观点。所以,这里提出的心身相关障碍联络会诊的诊断程序是粗略的大致的分类,在实际分析、处理患者的具体情况时多采用心理障碍的谱系观点和分析方法。

这里推荐美国精神疾病分类法(DSM-Ⅳ)首倡的多轴诊断,它非常适合心身相关障碍联络会诊的多方面诊断和全面评估,便于多方面处理临床中遇到的共病问题。第一轴精神障碍;第二轴人格障碍、精神发育迟滞、特殊发育障碍;第三轴躯体疾病和缺陷;第四轴社会心理应激源严重程度(0~6分);第五轴整体社会适应功能,记录当前水平与以往一年内最好水平(1~100分)。

（四）治疗原则

1. 心理干预目标

（1）消除社会刺激因素：比如因工作压力引起焦虑继而使紧张性头痛发作的患者，通过改变环境、心理支持、改变认知等，使工作压力体验减轻，焦虑反应下降，继而缓解紧张性头痛发作。

（2）消除心理学病因：比如对冠心病患者，在其病情基本稳定后指导患者提高对 A 型行为和其他冠心病危险因素的认识，帮助其改变认知模式，以减少心理刺激，逆转心身相关障碍的病理心理过程，结果冠心病发作减少。

（3）消除生物学症状：通过心理学技术直接改变患者的生物学反应过程，改变躯体反应模式，促进疾病的稳定与逐步康复。比如采用生物反馈疗法调节糖尿病患者血糖水平的稳定性，该方法可使糖化血红蛋白水平下降。

2. 心身同治原则　心身相关障碍应采取心身相结合的治疗原则，但对于具体病例，则应各有侧重。

对于早期的各类精神病性障碍应主要采用精神类药物治疗，严重者直接转给精神科医生处理。而对于神经症等非精神病性障碍的患者，在心理治疗的同时也可以配合抗抑郁、抗焦虑药物治疗。对于严重的急性躯体症状的患者，应以躯体对症治疗为主，辅以心理支持。对于以躯体症状为主但已呈慢性过程的心身相关障碍，则可在实施常规躯体治疗的同时，重点安排好心理治疗。而对于与患病治病过程相关的心理反应，重点做好心理和行为指导等各项工作，提供准确的医疗信息，减轻其内心负担。

心理干预手段应视不同层次、不同方法、不同目的而决定，支持疗法、环境控制、松弛训练、生物反馈、认知疗法、行为疗法、家庭疗法和森田疗法等方法均可使用。

第三节　心理会诊晤谈方法

目前综合科室提出心身相关障碍联络会诊的出发点是因为遇到一些非常棘手的病例，这些患者及其家属心情迫切，要求很多，甚至有一些无理的要求，他们迫切要求医师给予更多的关注，然而综合科室的医疗特点无法满足患者的心理需求。这些线索提示我们在心理联络会诊时需具备一些与综合科室问诊时不同的技巧。

以下列举和讨论了一些心身相关障碍联络会诊时应具备的交流方法。

（一）病史问诊

心身相关障碍联络会诊与常规问诊不同,必须重视心理社会资料与躯体症状之间的相关性,调查患者的心身状态,从生物、心理、社会3个方面的任何一点了解患者就诊的原因。要特别注意患者的心理行为反应方式(包括动作、体态、姿势、说话语气,以及表现、仪容、仪表等)从而归纳出患者的某些不良心理个性特征。

在询问既往史时注意是否曾患有心身障碍与神经症。在个人史询问中注意其社会经历、从事的职业性质、工作条件、有无不良个人习惯与嗜好,包括吸毒、酗酒史,有无冶游史。在询问其社会因素时,需了解有无心理应激源与心理刺激史,尤其应注意其家庭状况、夫妻关系、亲子关系,应重点了解夫妻关系,尤其是性关系是否和谐、对方的健康状况等。同时必须询问其家庭中有无遗传病、精神疾病史。

而且在心理会谈过程中,随时补充提问,随时鼓励患者提出问题,并要求他表达对疾病可能原因的看法。

（二）建立治疗性关系

通常来说,一位行医40年的医生,统计其与患者的交谈次数可有20万次以上。因此,看病过程如何与患者交流信息,并且达到简洁、明了、明白的目标,对于医患关系来说非常重要,对于鉴别诊断和治疗方案的制定也是关键的一环。然而如何具备与患者进行有效交流的技巧,却缺乏相应的训练和培训。大多数医生是自我探索、闭门造车,常常在处理患者心理问题时束手无策。

良好的医患交流是治病防病的前提,建立良好的治疗性关系是必须强调的。什么是良好的治疗性关系?仁者见仁,智者见智。有的提出"患者是上帝""以患者为中心",有的认为医患关系应有一定的社交距离,才能促进患者的自我康复。不论怎么说,加强对患者的关心和关怀,建立良好的治疗性关系,就能提高患者的满意度,以及增进疗效,包括提高心理健康水平,加快症状缓解,躯体功能改善明显,病痛得到满意控制等。因此,良好的医患沟通能增进患者的心身健康。

钟友彬先生在其专著中介绍美国洛杉矶Harbor综合医院为内科住院医生设计的一个20 min心理支持方法,该方法是一个不错的简便易行的方法,也是一个建立良好治疗性关系的沟通方法与技巧。它包括接受(建立关系)、支持、保证(健康教育)三原则,顺序不能颠倒。在心理会诊时除了问诊躯体不适等症状外,首先弄清患者的工作状况、当前的家庭关系、日常生活习惯及其背景。帮助患者发现3个问题:最使他感到烦恼的人是谁? 是什么性质的烦恼? 怎样改变才能使他感到满意? 以上这些情况在患者就诊时问得更详细些。

除了询问躯体不适以外,还可以提以下问题。

"告诉我发生了什么?""你对这件事的感受怎样?""这件事最困扰你的是什么?""你是怎样处理这个情况的?""这件事一定很令人感到难过。"

第一次需要1~2 h,以后每周复诊一次,每次20 min。在治疗躯体疾病的同时再花费15~20 min了解并帮助患者解决心理问题,由于与患者在自然、轻松的气氛下谈心,触及患者内心压抑的烦恼,患者倾诉后常感到心情轻松,病情好转。

(三)倾听

在临床工作中或在心理会诊过程中最常听到患者抱怨医生不愿意听他讲话。那么患者就诊过程中希望得到什么,这是值得思考的问题。其实如果我们也是患者,也会希望知道更多关于自己病情的资料,以及是否有更好的治疗方法,希望医生毫无保留地告知治疗中的不良反应及注意事项,如何减轻病痛以及自己该做什么等。目前患者已成为医疗工作中的积极参与者,医生绝对权威模式已被打破,由此对医生的耐心提出了挑战。

因此,对于有效地交流而言,倾听是重要的交流技巧之一。

什么是倾听? 简言之,不是随便听,而是全神贯注地、用心地听。不仅是简单地听,还要注意思考,及时而迅速地判断患者的心理状态的来龙去脉,及时、准确把握"关键点"。尽管听起来有些事情可能显得微不足道,但是,患者讲出的任何事情对他来说都是很重要的关注点或严重的问题。所以,倾听的目的就是通过语言或非语言行为(包括身体语言)来认可患者讲述的信息是重要的,并表示已经听明白了,以此来鼓励患者完整地表达自己的想法与意见。

因此,有效的倾听,能建立起医患之间的信任和互相尊重,能使诉说者发泄不满,减轻患者的焦虑紧张状态,创造一个和谐的安全环境,从而使许多信息能够呈现出来,那么医生掌握的信息就会全面、准确、有深度、有细节。以下几个具体的倾听技巧得到许多心身相关障碍联络会诊专家的认同。

(1)愿意让患者参与讨论。

(2)采取非批判性的中立立场。

(3)保持高度的注意力,关注每一句话。

（4）梳理患者所讲的问题，并重述患者刚说过的内容。

（5）保持平静，不随意打断患者的讲话，也不必立刻回答患者的提问。

（6）允许患者发泄情绪，包括生气、愤怒、哭泣、悲伤等，这样过一会儿患者就能安静下来。

（7）给一些开放性提问，比如"你最近感觉如何？""你最近遇到了什么难题？"等。

（8）对患者表达出来的感受，要给予语言或非语言的支持，比如身体微微前倾，眼神关注（看着患者的脸、嘴、鼻子提示你在关注他），以及用"是""请继续""哦，是那样""啊哈""嗯"等语气词表示你在倾向患者的叙述及给予情感的回应。

（四）尊重

什么是尊重？尊重意味着把患者作为一个有思想感情、内心体验、生活追求、有独特性与自主性的活生生的人去对待，而不是仅仅只看到躯体器官的病变。如果患者感到你居高临下地对待他们，很可能感到不满而拒绝你的医疗方案。

尊重就需要接纳患者的一切。尊重患者的一切，永远不要否定他们的经历及感受，因为对于患者来说一切都是真实无疑的。明确地对患者发出疑问或肯定其没病等方式，对于医患关系而言没有什么促进意义，反而会加重医患之间的冲突。应避免说"你没有什么病""你没有什么问题"等这类的话来应付患者。即使患者在装病，临床医生应该有技巧性，不带批判性地分析患者的前后矛盾之处，并给患者保留足够的面子来结束就诊。因此，尊重能够增进医患间的信任和发展良好的治疗性关系，能够减少患者的被羞辱、焦虑、不满和愤恨等负面情绪，最终促进患者的心身健康。

尊重意味着一视同仁，不论患者的地位高低、经济好坏，都应予以尊重，不能厚此薄彼。尊重也意味着以礼待人，不嘲笑，不动怒、不贬低患者的感受。尊重更注意对患者隐私的保护，尤其是心身相关障碍联络会诊，更应注意周围的环境，最好能有一个安静的房间或要求无关的人员回避等。

（五）承认和确认患者痛苦

在临床工作中，常常遇到许多原因不明自感躯体许多不适的患者，他们常常过分关注自己的症状，临床医生常常讨厌患者的反复诉说和抱怨。在这种情况下，患者自己也常常感到沮丧，此时如果医生给予一句真诚的话语，可以降低患者的焦虑紧张程度，使患者感觉良好。比如"我非常理解你的疼痛感""我看得出你很痛苦""我相信你有许多身体不舒服感，而各种检查又没有问题,其他人又不理解,所以你很烦躁"。在承认和确认患者的痛苦基础上,医生会有更多的机会与患者讨论诊断及治疗方案。认可和确认患者的感受,可以使患者知道医生在理解他的感受,从而增进医患之间的良好沟通。

（六）感谢患者的信任

在美国,医生常常怀着感激态度对患者说:"我感谢你来找我治疗这个问题""谢谢你让我了解你的状况"等话语。这样做,常常能增进患者及家属与医生的友好合作关系,进一步的治疗过程就很顺利了。在国内我们也可以将这种技巧用于与患者沟通中,可能会起到事半功倍的效果。

（七）追踪患者康复情况

我们的医疗工作很繁忙,与患者交流的时间也很有限,所以要求患者复诊及诊后追踪工作是至关重要的一环。有定期复诊、书信交流、电话汇报、E-mail 联系等多种患者追踪方式。医生通过这些方式能够了解患者病情的变化和康复情况,使治疗更加有效,降低医疗活动的风险,对于减少纠纷,提高患者的满意度,以及增强医疗声誉方面起到一传十,十传百的效果。

综上所述,在医疗活动中,尤其心理联系会诊时,可以与提出会诊的医生交流,介绍这些有效的交流技巧,增进和享受与患者的良性互动,在不延长问诊时间的情况下,给患者的健康带来积极有效的作用。

第四节　心理评估常用工具

一、心理卫生评定量表的概念

（一）概念

心理评定（psychological rating）是心理测量学上,把对自己态度、情感等主观感受和对他人行为的客观观察做出分级或量化评定的活动。心理评定量表（psychological rating scale）是心理评定所用的工具,简称评定量表,即对心理现象的观察所得印象进行质的描述或（和）量化的标准化定式测查程序。它是心理卫生评估中收集资料的重要手段。

心理评定是以自然观察为基础,但绝非现场观察的直接"照相",而是较长时间的纵向观察印象的综合,包含了解释和评价过程。

心理评定量表几乎在社会各个领域均有应用,其中以评定心理卫生健康为目的的称为心理卫生评定量表。

仅从量表的形式而言,评定量表和心理测验并无显著的不同,只是心理评定的方法偏向观察、晤谈这样的临床方法,测试环境控制没有心理测验方法那样严格,是纵向地作行为取样,因此可以把心理卫生评定量表的方法看作是观察法与测验法的结合。

该类量表一般采用陈述句方式作为条目,较为简单,每个量表内容可多可少,回答方式采用全或无(是或否)或等级(一般 3 ~ 5 级,少数可到 7 或 8 级)方式,因此结果分析较简便。

然而,量表的编制却非常严格,尤其是描述心理特质、行为、症状、现象的陈述句(条目)应概念明确,受评者和评定者都不易误解其意义。某些量表还设有专门的评分标准。

心理卫生评定量表按评定方式不同分为自评量表(self-rating scale)和他评量表。自评,是指由受评者自己做出回答;他评,是指一般由专业人员根据知情人(家长、教师或医师等)对受评人的观察结果或评定者自己的观察结果来进行评定。

心理卫生评定量表既可以作为个别测验,也可作为团体测验使用。心理评定量表还可按其功能分为特征描述性量表和诊断性量表。诊断性量表主要是指"心理特点"诊断,如对受评者人格结构、尚保存的和受损的能力或心理功能加以评估,而不是临床医学的疾病诊断。

(二)应用价值

心理卫生评定量表用于评定各种人群心理健康状态时,有以下价值。

1.结果比较客观,每个评定量表都有一定的评分标准,即使评定者的评价是主观的,但所依据来源是真实的,从某种意义上讲,同样具有相当的客观性。

2.可作定量描述,使观察结果数量化,易于比较,采用数字语言代替文字描述,有助于分类研究和将观察结果作统计处理,研究结果更符合科学研究。

3.内容全面系统,等级清楚,其功能相当于一份详尽的观察和晤谈大纲,并能协助评定者发现其他评估方法如观察、晤谈等所遗漏的内容,弥补如心理测验等方法的不足。

4.经济、简便易用、方便,评定量表容易学会其操作方法,通常只需 10 ~ 30 min,省时、省力、省钱,评定者和受评者一般都乐意接受。

(三)局限性

评定量表的作用是使心理品质或社会现象数量化的主要手段之一,但这比物理的数量化的难度大,加上现今的评定量表尚在发展中,并未达到"尽善尽美"的程度,所以在认识它作用的同时,还要认识它的局限性。

(1)心理卫生评定量表结果对诊断个体心理健康水平具有辅助作用,但不能取代临床诊断方法。有些临床工作者过于依赖量表评定,在发现评定结果与临床所见不相符或不能解决自己的疑难时,就有完全否认评定量表的倾向。而有些心理卫生工作者则机械地根据评定量表的结果来作解释,往往做出与实际不符的结论。因此,阅读评定量表结果的临床工作者应学习一些心理学和心理测量有关的知识,而心理卫生评估工作者更要深入掌握心理测量技术,并学习与健康和疾病有关的心理学和社会学知识,提高自己综合利用有关资料的能力,对评定结果做出符合实际的分析。

(2)应了解评定量表结果误差的来源和原因,以及如何减少评定结果的误差。常见评定量表结果误差有:①不同评定者参照的标准不统一。以自己熟悉的概念为准,致使评定结果不一致。②信息往往因来自不同的人而评定结果不一致。③"光环"效应。评定时受到不完全相关因素的影响,或者以总体印象代替具体特征,或者以偏概全,致使评定结果错误。④集中趋势。一般人避免评定过于走极端而多选择中间答案;评定者倾向于评分过严或过宽。⑤期待效应。在评定某些心理症状时,有无期待时对此症状的敏感度是不同的。

(3)使用国外量表时应注意文化背景对量表结果的影响。近年来,引进了许多国外编制的评定量表,如内容与我国文化背景不符合时应修订后方能使用。即使这样,在使用这些量表时还应充分估计文化差异所致的误差,尽量选用适合我国文化背景的量表。

(4)不能滥用量表。合理应用评定量表,不仅是为了节省受评者的精力,而且具有维持较高的专业声誉的意义。甚至有时临床上有实施测评的需要,在受评者健康状况不允许时,或者评定者和受评者之间未建立友好信任关系时,暂时也不宜进行评定。

总之,心身相关障碍联络会诊时可以把评定量表作为进一步评估的辅助手段,评定量表提供的信息可以帮助医生深入了解会诊对象的心理状态或症状特点,以便综合分析。

心理卫生方面的评定量表种类繁多,这里选取比较常用,而且简单易用的针对抑郁、焦虑评定的90项症状自评量表、抑郁自评量表、焦虑自评量表等,以及测量心理压力的压力知觉量表、测量行为类型的 A 型行为类型问卷进行介绍。目的在于提高综合医院临床医师对心理障碍的识别和处理能力。

二、常用心理评定量表

(一)90 项症状自评量表

90 项症状自评量表(symptom checklist 90,SCL-90)是 Derogatis 以他编制的 Hopkin 症状清单(HSCL 1973)为基础制定而成。此表包括 90 个项目,曾有 58 项版本及 35 项的简本。

(二)汉密尔顿抑郁量表

汉密尔顿抑郁量表(Hamilton depression scale,HRSD)由 Hamilton 于1960 年编制,是临床上评定抑郁状态时用得最普遍的量表,后又经过多次修订,版本有 17 项、21 项和 24 项 3 种。现介绍的是 24 项版本,适用于有抑郁症状的成人。

(三)抑郁自评量表

抑郁自评量表(self-rating depression scale,SDS)是 W. W. K. Zung 于1965 年编制的,为自评量表,用于衡量抑郁状态的轻重程度及其在治疗中的变化。评定时间跨度为最近 1 周。

(四)贝克忧郁量表

贝克忧郁量表(Beck depression inventory,BDI)是美国心理学家 A. T. Beck 在 1967 年编制的。Beck 将抑郁表述为 21 个"症状-态度类别",BDI 的每个条目便代表一个类别。这些类别包括心情、悲观、失败感、不满、罪感、惩罚感、自厌、自责、自杀意向、痛哭、易激惹、社会退缩、犹豫不决、体象歪曲、活动受抑制、睡眠障碍、疲劳、食欲下降、体重减轻、有关躯体的先占观念与性欲减退。21 个类别都分 4 级评分,总分范围为 0~63 分。判断抑郁程度的临界值参考标准为:≤4 分,无抑郁或极轻微抑郁;5~13 分,轻度抑郁;14~20 分,中度抑郁;≥21 分,重度抑郁。BDI 具有较好的信效度指标,内部一致性系数为 0.86,重测稳定性系数为 0.70~0.80,聚合效度中与临床抑郁评定的相关系数为 0.60~0.90。

BDI 是最常用的抑郁自评量表,其目的是评价抑郁的严重程度,常常作为编制新量表的验证工具。它适用于成年的各年龄段,也有适用于儿童与少年的版本;但在用于老年人时会有些困难,因为 BDI 涉及许多躯体症状,而这些症状在老年人可以是与抑郁无关的其他病态甚或衰老的表现。

（五）汉密尔顿焦虑量表

汉密尔顿焦虑量表（Hamilton anxiety scale，HAMA）包括 14 个项目，由 Hamilton 于 1959 年编制。它是精神科中应用较为广泛的由专业人员评定的他评量表之一。主要用于评定神经症及其他患者的焦虑症状的严重程度。

（六）焦虑自评量表

焦虑自评量表（self-rating anxiety scale，SAS）由 Zung 于 1971 年编制，从量表的结构形式到具体评定的方法，都与抑郁自评量表（SDS）十分相似，它也是一个含有 20 个项目、分为 4 级评分的自评量表，用于评出焦虑患者的主观感受。适用于具有焦虑症状的成年人。

（七）状态-特质焦虑问卷

状态-特质焦虑问卷（state-trait anxiety inventory，STAI-Form Y）由 C. D. Spielberger 等编制，首版（STAL-Form X）于 1970 年问世，曾经过 2 000 项研究，涉及医学、教育、心理学及其他科学等方面。作者于 1979 年对 STAI-Form X 进行修订，1980 年修订版（STAI-Form Y）开始应用，1988 年译成中文，具有较好的信度和效度指标。该量表旨在提供一种工具，以区别、评定短暂的焦虑情绪状态和人格特质性焦虑倾向，为不同的研究目的和临床实践服务。

该量表可以分别评定状态焦虑与特质焦虑，内容简明，操作方便，应用性广泛，受试者容易接受和掌握，而主试在测查中应提醒受试者不要漏项，并注意反序计分的项目，防止评分错误。

（八）贝克焦虑量表

贝克焦虑量表（Beck anxiety inventory，BAI）是由美国心理学家贝克（A. T. Beck）等于 1985 年编制的，共包含 21 个项目的自评量表。BAI 的每一个条目均采用 4 级评分方法，即 1＝无；2＝轻度，无多大烦扰；3＝中度，感到不适但尚能忍受；4＝重度，只能勉强忍受。临床上一般以总分≥45 分为焦虑阳性症状的临界参考值，此时敏感性和特异性也比较均衡，分别为 91.66% 和 91.25%。

BAI 是焦虑感受的自评量表，主要评定受试者被多种焦虑症状烦扰的程度，适用于具有焦虑症状的成年人。其总分能充分反映焦虑状态的严重程度，能帮助了解近期心境体验及治疗期间焦虑症状的变化动态，因此，是临床心理工作中了解焦虑症状的常用检测工具。

（九）医院焦虑抑郁量表

医院焦虑抑郁量表（hospital anxiety and depression scale，HAD）由英国科学家 A. S. Zigmond 与 R. P. Snaith 于 1983 年编制，主要用于综合医院就诊患者的焦虑、抑郁的筛选检查。该量表便于临床医生筛查综合科就诊的患者是否具有抑郁焦虑症状，对阳性的患者应进行进一步的深入检查以明确诊断并给予相应的治疗，不宜作为流行学调查或临床研究中的诊断工具。1993 年由叶维菲等将其翻译成中文（大陆版）。

（十）知觉压力量表

Cohen 等（1983）编制了知觉压力量表（perceived stress scale，PSS），这个量表要求被调查者自我评价个体的生活事件在怎样的程度上被觉察为压力。量表包括正向和负向问题，从 0～4 对最近 1 个月来觉察到的压力进行评价。其中：0 = 从来没有；1 = 几乎没有；2 = 有时有；3 = 经常有；4 = 总是有。得分象征个体觉察到的心理压力水平，得分越高说明被调查者觉察到的压力越大。0～28 分表示正常压力范围；29～42 分表示压力有点大，提示注意自己的压力调适与减压；43～56 分表示压力太大，需要马上寻求外在资源协助自己减压。

（十一）A 型行为类型问卷

A 型行为类型（type A behavior pattern，TABP）是一种具有过强的竞争性以及高度的时间紧迫感的人格类型。在 20 世纪 50 年代，由美国著名心脏病学家弗里德曼和罗森曼首次提出 A 型行为类型的概念，认为 A 型行为是冠心病的主要危险因素之一。

A 型行为是指具有好胜心强、雄心勃勃、努力工作而又急躁易怒的行为特点，而 B 型行为（type B behavior pattern，TBBP）表现为按部就班、不加班加点，双手放松，安静地坐着谈话，把生活看作是某种享受而不是战斗。

1983 年由张伯源主持全国协作组，研究参考了美国的一些 A 型行为测查量表的内容并根据中国人的自身特点，经过 3 次测试和修订，完成了信度、效度较高的中国版 A 型行为类型问卷的编制。

第三章
心理咨询与治疗的基本技术

第一节 基本原则与技术

一、心理治疗的原则

心理治疗的原则是对治疗工作的基本要求,一般来说在治疗过程中心理治疗时应遵守的原则如下。

1.关系的和谐性　关系的和谐性是心理治疗的前提。良好和谐的医患关系是心理治疗的一个重要条件。建立和睦关系的能力是心理医生基本技能。心理治疗中的人际关系不同于生活中的人际关系,这种人际关系具有4个特点:单向性、系统性、正式性和时限性。

2.问题的针对性　每种心理治疗的方法都有其一定的适应证,医生应针对患者存在的具体问题(如心理问题、心身问题、行为问题或社会适应问题)的程度,以及心理医生本人的特长,有针对性地选用一种或几种心理治疗方法进行治疗。

3.治疗的计划性　任何心理治疗都要先采集患者的具体资料,然后根据收集到的信息设计治疗计划,包括治疗时间、治疗目标、治疗方法等。并要预测在治疗过程中可能出现的问题,制订解决方案。

4.手段的综合性　要依据心理-社会-生物医学模式处理心理障碍,综合考虑是否需要联合运用其他增加疗效的方法,如使用药物或理疗措施。

5.严格的保密性　保密原则是对患者权利的保障,也是对患者个人隐私的尊重。心理治疗经常会涉及个人隐私,治疗时不得公布具体资料,包括姓名、住址等信息。在没有取得患者本人同意的情况下,不得向其他人员或单位公布患者的资料。保密原则也有例外情况,就是当患者出现自伤、自杀、伤人倾向时或法院要求出庭时,治疗者才可以提供患者的一些必要的信息。

6.方法的灵活性　在治疗中,要根据患者心身变化的情况及时调整治疗方案。同时要注意患者的社会文化背景、风俗习惯、经济地位等对治疗过程的影响,灵活运用治疗方法。

7.立场的中立性　心理治疗的本质是助人自助,帮助患者自我成长。因此,在心理治疗中,治疗师要保持中立,不替患者做出任何选择和决策,而应该帮助患者自己做决定。

8.亲友的回避性　由于心理治疗涉及很多个人隐私,又要保持立场中立,因此治疗师不为亲朋好友治疗、不为熟悉的人做治疗,也就是回避亲友。这样的情况要转给其他治疗师进行治疗,才能保持中立性。

二、心理治疗的参与性技术

在个体心理咨询方案的实施过程中我们经常会用到参与性技术,这一技术的包括以下几个方面的内容。

1.倾听　倾听是心理治疗中建立良好治疗关系的基本要求。倾听时要求医生认真、专心、设身处地地听,并适当表示理解并不做价值评价。对于患者的任何表述都应给予无条件的尊重和接纳,并可以通过语言和非语言的方式来对求助者的倾诉做出反应。

正确的倾听要以共情的态度深入患者的感受中去,体察患者的言行,注意其如何表达问题、如何对问题做出反应。倾听不仅用耳朵,更要用心。这就意味着不仅要听懂患者通过言语、表情、动作表达出来的东西,还要听到患者没有表达出来的内容或隐藏的含义,在这其中可能包含着患者自己都不知道的潜意识。

倾听需要给予患者适当的鼓励性回应,就是用一些简单的词句或动作来鼓励患者继续话题。其中最常用也是最简便的动作就是点头,点头配合专注认真的目光注视,就是对患者的较好回应。也有一些常用的词句"是的""说下去""我明白了""嗯"等。通常将这些言语和点头动作相结合,反馈给患者的是被倾听的、被理解的信息,也能够帮助患者感受到更多的支持。

2.开放式询问与封闭式询问　开放式询问被一些治疗者认为是有用的倾听技巧之一。开放式询问通常使用"什么""为什么""如何"等词,让求助者就相关的问题、思想、情感给予详细的说明。这种问题可以帮助治疗师获得一些事实和资料,并能引导出对于事件原因、过程等的探讨。这样的开放式询问能够促进患者对自我的剖析,也给了患者思索的空间。

开放式询问使来访者的回答有较大的自由度,虽然这可能会得到不同来访者千百种不同的答复,然而开放式询问的目标是趋向于来访者问题的特殊性。通过开放式提问,治疗师可以获得对于来访者问题有关的具体事实的掌握以及对来访者的情绪反应和来访者对此事的看法等。

封闭式询问的特征是常使用"是不是""对不对""要不要""有没有"等提问,来访者可以用1~2个字进行回答。这种询问方法可以用于资料收集的条理化、澄清事实、缩小讨论范围和在求助者偏离正题时中止求助者的叙述。

不过治疗师对封闭式询问的采用要适当,在了解情况时常使用开放式询问,过多的封闭式询问会使求助者被动、减少其自我表述和降低自我探索的积极性。

3. 鼓励和重复技术 鼓励是指对来访者所说的话给予简短的重复或运用某些简单的词语来鼓励对方进一步讲下去,或强调对方所讲的某部分内容。也可以通过对某一方面选择性的关注而使会谈朝某方面进一步深入。这是比较简单的技巧之一,然而这也会使得治疗师得以进入来访者的精神世界。因为鼓励是一种积极的方式,它能使来访者了解到治疗师在认真地听他讲话,并希望他继续讲下去。

以重复技术作为鼓励对方的一种反应,是很有效的方式。通过这样的鼓励,可以引导来访者的谈话向某一方向的纵深部位进行。

4. 内容反应 也称为释义或说明,指咨询师把求助者的主要言谈、思想加以综合整理后的反馈。使求助者所述内容更加明朗化,也使其能再次剖析自己,深化会谈内容。内容反应是在反映来访者前面所述的内容部分。治疗师可以用自己的词汇对来访者的话进行复述,但不能省略或扩大来访者所述的内容。

内容反应技术在初次会谈中对了解来访者所谈的问题的各方面都很有用。治疗师可以以此检验自己对来访者说的事实的理解程度,澄清、确认一些关键信息与线索,以开展进一步的治疗会谈。

5. 情感反应 情感反应技术与释义相近,区别在于释义重在对内容的反馈,而情感反应则重在对求助者的情绪反应。例如:"你跟男朋友分手了,你感到非常伤心"中,前半句是内容反应,而后半句则是情感反应。求助者往往会出现混合情感或是矛盾情绪,咨询师要善于寻找其中的矛盾情绪,适当进行情感反应,找出突破口。

事实上,在具体的心理治疗实践当中,是很难将说明语句和对感情的反应区别开来,两者通常是并行的。来访者会对某个他描述的事件有情绪反应,而治疗师也需要及时进行相应的回应。

6.具体化 具体化在治疗中是指要找出事物的特殊性,包括事物的具体细节,使重要的、具体的事实和情感得以澄清。具体化技术可以应用在求助者叙述当中出现问题模糊、过分概括或概念不清等混乱、模糊、矛盾、不合理的情况时。治疗师要通过具体化技术搞清对方所要表达的真正意图和他的问题。例如治疗师会问"你能举个例子吗""你能具体谈谈当时的情形吗"等。

具体化技术需要治疗师一方面澄清具体事实,另一方面要澄清来访者所说的词汇的具体含义。例如治疗师问:"你说自己得了强迫症,你理解的强迫症是什么意思?"因为有时来访者并不能对一些词汇有真正的理解与认识。这也就说明了具体化技术决定了治疗的质量,也影响着治疗的有效进行。

7.参与性概述 咨询师把求助者的言语和非言语包括情感综合整理后,以提纲的方式反馈给求助者就是参与性概述。例如,"下面我把你讲的意思概括一下……你看是不是这样?"通常在一段话后,转换主题,可在面谈结束前,咨询开始前进行。参与性概述是会谈中倾听活动的结晶,可以把来访者表述的信息进行总结概括,这是治疗师每次会谈必用的技巧之一。

三、心理治疗的影响性技术

在心理咨询过程中需要对求助者实施干预,这时常用到影响性技术。与参与性技术不同的是,参与性技术多用于了解求助者问题时,多在摄入性会谈中采用这一技术;而影响性技术则是在咨询实施过程中对求助者进行咨询干预时采用。这种影响是治疗师通过自己的专业理论知识和方法技术、人生经验及对来访者的理解等帮助来访者受益的过程。

1.面质 面质又称对峙,指的是在求助者出现言行、理想与现实、前后言语、咨询意见等不一致时,咨询师指出求助者身上存在的矛盾。面质的意义不仅是把来访者自身的矛盾揭示出来,更在于与来访者讨论这些矛盾之处。

例如:一位女性说她与丈夫的感情非常好,对丈夫很满意,然而她却与丈夫很久没有夫妻生活了。这时治疗师就需要详细了解与来访者的想法有关的细节,搞清问题的真正所在。在面质过程中要特别注意理解对方,因为有些不一致并不一定是有意的掩饰。

需要注意的是面质具有一定的威胁性,所以在实际咨询中需要根据具体情境尤其是医患关系建立的程度,而选择适当的用词、语气、态度。良好的治疗关系是有效面质的基础。面质的采用对来访者具有潜在的影响力。在与来访者面质的过程中,来访者可以更好地认识自己和周围的现实世界,从而可以学习新的思维方式和行为方式,并进一步改变自己。

需要注意的是在运用面质技术时要有事实根据,避免治疗师运用面质进行个人发泄,同时需要考虑到求助者的感情,不能进行无情的攻击。有些时候可以考虑应用尝试性的面质。例如:"我不知是否误会了你的意思?""你似乎?""不知我这样说对不对?"等。

2. 解释 解释是最重要的影响技巧,也是面谈技巧中最复杂的一种。是指运用某一种理论来描述求助者的思想、情感和行为的原因和实质。与释义的区别在于:释义是在求助者的参考框架中说明实质性内容,而解释则是在咨询师的参考框架中。

解释一般有两种,一种是来自各种不同的心理治疗的理论,另一种是根据治疗师个人的经验、时间和观察得出的。例如对于一个存在人际交往问题的女生,可能精神分析、认知疗法、行为疗法等的解释都各自不同。但这些解释都可以使来访者借助于治疗者提供的帮助从另一角度去了解和认识自己及周围事物,看到一个全新的世界,也帮助他形成认知、行为和情绪的改变。

3. 指导 指导被认为是最有影响力的技巧。这种技术是指咨询师直接指示求助者做某件事、说某些话或以某种方式行动。例如指导来访者进行放松训练、进行想象和自由联想等。指导技术也与各学派的理论息息相关,不同的理论学派可能运用不同的指导方法。指导技术的运用可以有其效果,但要注意在一定的治疗关系的基础上进行,并更多地关注来访者个体的差异性。

4. 情感表达 治疗师将自己的情绪、情感活动状况告诉求助者被称为情感表达。与情感反应区别在于,情感反应是治疗师反映求助者所叙述的情感内容。而情感表达是治疗师表述自己的情感内容。

情感表达能体现对求助者设身处地的反应,同时也可达到一定的示范作用,促进求助者的自我表达。

5. 内容表达 内容表达是指治疗师向来访者传递信息、提建议、给保证、反馈等,广而言之,解释、指导、自我开放和影响性概述都属于内容表达。与内容反应的区别是,内容表达在表述治疗师自己需要表述的内容部分,而不是对于来访者所述内容的反应。

在内容表达过程中治疗师要注意缓和与尊重,例如可以运用:"我希望你……""如果……会更好"等语句,而尽量不要用肯定的语气,如:"你必须……""你一定要……""你只有……才能……"否则会影响咨询的效果。

6. 自我开放　自我开放也称自我暴露或自我表露,是指咨询师提出自己的情感、思想、经验与求助者共享。自我开放对治疗师来说是一种有利于与来访者建立相互信任关系的影响技巧。治疗师的自我暴露也可以使来访者的自我暴露增多。这就使来访者感受到了更多的共情、温暖和信任,也提高了来访者积极参与会谈的兴趣。

治疗师的自我开放有 2 种形式:一种是治疗师把自己对求助者的体验感受(正信息和负信息)告诉求助者。当然在治疗师向来访者传递负信息时应注意可能产生的负作用。第二种是治疗师暴露与求助者所谈内容相关的情绪体验和个人经验。从而表明理解求助者并促进求助者更多地自我开放。以上两种形式的自我开放都有利于治疗关系的建立与巩固。

7. 影响性概述　治疗师将自己所叙述的主题、意见等组织整理后,以简明的形式表达出来就称为影响性概述。也可以让求助者来进行,治疗师在此基础上做概述或修正。这可以与参与性概述一起进行。这样有利于会谈双方对本次会谈的情况有更清楚和更全面的了解,并帮助来访者抓住要点、加深印象,达到更好的治疗效果。

除了参与性技术和影响性技术之外,治疗师对非言语行为的理解与运用虽然是理论与技巧之外的东西,但对咨询的成败却举足轻重。非言语行为也是表达共情、积极关注、尊重等的有效方式之一。通过非言语行为传达的共情态度可以比言语还多,影响力更大。主要包括目光注视、面部表情、身体语言、语音、语调、空间距离、衣着步态等。治疗师对来访者的非言语行为的观察及其自身的非言语行为的运用对于心理治疗都有重要的意义。

第二节　常用方法

一、精神分析疗法

精神分析疗法(psychoanalytic psychotherapy)是由奥地利神经精神科医生西格蒙德·弗洛伊德(Sigmund Freud,1856—1939 年)于 19 世纪末创立的,它对心理治疗的发展具有非常重要的作用。精神分析强调无意识冲突对人的影响,澄清(使之意识化)并解决冲突是其中心任务。在精神分析的基础上又发展形成了不同的流派,引发出不同的治疗方向,它们也被称为深层心理学的方法或精神分析方向的心理治疗。

精神分析疗法的目的是帮助患者进行人格的重建、解决早年的心理冲突、扩展自我意识等。治疗者应使患者明白,那些偏离正常的行为态度或"习惯"不是短时间内形成的,因此不会很快去除。患者需要通过分析,逐渐达到认知上的领悟,进而促进人格的成熟。

(一)基本理论

1.意识层次理论　弗洛伊德在治疗癔症的过程中,逐渐形成了意识层次理论,他把人的精神活动分为3个层次,即意识、前意识、潜意识。

弗洛伊德认为,意识是与直接感知有关的心理部分,至于潜意识则包括个人的原始冲动和各种本能,以及出生后和本能有关的欲望。在意识和潜意识之间,弗洛伊德认为还有一种前意识。在他看来,前意识就是在无意识中可以回忆起来的经验。

潜意识概念作为精神分析的核心部分,是弗洛伊德的理论基础,在正常及变态心理中均占有重要的位置和意义。潜意识心理历程决定了个体行为的真正原因和动机,也决定了情感障碍患者的症状。

2.人格结构理论　弗洛伊德将人从精神功能上分为3个部分,即本我、自我及超我。他试图用这样的结构假设将功能性相关的心理内容与过程组织联系在一起,并在功能差异的基础上划分成不同的三组。

本我是潜意识的,是人格中模糊、晦涩、混乱的部分,是人的心理经验中最原始的那部分。它被看作是本能欲望的总和,是生来即有的。本我奉行的是快乐原则,即人们都具有获取快乐和避免痛苦的心理倾向。它与客观现实没有直接的接触,唯一的出路就是通过自我。

自我是人格结构的表层,部分位于意识中,部分位于潜意识中。自我的功能主要有检验现实、适应环境、区分主观与客观的界线、控制情感与本能活动,以及对体验进行综合判断。它根据外部的需要来活动,执行超我的任务,又要费尽大部分能量压抑和控制本我,说服本我服从现实原则。

超我则是良心和自我理想的综合,是最高的监督和惩罚机构。是在后天教育中形成的,具有自我控制与道德监察的功能。超我遵循道德准则,过强的超我易导致自责或过失感,过度的自责和内疚与抑郁情绪的产生有关。

3.性心理发展理论　弗洛伊德认为人的精神活动的能量来源于本能。

人类有两类最基本的本能:生本能和死亡或攻击本能。生本能又包括性本能和个体生存本能。他将个体心理发展与生理功能的发展联系起来,将人的性心理发展划分为 5 个阶段。

(1)口欲期(0~1 岁):婴儿通过吸吮获取营养、满足本能欲望,并与外界建立联系。在这一时期,嘴和口腔黏膜构成了能够满足欲望进行交流的最重要的身体部位。婴儿通过口来品尝、体验和"观看"他的世界,通过"口腔"来看待世界。如果此阶段失去母亲或替代者,或母亲与婴儿的关系受到威胁,则可导致不安全、出现"原始信任"危机。如果挫折反复,持久地存在,可导致严重的社会化障碍。

(2)肛欲期(2~4 岁):2 岁左右的儿童开始显示自己有较强的独立性,尤其是要表达个人意愿。此期也是独立性与自我意识形成的开始阶段。孩子要寻找一个母亲的替代物,并得到一个过渡性客体(如柔软的玩具等),这些东西当母亲不在时给之以安慰。这一阶段会出现独立与依赖的矛盾性需求,以及形成对客体的好与坏概念的绝对化倾向(不是好,就是坏),这也是心理障碍患者的异常心理发育固着在这一时期的表现。

(3)生殖器期(性蕾期,4~6 岁):又称俄狄浦斯期。此时,肛欲期的权力斗争渐渐消失。孩子可松解了与母亲的二元关系,关系结构变为三角的。在这个年龄,孩子试图将父母的关系分开,可出现这种情形:男孩为了得到更多的母爱而与父亲"竞争",可对父母出现矛盾性情感。此时应引导孩子认同相同性别的父母,并内化为一个较成熟的超我。此阶段,父母的对立关系可导致孩子的灰心、焦虑或引起攻击性。

(4)潜伏期(6~12 岁):这是一个较安静的阶段。孩子对父母及兄弟姐妹的兴趣减少,对于像动物、运动、自然界等对象的兴趣增加。儿童对家庭中原始客体的探索和兴趣减退,代之以其他社会兴趣。通过"认同作用"开始慢慢学习自己的性别角色。

(5)生殖期(12~17 岁):青少年期身体逐渐成熟,开始学习建立家庭以外的亲密客体关系,建立自己的性别身份和发展自己的(社会)身份,并且进一步发展认知功能。心理上渴望能够独立自主,但内心却仍感到相当的不安。

4.防御机制　防御机制即人的心理自卫功能。健康人是根据环境与个人条件灵活地"选择"防御机制,恰当地而不是过分地进行防御。情感障碍患者则不同,其特点为过分地防御。

常见的防御机制如下。

(1)压抑:将那些与现实生活不协调的欲望或冲动从意识中排挤到无意识中去,并进一步阻止其重新回到意识中。受到压抑的常是那些难以承受的本能内驱力(本能欲望或动力)。

(2)否认:是对无法接受的、可能会引起冲突的事情加以否定,以此来阻挡冲突的发生。可发生在患者面临重大痛苦时。

(3)合理化:是对某种过错或缺陷做出表面上很合理的解释,以消除内心的焦虑。这是一种无意识的、情感上的回避过程。

(4)隔离:弗洛伊德是这样描述的,"所经历的事并没忘记,但它的情感部分被去掉了,它与感情的联系被压抑或中断了"。这可以出现在抑郁伴强迫症状的患者中。

(5)反向:是一种与原有的、可引起冲突的愿望相反的表现,例如,当一种攻击的欲望不被允许、受到压抑时,反而会表现为对人的过度关心;随心所欲的冲动也可表现为过分的循规蹈矩。

(6)外向投射:是指当自己的想法或冲动不能被容忍时则转移到别人身上,认为别人有此想法或冲动,并加以责备或评论。

(7)内向投射:是将别人的想法或行为方式吸收过来,变为自己的。

(8)置换:把对某一对象的不满或攻击性情感反应转移到另一威胁性较小的对象上,以此来缓解冲突。

(二)基本技术

经典的精神分析技术是从弗洛伊德让来访者做自由联想开始的,后来又强调了对移情的分析,除此之外还有释梦技术、阻抗分析等。

1. 自由联想 按照经典的方法,患者应躺在沙发椅上,治疗者坐在其后,以使目光不与患者接触,使患者完全放松,使内心体验及想法任意地涌出,完全不考虑是否有逻辑关系,是否符合道德标准,是否有意义或恰当,而且不受治疗者反应的干扰。这种形式对治疗者也是有利的:不需控制自己的表情变化即可达到"以同样的注意力"对待患者讲述的内容。

通常,患者讲出一系列生活中的经历和各个不相关的情形,然后治疗者对这些资料进行分析,找出它们的内在联系。通过对行为态度的分析,可了解到无意识的精神活动,分析内容包括患者对日常生活中行为的叙述,特别是与家人共同生活的叙述,以及对治疗者所出现的行为态度。此时也要注意一些失误的行为方式,例如口误等,因这些失误也许并不是偶然的,有可能是受压抑的无意识冲突的反映。

2. 释梦 在自由联想的同时,也可建议患者讲述自己的梦,在此梦被理解为一种形象语言。弗洛伊德将梦的分析看作是精神分析疗法的重要手段,梦的研究不仅能了解一般情况下的潜意识心理过程和内容,而且能了解那些被压抑、被排斥于意识之外的、在自我防御活动时才表现出来的心理过程和内容。

3.阻抗 按照精神分析的观点,阻抗是种无意识的心理过程,其目的是阻止受压抑的冲突意识化。弗洛伊德称:"那些总是妨碍治疗的就是阻抗。"对阻抗进行分析、解除,将是治疗的中心任务。阻抗可表现为:患者对医生的能力表示怀疑或批评精神分析的理论,在治疗谈话中沉默不语,不愿讲一些想法或念头,忘记某些重要的内容,以及出现某些失误的行为等。对治疗者表现出完全顺从,或强调躯体症状也可以是阻力的表现,通过阻止冲突的意识化使自己不怀疑现状,以便"维持"情感障碍症状。

精神分析理论认为患者出现的阻抗是有意义的,因为这正是触及了患者心理症结的表现。因此精神分析师的任务就是在整个治疗过程中辨认并帮助患者克服阻抗,释放压抑在潜意识当中的情感。

4.移情 患者有时在治疗中会重复地再现早年获得的、与他有重要关系的人(特别是他的父母)的行为方式。将这种对某人的体验、态度或行为方式自觉地转移到其他人身上的心理现象称为移情。这种移情是患者没有意识到的。在精神分析中,移情是治疗的重要环节,一些问题只有在移情中才能表现出来。移情使患者重新经历、并在与治疗者的关系中(移情关系)重新处理早期未能解决的冲突,使问题有可能得到积极有利的解决。

在治疗中,对移情的处理很重要。此时,治疗者对患者要以一种恰当的方式去反应,主要指克制、被动、友善、对患者讲述的内容给予同样的注意力等。医生不应表现出气愤、不感兴趣及过分同情等,这些不利的情感反应妨碍治疗效果。

二、行为疗法

行为疗法(behavior therapy)是建立在行为主义学派理论基础上的心理疗法,是根据条件反射学说和社会学习理论,以减轻或改善患者的症状及不良行为为目标的一类心理治疗技术的总称。

(一)基本理论

1.经典的条件反射 巴甫洛夫的经典条件反射学说强调条件化刺激和反应的联系及其后继的反应规律,用以解释行为的建立、消退和改变。实验中狗对无条件刺激物(食物)的反应能通过无条件刺激物与中性刺激物(铃声)的结合,使狗对中性刺激物(铃声)也产生相同的反应,也就是形成了条件反射。华生曾经认为,经典性条件反射是一切行为的基本单位,意思是一切行为都可以通过分析还原为一个个(巴甫洛夫)条件反射。

2. 操作性条件反射 这是由美国心理学家斯金纳发展提出的。这也称为"奖励性的学习"。它的关键之处是有机体(动物或人)做出一个特定的行为反应,这个行为反应导致环境发生某种变化,即发生了一个由有机体引起的事件。这个事件对有机体可能是积极的、有适应价值的,也可能是消极的、有非适应价值的,不管是哪一种,这个事件都会对有机体做后续的反应有影响,如果事件具有积极价值的话,有机体会更倾向于做出同样的行为,如果具有消极价值的话,则会抑制该行为。因此有意识地设置一些环境条件,使特定的行为产生特定的后效,就可以人为地控制、塑造行为。这就是操作性条件反射的治疗原理。

3. 社会学习理论 这个理论的奠基人班杜拉认为,人的行为模式实际上都是从观察别人的行为及后果习得的。观察学习是我们对个体行为进行行为塑造的基础。而且,观察学习的过程受到注意、保持、动作再现和动机4个子过程的影响。学习理论强调学习的作用,认为无论任何行为都可以习得,也可以弃掉,因而崇尚教育。

（二）基本技术

1. 放松训练 又称为松弛训练,它是按一定的练习程序,学习有意识地控制或调节自身的心理生理活动,以达到降低机体唤醒水平,调整那些因紧张刺激而紊乱的功能。适用于伴有焦虑情绪的情感障碍患者。常用的是渐进式放松方法,这是一种通过对肌肉反复的紧—松循环练习,促进肌肉放松和大脑皮质唤醒水平下降的一种放松方法。具体措施为:让患者采取舒适的坐位或卧位,遵循躯体从上到下的顺序,渐次对各部位的肌肉先收缩 5 ~ 10 s,同时深吸气,体验紧张的感觉;再迅速地完全松弛 30 ~ 40 s,同时深呼气,体验松弛的感觉。训练可反复进行,训练过程中可只进行某一部位或是全身肌肉一致的紧松练习,练习时长从几分钟到 20 min 不等,具体时长可根据训练肌群范围灵活运用。

除此之外,也可以使用自发训练方法来达到放松的目的。自主训练有6 种标准程式,即沉重感(伴随肌肉放松);温暖感(伴随血管扩张);缓慢的呼吸;心脏慢而有规律的跳动;腹部温暖感;额部清凉舒适感。训练时在指导语的暗示下,缓慢地呼吸,由头到足的逐个部位体验沉重、温暖的感觉,即可达到全身放松。

2. 系统脱敏疗法

(1) 基本原理：一个原可引起微弱焦虑的刺激，由于不断在全身处于松弛状态下的患者面前重复暴露，最终失去了引起焦虑的作用。

(2) 治疗程序

1) 进行肌肉放松训练：让患者坐在有靠背、扶手的椅子上，呈随意舒适的姿势。让患者握紧拳头，然后松开；咬紧牙关，然后松开，反复做几次，目的让其体会什么是紧张、什么是放松。之后依次练习由前臂开始到面部、颈、肩、背、胸、腹及下肢的放松训练。训练时周围安静，光线柔和，气温适宜。每次训练需 20~30 min，每日或隔日一次，一般经过 6~8 次的训练才能学会放松。

2) 设置不适梯级表：将曾经引起患者主观不适的各种刺激因素记录下来，并让患者根据自己的实际感受评定每一种刺激因素的程度，然后依次将各种刺激因素排列成表。患者认为最重要、最常见的刺激因素不可遗漏，排列次序更要得到患者的认可。不适梯级表的设计关系着治疗的快慢和成败。关键是最低梯级的精神刺激所引起的主观不适应小到足以被全身松弛所抑制的程度，各梯级之间的级差要均匀适当，级差过小会拖延疗程，级差过大则会导致治疗失败。

3) 系统脱敏：让患者处于上述放松环境中，使其想象暴露他主观感觉不适为最低梯级的刺激，指导其全身放松，直至患者感到完全放松。如此反复脱敏过程一般需要 8~10 次，每日 1 次或隔日 1 次，每次 30~40 min。

3. 厌恶疗法 是一种通过惩罚来消除适应不良行为的治疗方法，从技术手段上可分为电击厌恶疗法、药物厌恶疗法、机械厌恶疗法、社会不赞成法、想象法及暂停技术等。当某种适应不良行为即将出现或正在出现时，当即给予一定的痛苦刺激，如轻微的电击、针刺或催吐剂，使其产生厌恶的主观体验。经过反复实施，适应不良行为和厌恶体验就建立了条件联系，以后当欲实施一定行为时，便立刻产生了厌恶体验。为了避免这种厌恶体验，患者只有终止或放弃原有的适应不良行为。

4. 冲击疗法 又称满灌疗法，是让患者暴露在使其感到强烈恐惧或焦虑情绪的各种不同刺激情境中的一种行为疗法方法。其原理是只要让患者持久地暴露在惊恐情境面前，惊恐反应终究会自行耗尽。冲击疗法需要向患者介绍疗法的原理、过程和在治疗中必须付出的痛苦代价，患者及其家属同意后应在治疗协议上签字，进行必要的体格检查和详细的精神检查，排除重大躯体疾病和重性精神疾病。实施过程中面对恐惧情境无须采用松弛或其他对抗措施,但要保证患者的身心安全。一般每次治疗需 30~60 min,次数视情况而定,1~4 次不等,但不宜过多。

5.阳性强化法　一种行为得以持续,一定是在被它的结果所强化,因此要保持某种行为,就得强化它的结果;要改变某种行为,就得改变它的结果。第一步要确定希望改变的是什么行为,并有专人随时记录这一行为发生的频度、程度。第二步要确定这一行为的直接后果是什么。第三步要设计一个新的结果取代原来的结果。最后进行强化实施,如实记录患者的行为表现,在其出现正常行为时立即给以强化物,不应拖延。一般常用的是奖券法或代币法。另外,还有生物反馈法、模仿法、自我控制法等行为疗法,可用于伴有行为问题的情感障碍患者的治疗。

三、认知疗法

认知疗法(cognitive therapy)是形成于 20 世纪 70 年代的一种治疗体系。该治疗是根据认知过程影响情绪和行为的理论假设,将治疗的着眼点放在患者的认知上,通过改变歪曲的认知,从而改善情绪和矫正适应不良的行为。因此,矫正功能障碍的认知是治疗各种心理障碍的关键。而抑郁症又是比较适于使用认知疗法的心理障碍之一。

(一)基本理论

Ellis 认为人生来就具有理性与非理性两种潜在性质。当人们按照理性去思维、去行动,他们是愉快的、富有成效的,反之则是烦恼的、自我挫败的。他提出了 ABC 理论。所谓 A 是指刺激性事件,可以是一个人、一件事、一种态度和一种行为。所谓 C 指由"A"事件引起的情绪后果,这个后果可能是恰当的、正常的,也可能是不恰当的或不正常的。然而"C"并不是"A"的直接结果,例如,离婚这种事件作为"A",离婚后感到抑郁是一种情感反应"C",但是离婚并不一定必然引起抑郁情绪。每个人对婚姻的看法不同,导致的情绪也不同。这就是"B",人们对事件 A 的看法、解释、信念才是引起人的情绪和行为反应 C 的更直接的原因。人们的信念 B 有些是合理的,有些是不合理的。当人们坚持某些不合理的信念,长期处于不良的情绪状态中,最终会导致心理障碍的产生。从这个意义上说,心理障碍也应该是"自我创造性疾病"。Ellis 认为要消除情绪障碍,首先要改变一个人的思维模式和生活态度。

Beck 也列举了如下几种情感障碍常见的认知错误。

1.主观臆断　在没有证据的情况下,武断地做出消极的结论。如某人在路上看见一位老朋友跟他往相反方向走,他便想:"他不想看见我。"

2.选择性概括　患者只注意某些细节,而忽视处境中更突出的特性,并用所注意到的细节作为整个处境经验概括的基础。例如:一个学生发现两个同学不跟他讲话,他做出结论:"所有的同学都不喜欢我。"

3.过分概括　从个别事件做出概括一切处境的一般性结论。某人与领导意见不合,他说:"我的意见跟谁也合不来。"

4.放大和缩小　这是就特殊事件相对重要性的评价而言的。某人一看考卷的题目便说:"这些问题根本无法回答。"

5.绝对性思考　指患者在理解时喜欢用"非此即彼""非白即黑"的两极化思维方式。

(二)Ellis 理性情绪疗法

1.ABCDE 的治疗方法　理性情绪疗法的核心是将 ABC 理论应用在患者问题上,并贯穿治疗的始终。不仅要帮助患者找到其 ABC 并进行解释,还要教会患者与不合理信念进行辩论,从而放弃这些不合理的信念,帮助他产生认知层面的改变。这是帮助患者的重要方法,而由此带来的治疗效果就是 E。治疗师要帮助患者学习与一些功能障碍的信念辩论,如"必须""应该"等。有对这些信念进行的合理而验证性的质疑,而得出不同的结论并做出新的行为。

2.理性情绪治疗方法　理性情绪治疗方法强调人自身的认知、情绪和行为 3 个维度的功能统一性,因此主要的技术包括矫正认知、情绪和行为的技术。

(1)认知技术:主要为治疗师帮助患者与不合理信念辩论。Ellis 认为患者从不把自己的症状与自己的思维、信念联系,因此治疗师要积极主动地、不断地向患者发问,对其不合理信念进行质疑。另外患者也可以通过自我对话和对比等方式来进一步使自己合理的信念得以加强。

(2)情绪技术:主要包括合理情绪想象、瓦解羞愧练习和角色扮演。

1)合理情绪想象:在治疗师的指导下,帮助患者想象。其步骤是:首先,让患者在想象中进入产生过不适当的情绪反应或自感最受不了的情境中,体验在这种情境中的强烈情绪反应。其次,帮助患者改变这种不适当的情绪反应,并体会适度的情绪。这常常通过改变患者自己情绪体验的不正确认识来进行的。最后,停止想象,让患者讲述他是怎么想的,就使自己的情绪发生了变化,是如何变的,改变了哪些观念,学到哪些新的观念。此时治疗师要强化患者新的合理信念,纠正不合理信念,补充其他有关的合理信念。

2）瓦解羞愧练习：这个练习是用来帮助患者去除某些情境中表现出的不合理的羞愧情形。通过让患者公开做一些他认为是可耻的、愚蠢的和荒谬的事情，同时让他不要感到羞愧，而瓦解患者的羞愧心理。如让害怕自己目光会伤人的社交恐怖症患者，故意盯着别人看，来逐渐让患者以较自然的方式来表现行为。

3）角色扮演：重点是处理那些和不愉快感觉有关的潜在非理性信念。治疗师可以扮演一个患者所害怕或敬畏的人，看患者在面对这个人物的批评和挑剔时有何反应。也可以医患间互换角色，目的是让患者发现自己的认知歪曲和审视自己的情感。

（3）行为技术：通过给患者布置行为家庭作业的方式完成。如让患者填写合理情绪自助量表，表中列有十几种常见的不合理信念，让患者从中找出A和C后，然后再找B。患者自己做D，最后填写E。另外也可以进行一些技能训练，如自信训练工作坊等。

（三）Beck 的认知行为疗法

Beck 的认知行为疗法是以哲学家苏格拉底式对话和指导下的顿悟为核心的。在认知疗法实施时，着重把握两个主要环节，首先是识别和检验负性自动想法，打破负性自动想法和情绪障碍症状之间的恶性循环。然后是识别和改变其潜在的功能失调性假设，从更深层次上改变患者负性认知产生的基础，以减少以后再次复发的危险。这种功能失调性假设是在患者多年经验的基础上形成的，已成为支配患者行为的规则：通常是无明确的表达，不为意识所察觉，因此，它们基本上是潜意识的，相对不受日常经验的影响，有相当的稳定性。但这种功能失调性假设是派生负性自动想法的基础，如果不予识别与矫正，就不能认为情绪障碍从根本上得到了解决。该方法尤其适用于抑郁症患者。

Beck 设计了一些具体的方法如下。

1. 识别自动性思维　这些自动性思维已成为患者思维的一部分，很多患者意识不到在自己的不良情绪反应之前会存在这些思维。因此，治疗中要首先帮助患者学会识别这些自动化的思维过程，其次可通过提问、患者自我演示等方法进行引导。

2. 识别认知性错误　典型的认知性错误有之前提到的几种，如主观臆断、过分概括化、绝对化思维等。治疗师应仔细听取患者诉说的自动性思维，以及各种情境和问题，然后帮助患者找到共同规律。

3. 真实性检验　鼓励患者在严格设计的行为模式或情境中对自动思维

和错误认知进行验证,促进其认识到原有观念的不合理性,并能自觉改变。这是认知疗法的核心。

4. 去中心化　很多患者认为自己是别人注意的中心,因此总是感到自己行为举止稍有改变就会引人注意。那么可以帮助患者改变其在人前的行为,然后请他自己记录别人的不良反应的次数,促使其发现很少有人注意其言行的变化。

5. 抑郁或焦虑水平的监控　很多抑郁和焦虑的患者认为他们的这种情绪会一直不变地持续下去,然而这些情绪常常是有轻有重或消退的过程。因此帮助患者对这些不良情绪进行自我监控,就可以使其增强治疗的信心。

四、以人为中心疗法

以人为中心疗法是人本主义心理治疗的主要流派之一,由美国心理学家卡尔·罗杰斯(C. R. Rogers)创立。这是一种促进和协助来访者,依靠自己的能力解决问题的疗法。Oilliland 等人将以人为中心疗法的发展分为 4 个阶段:开创阶段、修订阶段、体验阶段和发展阶段。经历了这些发展变化的过程之后,最终将这种疗法命名为"以人为中心疗法"。

（一）基本理论

以人为中心疗法的基本假设是:如果给来访者提供一种最佳的心理环境或心理氛围,来访者就会动员自身的大量资源进行自我理解,出现自我指导行为,改变对自我和对他人的看法,并最终达到心理健康的水平。

1. 对人的基本看法　罗杰斯认为人是具有主观性的,他相信每个人都有其对现实的独特的主观认识,所以他更认为人们的内心是反对那种认为只能以单一的方式看待真实世界的观点。以人为中心疗法就强调了人的主观性的特征,为每个来访者都保存了他们的主观世界存在的余地。

人有实现的倾向,这是一种基本的动机性驱动力,是一个积极主动的过程。罗杰斯在早期的著作中就提出人类有一种成长与发展的天性,之后他更坚信人类的发展是朝着自我实现的方向迈进的,具有实现的倾向。他所倡导的以人为中心疗法的基本原理就是使来访者向着自我调整、自我成长和逐渐摆脱外部力量控制的方向迈进。

以人为中心疗法认为人基本上是诚实的、善良的、自主的、自立的和可以信赖的,这些特性与生俱来。罗杰斯认为每个人都可以做出自己的决定,每个人都有着实现的倾向。这是以人为中心疗法对人的看法的要点之一。

2. 有关自我概念的理论　罗杰斯认为自我概念是一个人对他自己的知

觉和认识。自我概念最初是由大量的自我经验、自我体验堆砌而成的,此时对于主体和客体的我及自己的认识尚未达到可用言语表述的水平。在儿童和环境的交互作用中,意识到了越来越多的自我体验,并被语言化了。儿童可以区分出不同于他人的自己,发展出对自身的知觉和与自我概念有关的积极和消极的评价的自我概念。

当人的行为得到他人的好评时,人们对于积极评价的需要就得到了满足。有时儿童也会感受到其要从对他来说重要的人那里得到积极评价的需要会与他自身的体验发生矛盾和冲突。因此,有些评价不是建立在其自身的评价过程中,而是建立在他人的评价之上的,这就被称为价值的条件化。

不同个体在价值条件化的程度上各不相同,这与他们所处的环境及他们对积极评价需要的程度有关。一些人的自我概念能够准确地感知许多它们自身的经验与体验的程度。不过,没有人能完全排除价值条件作用的影响。因此,不同个体的区别之一在于能将多大部分的价值条件内化到自我概念中。

(二)治疗方法

以人为中心疗法的实施依赖于一些必要的条件:其一是来访者与治疗师之间建立良好关系,来访者对治疗师有安全感,治疗师也要有协助来访者解决问题的实际能力;其二是罗杰斯认为,心理治疗是一种过程而不是一套技术,只要治疗师营造一个真诚、积极关注和共情的氛围,形成来访者产生变化的"必要条件和充分条件",就能使其认识、理解自己的问题并开始自我成长和改变。

1. 真诚 治疗师必须是一个真诚的人,这是治疗的最基本条件。治疗师对来访者越真诚,他的帮助就越大。真诚不是只有热情,而是一个有欢乐、愤怒、挫折、矛盾等情感的完整的人。在治疗关系中,治疗师既不否认,也不歪曲这些情感,而是让它们自然地表达出来。治疗师不戴有任何专业面具或个人面具,让来访者能够体会到治疗师是毫无保留的,便会对治疗师产生信任感,来访者也就越有可能发生建设性的改变和成长。

2. 无条件积极关注 积极关注是指被别人喜欢、珍重或认可的需要。由于上文所说价值存在着条件化,那么在心理治疗当中需要的是无条件的积极关注。这是指治疗师要毫无保留地接受来访者,完全接纳来访者的价值观。不论来访者的观点或行为是否能为"一般人所接受",在治疗师这里也能得到治疗师的积极关注。这样,就会使来访者感受到一个安全的环境,当治疗师提供给来访者一个安全的氛围并且鼓励其进行自我探索,就能促进来访者的个性改变和自我成长。

3. 共情 也称同理心、通情。是指治疗师能设身处地地理解来访者,而且能够把这些感受和患者交流,使来访者感受到有另外一个人不带偏见地进入他的感情世界中来。共情能够帮助来访者聆听自己的声音,于是来访者变成了自己的治疗师,帮助自己将感情分类和处理。当然共情并不意味着治疗师与来访者有相同的情感。治疗师一方面体验到来访者情感的深度,另一方面他要帮助来访者成为一个独立的人。

以人为中心疗法的适用范围很广泛,可用于治疗各种心理问题、正常人或轻度心理障碍患者,如人际关系问题、个人成长发展问题、社会适应不良以及某些神经症的患者。良好的治疗性关系是以人为中心疗法的核心理论,这在之后也成为对心理治疗领域的一个重要贡献,目前已经成为现代心理治疗的共同基础。以人为中心疗法相信来访者具有自我指导能力和自我负责能力,特别强调治疗者本人的人格和态度的作用。

五、森田疗法

(一)概况

森田疗法是 20 世纪 20 年代由日本的森田正马教授(1874—1938 年)创立的治疗神经症的一种心理治疗方法。这是一种超越言语和理性的治疗方法,有其独特的理论基础。

1. 神经质 森田在表达神经症时不使用神经症概念,而采用神经质。森田的神经质理论认为,神经质的倾向是自我内省、理智、疑病的,这种倾向任何人都有,而这种倾向强烈者才是神经质。森田认为神经质的根本原因是先天性素质的变化。此素质虽然是先天的,但并非固定,可随着环境发生明显变化。

2. 疑病性素质 森田把神经症的发病基础称为疑病性素质。他认为具有这种素质的人对自己的心身过分地担心,在某种情况下,把任何人都常有的感受、情绪、想法过分地认为是病态,并对之苦恼、倾注,尽管实际上什么病也没有,却主观上渐渐构成有病的感受。疑病性素质是森田的一种假说式的概念,它是一种先天性的素质,但不是一成不变的,也能随着环境的变化而变化。

3. 生的欲望和死的恐怖 森田认为神经质的人"生的欲望"过分强烈,他所指的生的欲望包括从自我保存、食欲等本能的到想获得被人们的承认、向上发展的那种社会心理的欲望。而死的恐怖中包括在对欲望追求的同时,怕引起失败,对死及疾病的恐怖,怕具有心理价值的东西失去等。这种恐怖可以称为焦虑。

4. 精神交互作用和思想矛盾 森田认为神经症发病最重要的是疑病性素质,对症状发展起重要作用的是精神交互作用。精神交互作用是指在疑病基础上所产生的某种感觉,由于注意力的集中使此种感觉更加敏感,过敏的感觉使注意力更加集中并逐渐固定,从而形成症状和疾病。思想矛盾是指人的主观与客观、情感与理智、理解与体验之间常有的矛盾。如果用理智去解决这些矛盾就会导致精神交互作用。精神交互作用和思想矛盾在神经症的发病中占有重要地位。

(二)治疗原则

森田疗法的重点在于陶冶疑病性素质,打破精神交互作用,消除思想矛盾。"顺其自然,为所当为"是森田疗法的精髓所在,其目的是让患者尽快地摆脱自我中心观的思维;对不以个人的主观意志为转移的情绪不必予以理睬;重视符合我们心愿的行动。其治疗原则可概括为以下两点。

1. "顺其自然"的治疗原则 "顺其自然"在森田疗法的理论中是指对出现的情绪和症状不在乎,要着眼于自己的目的去做应该做的事情。森田疗法要求来访者对症状要承认现实,不必强求改变,要顺其自然。

2. "为所当为"的治疗原则 "为所当为"是要求来访者做自己应该做的事情,坚持日常的工作和学习,无论自己的心情如何,这是森田疗法最关键的措施。森田疗法要求神经症来访者通过治疗,学习顺其自然的态度,不去控制不可控制之事,如人的情感;但要注意为所当为,即控制那些可以控制之事,如人的行动。

"顺其自然,为所当为"的治疗原则反映了森田疗法的一个基本观点,即意志不能改变人的情绪,但意志可以改变人的行为;可以通过改变人的行为来改变一个人的性格,陶冶一个人的情操。

(三)治疗方法

1. 住院式森田疗法的基本方法 基本方法是住院治疗。对住院患者:①简单说明疾病的状况性质和预后;②概要说明治疗经过,绝对卧床、轻作业、重作业直至出院;③对患者的疑问,医生回答是,即使有疑问,也要按说明那样去做;④住院期间断绝与外界联系。森田把住院时间定为40 d。

第一期:称绝对卧床期,把患者隔离起来,禁止患者做任何与工作、学习有关的消遣活动。除进食、大小便外几乎绝对卧床。其主要目的是使患者体验,让苦闷任其自然,烦闷和痛苦就会通过情感的自然规律逐渐消失。经

1~2周,森田认为绝对卧床期对失眠、焦虑和苦闷明显的病例有显效。

第二期:称轻作业期,患者尽可能卧床休息,少活动,但白天一定到户外接触空气和阳光。此期开始写日记。此期主要是促进患者心身的自发活动,患者为了个人健康,越来越渴望参加较重的劳动,以此为标准转入第3期。此期大致1~6周为宜。

第三期:称重作业期,让患者可随意选择各种重体力劳动,如拉锯、田间劳动、庭院劳动、手工等。与此同时可加上读书。此期主要指导患者在不知不觉中养成对工作的持久耐力,有了自信心的同时,使患者反复体验对工作成功的喜悦,以培养其勇气,唤起对工作的兴趣。此期以1~2周为宜。

第四期:称恢复期,此期进行适应外界变化的训练,为回到实际的日常生活中去做准备。至此,原来被病态所束缚的患者,开始洞察到自己存在的顺其自然的常态,从根本上促发其自然治愈力。

2.门诊式森田疗法的治疗原则 顺其自然地接受情绪,把应该做的事作为真正的目的,行动的准则即所谓的顺其自然,就是症状不管怎样都要像健康人那样去行动是最重要的。门诊治疗也让患者写日记,治疗师用评语进行指导。日记上不要诉说主观的苦恼,仅仅具体地叙述每天的生活。

用上述原则进行门诊治疗、通信治疗、生活指导,都能得到良好的效果,同时也有仅读森田疗法的科普书籍而治愈的患者。

六、支持疗法

支持性心理治疗简称支持疗法,是基础性的心理治疗模式,是指以精神支持为主要内容的心理治疗方法。

(一)基本理论

其主要特点是供给支持,善用患者的潜在资源与能力,帮助患者渡过危机、应付困境、以较为有效的方式去处理所面对的困难或挫折。当患者面临严重现实挫折,产生应激性恶性情绪或心理创伤时,不适合从患者的早期经验或成长经历中分析心理问题的源头,需要由治疗者提供精神支持来帮助其应对危机,渡过心理难关。支持疗法可以提高患者对现实刺激的适应力,缓解心理压力,保持心理平衡。

支持疗法的一个重要因素是支持资源。所谓支持资源指的是两个方面:客观条件,如是否有所需财源、设备或人际关系等;另外一种是心理方面的,如是否有人能够给予鼓励、安慰、支持、提供意见等。支持性心理治疗就是应用此观点,从几个方面分别着手,去减轻挫折、改变对挫折的感受与看法、建议适应的方法、供给所需的精神支持,协助患者去面对与处理挫折,因此称为支持性的治疗。

(二)基本技术

1. 细听倾诉 从支持疗法的角度来说,治疗师要能以"同理心"的心态来听取并理解患者的处境,这是一项很重要的工作。治疗者能让患者倾诉内心的痛苦与烦恼事,可发生情感的"宣泄作用"。它引导或允许患者把压抑的情绪尽可能无顾忌无保留地流露出来。实际上,不太激动的宣泄在心理治疗交谈中很普遍。让这样的患者在被保护的治疗会谈环境里尽量倾诉发泄,有治疗的功效。此时医生应细心倾听,不要随便打断患者谈话,必要时可以做些启发式提问。

保护性的会谈环境指的是在适当的私人场所进行单独会谈;而且治疗者能够向患者保证治疗师对患者保护"隐私权"的职业义务,能让患者较为无所顾忌地谈吐内心事。而在倾吐内心事的时候,治疗师同时要考虑到患者因为倾诉吐露心事而可能发生的不良反应。一般来说细听倾诉不仅能了解病情,主要的是还可以让患者感到治疗师肯花费时间去听取患者,关心患者,而感到安慰和放心,这是治疗上的基本效果。

2. 支持与鼓励 在人面临心理上的困难或痛苦时,最需要的莫过于他人的同情、支持与鼓励。特别是当一个人单独面对问题的时候,其心理压力很大;或者长期应付困难,几近丧失斗志;或者面对的应激很大,疲于应对,都特别需要别人的协助或鼓励。支持疗法的一个用处就是给予患者适当的支持与鼓励,帮助患者振作精神,鼓起勇气,提高应付危机的信心。

需要注意的是,治疗师不能失掉调节性的判断。治疗师要能够评估患者的自我能力,判断其所需支持的程度,适当地给予帮助。一般说来,提供支持时应根据患者所面临心理挫折的严重性,患者本身性格及自我的成熟度,适应问题的方式及应对困难的经过而相应地提供适当的支持。要能运用患者自身的潜在能力,不能过分地保护,让其依赖治疗者而丧失自己努力适应的机会。

只有当心理治疗师心里很明确,他希望患者达到的目标是什么,鼓励才是有效的。大多数慢性患者需要长期经常的鼓励,结合生活或疗养中的具体处境和实际问题给予鼓励最为有效。含糊笼统的鼓励作用不大,还可能起相反的作用,即挫伤患者的积极性,降低患者的自信心。

3. 说明与指导 对于某些由于缺乏知识或观念不正确而带来苦恼的患者,治疗者可供给所需的知识,纠正错误的想法,可减少患者烦恼的程度。

治疗者可根据医学心理及医疗相关知识帮助患者树立战胜疾病的信心,指导患者正确看待疾病,积极改善环境,调节应对方式,提高适应能力。

说明与指导多采用通俗易懂、深入浅出的道理,讲清疾病或问题的性质及对其具体的要求,切忌用复杂高深的术语使患者难以理解。指导意见亦要简明扼要,必要时可书写下来交给患者,让他们事后反复参照执行。

4. 培养信心与希望 心理治疗的基本功能是帮助患者培养希望,让患者有信心和动机去处理自己面对的困难。实施支持疗法特别要注意这一点,经由鼓励与协助来培养希望。治疗者可以指出患者的优点,问题的可解决性,并给予支持,共同去处理困难。这样患者就能够感受到生机的存在,并产生动机去尝试。

需要注意的是治疗者千万不要凭空保证,也不能夸大事实,要能就实际情况加以说明,并建立可行的出路。

5. 调整对应激的看法 由于应激反应的程度往往与个体对该应激的认知评价有关,挫折的轻重可由于主观看法的不同而有所不同,支持疗法的技巧之一就是帮助患者对应激或挫折进行重新的了解与评估。经由感受层次的改变,改变其对困难的态度,以客观、现实、解决问题的方式去处理困难减轻对挫折的反应。

6. 控制与训练 有一些患者的情况是缺乏适当的自我控制,随心所欲,任性所为。特别是成长中的年轻人,容易不加思考,冲动行事,需要加以引导和训练,帮助他们自我管理,选择较为成熟的适应方式。另外也有些人缺乏生活经验,要帮助他们行动起来,进行适当的训练,从实际生活中获得处理问题的要领,以进一步改善行为。

7. 善用资源支持治疗 不仅要治疗者提供支持,而且要帮助患者重新认识自己内在或外在的支持资源,鼓励其利用各种社会支持资源解决自身问题。鼓励患者检查自己是否充分运用了可用的资源,特别是别人可供给的协助常常被忽略,或者不愿意去使用,这就减少了应对困难的力量与资源。这些资源包括自己的优势长处及潜在的解决问题能力等内在资源,以及家人、朋友、同事、邻居、慈善机构、康复机构等社会支持系统。

8. 改变环境 另外改善环境,指的是患者的社会环境,这主要也是人际关系问题。某些情况下当所存在的困难超出患者的能力去处理时,治疗者可以帮助患者去改变外在困难,以便于让患者可以应付。从人际关系中除去不利因素,在患者的生活天地里增添某些新的有利因素,这两个方面是同样重要的。帮助患者与家属或同事领导进行协商或展开谈判,调动患者配偶的积极因素(必要时可安排家庭治疗),鼓励患者学习某种技艺或社交技巧、参加适当的社会活动(如老年人或残疾人俱乐部)等,都是可行的。过分牺牲家属的利益来迁就患者,往往对患者来说适得其反,需要注意。

9.鼓励功能性的适应 不同的应对方式会导致不同的适应结果,支持疗法中应与患者一起探讨其应对困难的方式,指出其不当的应对方式,并鼓励患者采取积极的、解决问题的、成熟的适应方式。

七、放松疗法

放松疗法(relaxation therapy)是通过机体的主动放松使人体验到身心的舒适以调节因紧张反应所造成的紊乱的心理生理功能的一种行为疗法方法。在中外古代历史上,有很多放松训练的原型,例如我国的气功、印度的瑜伽、日本的坐禅等。

(一)基本理论

放松疗法提供的舒适体验是以降低机体的能量基础代谢获得的。研究表明,松弛反应可降低交感神经活动兴奋性,对抗紧张的反应。人在深度放松时,机体的能量和氧消耗减少,血氧饱和度增加,唾液分泌增多,皮肤电反射减弱,血糖含量降低,血中去甲肾上腺素及胆固醇都有明显降低。骨骼肌张力下降、呼吸频率和心率减慢,血压下降。

放松疗法不仅对机体的生理生化功能产生良好的影响,而且还会产生一定的心理效应,头脑清醒、心情愉快和全身舒适的感觉,并可以提高学习能力,改善记忆功能,提高智力效率和稳定情绪。有时可能感觉肢体有刺痛、麻木、瘙痒感,甚至还会伴有肢体的不随意运动,这是中枢神经系统积蓄能量后的一种正常释放,这种能量释放有利于心身功能和神经系统的调整。

(二)治疗方法

常用的放松训练有腹式呼吸和渐进式放松方法、自主训练、冥想和瑜伽等经典放松疗法。冥想和瑜伽的目标在于达到无意念状态、敏锐的内省或高度的集中注意,以此达到躯体和心理的松弛。但严格说,冥想和瑜伽并不属于疗法的范畴。下面主要介绍腹式呼吸、渐进式放松方法和自主训练。

1.腹式呼吸 腹式呼吸的原则是把腹式呼吸跟胸式呼吸配合进行,就是在胸式呼吸的同时增加腹部的鼓起及回缩。具体方法如下:第一种叫作顺式呼吸,就是在吸气时把腹部鼓起,呼气时把腹部缩回;第二种叫作逆式呼吸,就是反过来,吸气时将腹部收缩,呼气时再把腹部鼓起。做腹式呼吸时注意把握以下几点:第一,呼吸要深长而缓慢。吸就吸透,呼就呼净。第二,用鼻呼吸而不用口。第三,一呼一吸掌握在 15 s 左右。即深吸气(鼓起肚子)3 ~ 5 s,屏息 1 s,然后慢呼气(回缩肚子)3 ~ 5 s,屏息 1 s。第四,每次 5 ~ 15 min。腹部尽量做到鼓起缩回 50 ~ 100 次。呼吸过程中如有口津溢出,可缓缓吞咽。

2. 渐进式放松训练　这是另一种常用的放松方法,旨在帮助全身部位逐一放松。具体操作时可以让每个部位先紧张后放松,也可以直接进行放松。放松训练应选择安静、舒适、光线柔和的房间作为治疗室。练习前,患者应脱鞋,宽松衣带,取下眼镜和手表,双眼闭合,取舒适的姿势在坐椅、躺椅或软垫上进行肌肉松弛训练。

渐进式放松方法有其专门的指导语,下面我们介绍一种直接放松的方法,可以按照如下顺序进行。

"现在,把自己的身体调整到最舒服的姿势。请将眼睛闭起来,尽量让自己的内心变得平静,尽量平静……现在,注意呼吸,要深而慢的呼吸,慢慢把空气吸进来,再慢慢把空气呼出去。吸……呼……吸气的时候,想象自己把氧气吸进来,进入你的肺部,再输送到你全身每一个部位、每一个细胞,使身体充满新鲜的活力。吐气的时候,想象自己把所有的疲劳、烦恼、紧张通通送出去,让所有的不愉快、不舒服都离你远去。每一次的深呼吸,都会让自己进入更深沉、更放松、更舒服的状态。"

"现在,注意头顶,让头皮放松……注意眉毛,让眉毛附近的肌肉放松……放松耳朵附近的肌肉……放松脸颊附近的肌肉……放松下巴的肌肉……放松脖子……放松肩膀……放松左手……放松右手……注意胸部,让胸部的肌肉都放松……放松背部,让脊椎与背部肌肉都放松……彻底放松腹部的肌肉,毫不费力地,然后呼吸会更深沉、更轻松……放松左腿……放松右腿……继续保持深呼吸,每一次呼吸的时候.都会感觉自己更放松、更舒服……"

另外也有紧张—松弛周期循环过程,其中心环节是掌握紧张—松弛的周期循环。从手和前臂的肌群开始,依次转换到头面、颈部、躯干、下肢到脚 16 组肌群。要求患者将注意力集中于某一肌群。首先是紧张的指令:"现在请您握拳,尽可能地握紧,用力。"紧张的时间大概是 5 ~ 10 s。在紧张期内,治疗师提醒患者注意其感受有何不同并使其保持注意力。"请感受一下这块肌肉的紧缩!"接着发出松弛的指令,松弛的时间持续 30 ~ 40 s,此时同样提醒患者注意其感受。每个部位可重复 1 ~ 2 次。松弛的时间由患者本人来决定,如果患者感到完全放松了,请他举手指示意。治疗师记录下患者举手指示意的时间。然后再对这一肌群做 3~4 次练习,每次练习的目的都是让患者的感受集中于身体的某一部分。

我们看到这些放松训练都是比较缓慢的、舒适的,让身体得到一种享受的感觉。如果练习瑜伽或者一些能帮助放松的气功等,也可以达到相应的效果。当然,放松训练不仅对于哮喘的治疗有效,对于由于紧张焦虑带来的很多问题都是有确切的疗效的。

3. 自主训练 该方法是由德国精神病医生 Schultz 从催眠疗法发展而来,应用自我暗示来达到松弛的一种方法。自主训练也要求在安静舒适的房间进行。

该方法由 6 种训练组成,分别是肢体沉重感训练、温暖感训练、心脏训练、呼吸训练、腹部温暖感训练和额部清凉感训练。训练需要在医生指导语的暗示下缓慢进行。指导语主要有"我处于非常平静的状态""我感到生命和力量流遍了全身,使我感到从来没有的轻松和充满活力""右上肢特别沉重""心跳相当平稳和有节奏""我的呼吸很慢、很深,前额令人舒适的凉爽""平静、沉重、温暖、心跳呼吸平稳、腹部温暖、额部凉爽"等,以迅速达到完全松弛状态。

八、生物反馈疗法

生物反馈疗法(biological feedback therapy)是指在现代电子仪器帮助下,将个体在通常情况下不能意识到的体内的生物电活动加以放大,放大后的机体电活动信息转换为数据、图形或声、光等反馈信号,以视觉(如仪表读数)或听觉(加蜂鸣音)形式呈现出来,使患者得以了解自身的机体状态,并学会在一定程度上随意地控制和矫正不正常的生理变化。

(一)基本理论

生物反馈是 20 世纪 60 年代在实验心理学内发展起来的治疗技术。其原理主要来源于内脏操作条件反射(行为学习理论)及信息论和控制论。传统的医学观念将人体的活动分为两类:可随意控制的骨骼肌运动和不可随意控制的内脏和腺体运动。然而 20 世纪 60 年代米勒的发现挑战了这一传统观念,即发现许多由自主神经支配的不随意的内脏功能,可以通过学习而变得可随意控制。这是生物反馈技术重要的理论基础。

最先将此技术应用于临床的是夏皮诺,他首次用生物反馈的方法帮助被试者学会了控制自己的血压。关于人体的生物电变化在通常情况下是不易被自我觉察的,然而通过生物反馈仪可以帮助被试者根据反馈的信号,学会调节自己的生理状态,达到防治疾病的目的。

(二)治疗方法

生物反馈治疗需设立专门治疗室。要求环境安静,光线柔和,温度适中。患者在进餐后 30 min 方可开始训练,训练前不能饮酒、茶、咖啡等刺激性饮料。以肌电反馈为例介绍治疗过程。

1.**身体放松** 患者取仰卧位或靠在沙发上,两手臂自然平放于身体两侧,穿着舒适宽松。尽量保持头脑清静,不考虑问题,呼吸自然缓慢。

2.**安放电极** 以酒精清洁皮肤后,在电极上涂适量电极膏。电极安放部位随训练目的不同而变化。固定参考电极和电极,患者双眼应自然直视反馈仪和反馈信号。

3.**检测肌电水平基线** 让患者安静闭目休息,全身放松,记录治疗前肌电水平的基线值。

4.**反馈训练** 训练开始,在医生的引导下,患者尽量放松。患者体验到身体放松的感觉时,要维持反馈信号向肌电水平下降(肌肉松弛)的方向变化。记录下来并给患者布置家庭训练作业。

每次训练要求患者肌肉松弛程度较前有所进步,肯定患者的治疗效果,增强其战胜疾病的信心。疗程安排为每次训练 30 min,第一周 1～2 d 一次,之后每周 2 次,一般 4～8 周。

(三)临床常用的生物反馈仪

1.**肌电生物反馈仪** 这是目前应用最普遍的一种生物反馈仪。在进行全身放松的生物反馈训练时,体表引导电极一般放置在前额及前臂。每次训练时电极的放置部位与体位要相对固定。反馈仪将肌电信号叠加输出,并转换成患者能直接感受到的数字声光等反馈信号。患者可以根据反馈信号的变化,学习对肌肉松弛,使肌电值下降,降低或减轻焦虑、紧张等情绪障碍,并治疗躯体疾病。

2.**皮肤电反馈仪** 这种治疗仪包括两种皮肤电反应的测量方法:一种是测量电阻反应(galvanic skin response,GSR),一种是测量皮肤本身电活动(skin potential reflex,SPR)。通过训练,可帮助患者学习对应激因素如何应对才能产生较小的情绪反应。这种方法可用于治疗各种神经症,以及与交感神经兴奋有关的疾病如高血压、支气管哮喘等。

3.**皮温生物反馈仪** 皮肤温度变化与交感神经兴奋有关。治疗时让测温探头的连接能感到局部有动脉搏动感为宜。皮温反馈可用于松弛训练,也可用于治疗血管性偏头痛、雷诺病等。

4.脑电生物反馈仪　脑电生物反馈仪是使用脑电波为反馈信息通过声光反馈信号指示患者反复学习训练,减少异常脑电波的出现。

另外也有心率、血压及其他内脏功能的反馈仪器等。有时可同时进行多种信息反馈,例如在治疗高血压时,可同时进行血压、皮肌电、皮温的反馈训练来帮助增加疗效。

九、暗示疗法

(一)基本理论

暗示疗法(suggestion therapy)是指治疗师有意识地使用言语、动作或其他方式,也可以结合其他治疗方法,使被治疗者在不知不觉中受到积极暗示的影响,从而不加主观意志地接受心理医生的某种观点、信念、态度或指令,以消除或减轻疾病症状的方法。暗示疗法产生的历史古老而悠久。麦斯默、弗洛伊德等都对暗示现象都有许多精辟的论述。

正常人均可接受暗示,但不是每一个人均具有高度的暗示性,接受暗示的能力因人而异。只有易接受暗示的人,应用暗示疗法才能起到治疗作用。暗示性取决于发出暗示和接受暗示双方各自的体力、智力、职业能力、社会地位等多种因素。对暗示治疗来说,接受暗示的条件有两个:患者对暗示的敏感性和治疗师的权威性。

暗示性有其专门的测试方法:嗅觉法、平衡法和手臂法。这些方法能够对受试者的暗示性进行评分,得到其受暗示性的水平。一般来说分值越高,其暗示性越强,越容易接受暗示治疗。

(二)治疗方法

暗示治疗可利用的方法很多,有肯定暗示("感觉良好")和否定暗示("不会头痛"),其中肯定暗示在暗示治疗中更加常用,通过将积极的感觉和思维传递给患者以达到治疗的目的。暗示治疗按照借助的途径也可分为直接暗示和间接暗示。直接暗示疗法是让患者静坐在舒适安静的椅子上,施治者用语言或表情对患者进行诱导和暗示,使其接受暗示从而改变原有的病态感觉和不良态度,达到治疗目的。间接暗示疗法则是借助于某种仪器检查的配合,用语言强化来进行的暗示治疗。另外还有言语暗示和非言语暗示等。暗示治疗既可在催眠状态也可在觉醒状态进行。觉醒状态的暗示又可分为自我暗示和他人暗示。自我暗示是患者通过自己的认识、言语、思维等心理活动调节和改变其心身状态。他人暗示则是医生利用患者对他的信赖和顺服给予暗示以改变患者的心理状态,减轻或消除其心理的或生理的症状。

暗示治疗主要包括以下内容。

1. 建立和谐与合作的关系 这是暗示有效的重要前提。另外有权威的和自信的治疗师能够更有效地进行暗示治疗。

2. 重复暗示 暗示治疗的经典原理是重复。反复集中需要解决的问题或需要形成的感觉和想法,它就趋于实现。

3. 反作用定律 这是指人越是有意识地努力做某件事就越难获得成功。因此,暗示治疗应强调想象而不是求助意志来引起治疗变化。

4. 支配效应定律 把暗示与优势情绪相联系,治疗师通过讨论患者期望的目标激发其接受暗示的动机。

5. 个体化原理 暗示时可把患者的语言融入暗示中,灵活运用暗示。

暗示疗法通常结合某些辅助手段以提高疗效。常用的方法有:给求治者使用一些"安慰剂",如 10 mL 10% 葡萄糖酸钙静脉注射或蒸馏水皮内注射;电针理疗等。暗示疗法常用于治疗神经症、癔症、强迫症、运动障碍、口吃及其他一些心身相关障碍。

十、集体心理疗法

(一)基本理论

集体心理治疗(group psychotherapy)是指为了某些共同目的将多个当事人集中起来加以治疗的一种心理治疗方法。相对于个别心理治疗而言,集体心理治疗具有省时省力的特点,且集体中成员间相互影响,可起到积极的治疗作用,这一点是其他疗法无法比拟的。

集体心理治疗始自美国医生普拉特(J. H. Pratt)在 1905 年对结核患者实施的集体教育,他采用介绍医疗常识,激发患者信心,开展集体讨论等方法,帮助患者克服不良情绪,树立康复信心。在此后的 30 年间,集体心理治疗虽没有重大的发展,但是仍有一些人对集体治疗产生兴趣,并分别创立了一些专门用于集体治疗的方法,为 20 世纪 40 年代集体治疗的大发展创造了条件,如 T. Burrow 认为精神分析忽视个人与社会的关系而于 1925 年开始实施集体精神分析;20 年代 J. L. Mareno 在美国创立了心理剧和社会剧,并提出了角色扮演和团体成员之间情感互相作用的概念,1930 年他还第一次使用了集体治疗这一术语。第二次世界大战后,由于战争压力造成的心理问题骤增,有限的精神病学家和心理学家不能满足社会需要,促使经济、简捷、高效的集体心理治疗快速发展,出现了家庭治疗、交往分析、自我训练等多种集体心理疗法。1943 年一些集体心理治疗家在美国成立了集体心理治疗学会(American Group Psychotherapy Association,AGPA),接着在 1950 年创办了集体心理治疗杂志。20 世纪 50 年代以后,专业集体心理治疗工作者大幅度增加,专业文献也大量增多,成为心理治疗工作中的一支重要力量。

集体心理治疗的治疗机制包括以下几个方面。

1. 团体的情感支持　团体的情感支持包括以下几个方面。

(1)被他人接受和容纳:一个人生活在社会里,假如不被家人、朋友或其他人所接受和容纳,会感到孤苦伶仃,情感无所依托。团体治疗的基本功能就是让参与者能感到自己被团体其他成员接受,进而产生归属感。

(2)倾诉与发泄:一个人内心常有许多苦闷和秘密,而没有机会向人倾诉或发泄。团体治疗的功能之一,就是制造被保护的环境,参与者通过倾诉而获得关心和安慰。

(3)共性的发现:当一个人有某种困难或犯了某个错误时,往往把责任归咎于自己,或者以为只有自己一人有此遭遇而加重心理负担。在团体治疗里,经过互相交换经验,很容易发现他人也经历过类似的事情,也有相似的自卑感和负疚感,经由这种共同性的发现而获得解脱。

(4)树立信心和希望:经过团体治疗,参与者可产生归属感,可被别人接受与关心,共同面对问题而感到放心,进而产生摆脱困境或解决问题的信心,对未来产生希望。这不仅是团体心理治疗的基本治疗机制,也是最终的治疗目的。

2. 团体的相互学习　在团体治疗中,团体成员不仅可以交换认知的经验,还可以直接观察和模仿别人的行为举止。团体治疗的可贵之处在于成员间可直接表达自己的思想给其他人听,或体验别人的经验与技巧并与自己对比,这对于生活经验不多的人极为重要。

3. 团体的正性体验　对于没有体验过完整家庭温暖或亲密的亲友关系,对人际交往持负性态度的人,很需要尝试正性的群体体验。团体治疗能够帮助个人体会"三个和尚没水喝"的人生道理。肯帮助别人,为他人着想,以利人利己,获得和谐的共同生活。

4. 学习团体的性质与系统　通过团体治疗,团体成员能够体会团体的"系统"性质,即团体是由各个个体(团体成员)组成的整体,个体之间相互影响,而一个良性的整体需要个体协作以获得平衡。

5.重复与矫正与"原本家庭经验" 团体心理治疗还有一些特殊的治疗机制,如重复与矫正与"原本家庭经验"。所谓"原本家庭经验"指个人小时候的家庭关系的体验。因为家庭是个人最早体验的群体,因此称为"原本"的群体经验。

6.支持体验"情感矫正经验" 团体心理治疗的另一个特殊机制就是让所有成员有"情感矫正经验"的体会。情感矫正经验认为单靠认知上的领悟不能改善问题,还必须加以情感上的矫正。最好让患者重复面对遭遇的心理创伤或亟需处理的问题,在治疗师和团体的保护下重复体验,以便抛弃和纠正遗留的不良情感。

(二)治疗方法

团体心理治疗方法大致可以分为两大类。一类是着重于个体作用的集体心理治疗,另一类是着重于团体作用的集体心理治疗。

多种心理治疗方法,包括精神分析法、行为疗法、催眠疗法等,都可以在团体条件下进行。在这类集体治疗中,虽然也重视利用团体内人与人关系相互作用的积极一面,但主要目的还是将治疗手段直接应用于团体中的每一个人。例如集体松弛训练,目的是使每一个成员学会这一技术;再如支持疗法也可集体进行,主要采用集体教育的方式,其直接目标也是直接针对每一个体所存在的具体问题。

另一类集体治疗主要通过团体成员之间的各种心理接触来实现,国外流行的各种问题小组大都属于此类。例如 T 小组(T group)或训练小组、相遇技术(encounter techniques)、心理剧(psychodrama)、格式塔小组(gestalt group)等。这一类治疗方法是在心理治疗师领导下,重点通过团体内部的社会心理过程,使团体成员认识并改善各种情感、人际关系以及行为方面的问题。这类集体心理治疗特别重视心理治疗师的社会角色作用,在国外,心理治疗师往往要经过特殊的训练培养过程才能胜任此项工作。此外,家庭治疗和婚姻治疗也可包括在这类集体治疗之中。

1. T 小组技术 训练小组最主要的作用是帮助参与者明白他们自己做决定的过程。Jones 描述过这样一个练习:让参与者置身于一条远离陆地的游艇上,游艇正在下沉。给每个小组成员一张表,表上有 15 个条目,要求参与者达成共识,把表中对于他们能够幸存具有重要意义的条目列出来。然后,要求小组对他们的体验、领导方式的探索、冲突的解决和做决定的过程等内容进行讨论。

2.相遇技术 相遇技术用来增加参与者的自我意知,例如,"信任行走"

用来扩展知觉意识的范围和对人际关系的信任程度。参加练习的有一个参与者和他的同伴,这个同伴的眼睛被蒙住,要求参与者用手和胳膊搀扶他的同伴,引导他以一种知觉探索的方式行走。引导的目的主要是保护同伴,让他避开台阶、树或墙之类的危险,并促使他以非言词的方式去探索各种各样的气味和物品的质地。双方调换角色,然后讨论他们的感受。

3. 心理剧技术　心理剧利用多种多样的角色扮演技术,帮助患者把他们的问题通过戏剧化的方式表现出来,这种方式有利于增加他们对自身冲突的理解。作为一种咨询技术,角色扮演常常帮助患者更好地去透视自己和其他人。例如,它可以用来实地演练那些对患者来说存在困难的社交场景。角色扮演甚至可以由指定的工作人员在某个小组场景中加以使用。

4. 格式塔小组　格式塔小组治疗方法用来强化和澄清小组成员的意识体验。这类练习的做法之一是引出语言与人格两者之间的联系。例如,告知参与者,个人化的语言是使用"第一人称(我)的陈述"。治疗师可以帮助参与者意识到他们是怎样使用语言来贬损自己的各种体验的,比如,使用语言来否认他们在能力、强健和责任方面所具备的实力。使用"但是"这个词,通常把说话者先前的陈述打上折扣。为了增加患者对语言的这种力量的意识,要求患者用"不能"代替"不会"(这里的"不会"大致意思是:不会发生某事或不愿发生某事),用"我需要"代替"我想要",用"我选择"代替"我必须"。让患者注意他们在改变语言模式时各种感受的差异。

以集体方式实施某些心理治疗技术,如松弛训练、生物反馈、催眠疗法等,其方法以各种心理治疗的要求为主。单独的集体心理治疗因其种类较多,方法各异,实施时应根据不同方法的具体要求进行。

第四章
临床常见精神药物及其应用

　　精神药物是指主要作用于中枢神经系统而影响精神活动的药物。20世纪50年代,氯丙嗪作为一种麻醉增效剂被发现有很好的镇静作用,试用于兴奋躁动的精神分裂症患者出现了意想不到的结果,药物不但减轻了患者的兴奋躁动,重复使用后幻觉、妄想也得到缓解。从此,精神疾病治疗翻开了新的一页,通过合成的或从天然物质中提取的化学物质对中枢神经系统作用而影响人类精神活动,从而缓解各种精神症状,改善精神疾病预后,使精神障碍的治疗成为可能。

　　早期抗抑郁、抗精神病和情绪稳定作用的药物多是在偶然观察中发现的。由于多数精神疾病的发病机制还不清楚,抗精神药物只是通过广泛影响脑内神经细胞突触间隙神经递质传递,阻断信息通路而产生治疗作用,还未从根本上解决疾病发生,因此主要是"对症治疗"而非"对因治疗"。近年随着精神药物作用机制的研究,对情感和认知的认识及对精神疾病本身认识的不断深入,精神药理学在近40年中得以长足发展。如今的精神药物,已能够根据靶症状可能的病理机制和现有药物的作用加以人工合成。

　　大多数精神药物根据其主要治疗作用可分为如下几种。

　　1.抗精神病药物　也被称为神经阻滞剂,是一类作用于中枢神经系统,调节神经递质传递功能,从而治疗精神分裂症和其他有精神病性症状的精神障碍的药物。

　　2.抗抑郁药物　是一类通过提高中枢神经递质传递功能而治疗各种抑郁状态的药物。

　　3.心境稳定剂　也称抗躁狂药,是一类治疗躁狂状态和双相情感障碍的其他状态以及对反复发作的双相情感障碍有预防作用的药物。

　　4.抗焦虑药　主要用于缓解各种焦虑症状的药物。

　　5.认知改善药　包括精神激活药和改善记忆药。精神激活药具有中枢兴奋作用,可提高注意力,主要用于注意缺陷多动障碍以及发作性睡病的治疗。改善记忆药可以改善记忆力,延缓疾病进展,主要用于治疗痴呆,如阿尔茨海默病、血管性痴呆及其他脑器质性精神障碍。

每类按其化学结构的不同再进一步分类。随着新药的不断发现和研究的开展,有些对传统的理论提出了挑战,治疗谱系也有不断延伸的趋势,如抗抑郁药物已不局限于治疗抑郁症,许多焦虑障碍也列入了它的适应证。

鉴于本书主要针对综合医院常见心身相关障碍联络会诊,以下主要对常用的抗抑郁药、抗焦虑药和抗精神病药物及其应用进行介绍。

第一节　抗抑郁药物

抗抑郁药物主要用于治疗抑郁性精神障碍的药物。20世纪60年代至80年代后期,主要用三环类抗抑郁药物(以丙米嗪、阿米替林和氯米帕明为代表)治疗抑郁症,70年代后出现了四环类抗抑郁药物(以马普替林为代表),它们治疗剂量时都有中等程度的5-羟色胺(5-hydroxytryptamine,5-HT)再摄取抑制作用,称为第一代抗抑郁药物,虽然这些药物的不良反应比较大,但因疗效好,且便宜,至今仍可选作中、重度抑郁的治疗药物。

20世纪90年代,在第一代抗抑郁药物基础上进一步研制出来同时作用于去甲肾上腺素(noradrenaline,NE)及5-HT再摄取抑制剂和NE及选择性5-HT再摄取抑制剂的抗抑郁药物,以氟西汀、帕罗西汀、舍曲林、西酞普兰、文拉法辛等为代表,统称为新一代抗抑郁药物。

抗抑郁药物与兴奋剂不同,兴奋剂可提高正常人的情绪,但对具有病理性抑郁的患者没有作用;而抗抑郁药物能消除抑郁症患者的情绪低落,并防止复发,却不会使正常人兴奋。此外,抗抑郁药物有诱发双相障碍患者出现躁狂发作的可能。

一、抗抑郁药物的分类和作用机制

(一)抗抑郁药分类

抗抑郁药物对神经递质的作用涉及中枢的和外周的肾上腺素、5-羟色胺、组胺和乙酰胆碱等,根据药物作用机制可按以下分类。

1. 单胺氧化酶抑制剂　通过抑制中枢神经系统单胺类神经递质的氧化代谢而提高神经元突触间隙浓度,单胺氧化酶有MAO-A和MAO-B两个亚型,早年使用的单胺氧化酶抑制剂(monoamine oxidase inhibitors,MAOI)抗抑郁药以苯乙肼为代表,对两种MAO亚型没有选择性。因其与多种药物和食物相互作用,易导致高血压危象和肝损害,目前已不用于临床。改进的MAOI 药物对 MAO 两个亚型有选择性,且对 MAO 的抑制作用具有可逆性,不良反应明显减少,其代表药为吗氯贝胺。此药仍不宜与其他类型的抗抑郁药和抗精神病药物合用,换用其他抗抑郁药需停药 2 周以上。

2. 三环类抗抑郁药 三环类抗抑郁药(tricyclic antidepressants,TCA)的主要药理作用是对突触前单胺类神经递质再摄取的抑制,使突触间隙 NE 和5-HT 含量升高从而达到治疗目的。三环类抗抑郁药对上述两种神经递质的作用选择性不高,此外对突触后 α_1、H_1、M_1 受体的阻断作用常可导致低血压、镇静、口干和便秘等不良反应。三环类抗抑郁药包括米帕明、阿米替林、多塞平、氯米帕明;马普替林属四环类,但其药理性质与 TCA 相似。三环类抗抑郁药不良反应较多,耐受性差,过量服用导致严重心律失常,有致死性。因其临床疗效较好,起效相对较快,对伴焦虑的抑郁患者、严重病例,特别是住院患者仍可选用。

3. 选择性 5-HT 再摄取抑制剂 选择性 5-HT 再摄取抑制剂(selective serotonin reuptake inhibitors,SSRI)主要药理作用是选择性抑制 5-HT 再摄取,使突触间隙 5-HT 含量升高而达到治疗目的。对急性期和长期治疗的疗效与 TCA 相当,与 TCA 比较具有高度安全性和耐受性,心血管系统的安全性高。对焦虑症状的疗效好,对老年患者耐受性好和安全性高,成为在全球公认的一线抗抑郁药物。此类药物包括氟西汀、帕罗西汀、氟伏沙明、舍曲林、西酞普兰和艾司西酞普兰等。目前,这类药物也成为国内一线抗抑郁药物,尤其是成为综合医院抑郁焦虑患者治疗的首选药物。

4. 5-HT 与 NE 再摄取抑制剂 代表药物为文拉法辛和度洛西汀,具有5-HT 和 NE 再摄取抑制剂(serotonin and noradrenalin reuptake inhibitors,SNRI)双重再摄取抑制作用,在高剂量时还产生对多巴胺(dopamine,DA)再摄取抑制作用。对 M_1、H_1、α_1 受体作用轻微,相应的不良反应亦少。此药物特点是疗效与剂量有关,低剂量时作用谱和不良反应与 SSRI 类似,剂量增高后作用谱加宽,不良反应也相应增加。

5. $5-HT_{2A}$ 受体拮抗剂及 5-HT 再摄取抑制剂 $5-HT_{2A}$ 受体拮抗剂及 5-HT 再摄取抑制剂(serotonin-2 antagonist/reuptake inhibitors,SARIs)的代表药物为曲唑酮,特点是镇静和抗焦虑作用比较强,没有 SSRI 类药物常见的不良反应,特别是对性功能没有影响。

6. NE 与 DA 再摄取抑制剂 NE 与 DA 再摄取抑制剂(noradrenalin and dopamine reuptake inhibitors,NDRI)的代表药物为安非他酮,其抗抑郁疗效与

三环类抗抑郁药相当,并可减轻烟草的戒断症状和对烟草的渴求,可用于戒烟。药物对食欲和性欲没有影响,但高剂量时可诱发癫痫。

7. NE 能和特异性 5-HT 能抗抑郁药　米氮平为此类药物代表。另一药物米安舍林有类似的作用机制。特异性 5-HT 能抗抑郁药(noradrenergic and specific serotonergic antidepressant, NaSSA)主要通过阻断中枢突触前去甲肾上腺素能神经元 α_2 自身受体及异质受体,增强 NE、5-HT 从突触前膜的释放,增强 NE、5-HT 传递及特异性阻滞 5-HT$_2$、5-HT$_3$ 受体,此外对 H$_1$ 受体也有一定的亲和力,同时对外周去甲肾上腺素能神经元突触 α_2 受体也有中等程度的拮抗作用。

8. 选择性去甲肾上腺素再摄取抑制剂　代表药物为瑞波西汀。选择性去甲肾上腺素再摄取抑制剂(noradrenalin reuptake inhibitors, NRI)阻断 NA 再摄取,增加 NA 的含量,由于在额叶皮质处 NA 的再摄取使 DA 失活,因此该药通过抑制 NA 的再摄取增加 DA 的含量。

9. 非典型抗抑郁药　噻奈普汀是作用机制不同于现有各种抗抑郁药的非典型药物,其独特的药理作用为增加突触前 5-HT 的再摄取,增加囊泡中 5-HT 的贮存,使突触间隙 5-HT 浓度减少。具有良好的抗抑郁作用,能改善抑郁症伴发的焦虑症状。不良反应少,肝脏首过效应小,与其他药物不易产生相互作用。

(二)抗抑郁药物的作用机制

目前抗抑郁药物的作用机制还未完全阐明,普遍认为三环类和选择性 5-HT 再摄取抑制剂类抗抑郁药物主要是加强中枢抗胆碱能活性,抑制去甲肾上腺素和 5-羟色胺的回收,进而增加突触部位的含量,尤其是海马区 5-HT$_{1A}$ 的数量。但有些只有很弱的阻滞单胺回收的药物也显示了抗抑郁作用;而有几个强回收抑制剂如可卡因和安非他明却没有在研究中显示出抗抑郁作用;此外,作用时间上的差异更令人难以解释,即药物摄入后数小时即可对单胺回收产生作用,但是它的抗抑郁作用却要 7~14 d 以后才发生。单胺氧化酶抑制剂的作用机制是抑制单胺氧化酶、羟化酶活性,阻止中枢儿茶酚胺和 5-羟色胺的氧化和羟化,减少单胺类的降解而增加突触间单胺递质的浓度,兴奋中枢神经而发挥其抗抑郁作用。抗抑郁药物,以及电休克、睡眠剥夺等方法,会减少脑内某些部位的 β 受体数,从而增加突触间隙的去甲肾上腺素浓度。而且这种作用大多发生在治疗 2 周后,与药物起效的时间吻合。但有些抗胆碱和抗组胺的新药也有三环类的药理作用,却没有 β 肾上腺素受体数的减少。

总之,抑郁症及各种抑郁障碍的发病机制尚不清楚,较多研究提示中枢神经系统单胺类神经递质传递功能下降为其主要病理改变,故各种抗抑郁药的作用机制均是通过不同途径提高神经元突触间隙单胺类神经递质浓度,从而达到治疗目的。

二、常用抗抑郁药物的特点和临床使用

(一)三环类抗抑郁药

1.阿米替林 为5-HT和NE再摄取抑制剂。适应证有抑郁症、更年期抑郁症、恶劣心境以及器质性精神障碍伴发的抑郁症状,特别是对伴有失眠的抑郁症效果较好。不良反应:抗胆碱能作用如口干、便秘、视力模糊、排尿困难;心血管方面有心动过速、直立性低血压、心电图改变;其他如头昏、躁狂样兴奋、激动、肝功能异常。有严重心脏病、青光眼、尿潴留、前列腺肥大者禁用;不宜与单胺氧化酶抑制剂合用;不宜与抗胆碱能药物合用。半衰期为14~46 h。口服应从小剂量开始,逐渐加量。治疗剂量为100~300 mg/d,分2~3次口服,小剂量也可以每晚1次服用。20世纪90年代前该药曾经是治疗抑郁症的首选药物,使用广泛,疗效显著。由于不良反应多,近年在发达地区正逐渐被新型的抗抑郁药取代,目前有些地区县级以下精神专科医院还在使用。综合医院中,对于脑器质性疾病和躯体疾病引起的抑郁状态,以前可以短期服用该药,近年随着新型抗抑郁药的出现,使用逐渐减少。使用时密切关注其可能的不良反应。

2.氯米帕明 有较强抑制中枢神经系统内5-HT再吸收的作用。适应证有抑郁症、强迫症、恐怖症、焦虑症。能够消除抑郁情绪,唤起工作及社交活动的兴趣,恢复活力。还可用于治疗慢性疼痛。不良反应有轻微乏力、困倦、头晕、口干、口苦、便秘、食欲减退、视物模糊、排尿困难、直立性低血压、心电图改变,偶有皮肤过敏反应及肝功能异常。高龄、青光眼、前列腺肥大患者慎用,不宜与单胺氧化酶抑制剂和抗胆碱能药物合用。半衰期为20 h。口服,开始剂量为25 mg,每日3次,治疗剂量为100~300 mg/d,分2~3次服用。综合医院使用时密切观察可能出现的不良反应。

3.马普替林 在结构上比经典的三环类抗抑郁药物增加了一个内环,也被称为四环类抗抑郁药物,但因其基本性质与三环类药物类似,分类时常将其归于三环类抗抑郁药物中。

其作用机制以抑制NE在突触前神经元的再摄取为主。抗抑郁作用强,为广谱抗抑郁药,适用于迟滞性抑郁症、激越性抑郁症和其他特征的抑郁

症。能够提高情绪,缓解焦虑、激动和精神运动阻滞。不良反应有口干、便秘、视力模糊、心动过速、头晕、震颤、睡眠障碍、皮肤过敏,偶可诱发躁狂。青光眼、前列腺肥大、癫痫及心、肝、肾功能不良者慎用;不宜与单胺氧化酶抑制剂和抗胆碱能药物合用;降低胍乙啶的降压作用;孕妇及哺乳期妇女禁用。老年患者剂量酌减。半衰期为 51 h。每日 3 次口服,从小剂量开始,逐渐加量,治疗剂量为 100～300 mg/d,小剂量时也可以每晚一次服用。在综合医院使用较少。

(二)新型抗抑郁药

1. 氟西汀 为 SSRI 类抗抑郁药。适应证有抑郁症、强迫症、经前期紧张症、神经性贪食症、惊恐发作、双相抑郁(与奥氮平合用),其他还有社交焦虑障碍、创伤后应激障碍。靶症状为抑郁情绪、动力和兴趣缺乏、焦虑、睡眠障碍。氟西汀与奥氮平合用可以治疗双相抑郁,难治性单相抑郁和精神病性抑郁。通常需要 3～4 周起效,不良反应有性功能障碍、胃肠道反应(食欲减退、恶心、腹泻、便秘、口干)、失眠、镇静、激越、震颤、头痛、头晕、出汗、出血等。严重的不良反应有罕见的癫痫发作、诱发躁狂等。治疗抑郁症和焦虑症时常用剂量 20～80 mg/d,治疗神经性贪食症时为 60～80 mg/d。本药半衰期为 2～3 d,活性代谢产物为去甲氟西汀。氟西汀是 CYP450 酶的 2D6 和3A4 亚型的抑制剂。与三环类抗抑郁药合用时增加了三环类抗抑郁药的血浆水平,因此应减少后者剂量。不能与 MAOI 合用。肝脏损害和老年患者要减量。儿童患者应慎用。该药的优点是用于不典型抑郁症(睡眠过多、食欲增加)、疲乏和精力差的患者;合并进食障碍和情绪障碍的患者;患有强迫症或抑郁症的儿童。缺点是不适用于治疗厌食、激越及失眠的患者,起效相对较慢。

该药在综合医院中使用广泛,针对综合医院常见的心身相关障碍,可以小剂量使用,明显改善躯体症状;对于各种睡眠障碍合并使用安定类药物有明显的效果;还常常使用于与心理相关的疼痛,如抑郁性疼痛、焦虑性疼痛、躯体形式障碍、慢性疼痛综合征等;在外科,短期使用可以缓解手术前后焦虑、术后抑郁和持续性疼痛等。对于内科疾病患者心理反应出现抑郁的患者也可使用,改善心理抑郁状态。

2. 帕罗西汀 为 SSRI 类抗抑郁药。适应证有抑郁症、强迫症、惊恐障碍、社交焦虑障碍、创伤后应激障碍、广泛性焦虑、经前期紧张症。靶症状是抑郁情绪、焦虑、睡眠障碍、惊恐发作、回避行为、闪回、警觉性增高。失眠或焦虑在治疗的早期就可缓解。治疗抑郁作用需 2～4 周才出现,若治疗 6～

8 周仍然无效,需要增加剂量或判定无效。不良反应有性功能障碍、胃肠道反应(食欲降低、恶心、腹泻、便秘、口干)、失眠、镇静、激越、震颤、头痛、头晕、出汗等。严重的不良反应有罕见的癫痫发作、诱发躁狂等。剂量范围 20 ~ 60 mg/d,起始剂量为 10 ~ 20 mg/d,需等待数周才能决定是否有效,每周加量 10 mg。停药时应缓慢,以免出现撤药反应。半衰期约为 24 h,与三环类抗抑郁药合用时增加三环类抗抑郁药的血浆水平。肝肾损害和老年患者应减少剂量。慎用于儿童。不推荐用于孕妇和哺乳期妇女。该药的优势是治疗伴有焦虑和失眠的患者,以及焦虑抑郁混合的患者。缺点是不适用于睡眠过多的患者,阿尔茨海默病和认知障碍患者以及伴有精神运动性迟滞、疲乏、精力差的患者。现在综合医院使用广泛,除了以上使用外,还常常使用在神经内科疾病继发的抑郁、各种心身相关障碍伴有的睡眠障碍、手术前后焦虑、术后抑郁和持续性疼痛、产后抑郁等。总之,针对内外科疾病诊治过程中的心理反应(抑郁、悲观、绝望心境、紧张)使用该药物可以明显减少不良情绪。

3. 氟伏沙明　为 SSRI 类抗抑郁药。适应证有强迫症,其他还有抑郁症、惊恐障碍、广泛性焦虑、社交焦虑障碍、创伤后应激障碍。靶症状是抑郁情绪和焦虑。通常需要 2 ~ 4 周起效,部分患者使用的早期就可改善睡眠或焦虑。不良反应类似于帕罗西汀。严重的不良反应有罕见的癫痫发作、诱发躁狂等。治疗强迫症常用剂量为 100 ~ 300 mg/d,治疗抑郁症为 100 ~ 200 mg/d。起始剂量为 50 mg/d,4 ~ 7 d 增加 50 mg/d,直至获得最佳疗效。最高剂量为 300 mg/d。半衰期为 9 ~ 28 h。与三环类抗抑郁药、卡马西平和苯二氮䓬类药物合用时增加合用药物的血浆水平,应减少合用药物的剂量。不应与 MAOI 合用。用于肝脏损害的患者时应减小剂量。老年患者和儿童患者起始剂量要低,加量缓慢。不推荐用于孕妇。该药的优势是治疗抑郁焦虑混合的患者还可用于治疗精神病性抑郁。缺点是不能用于有肠易激综合征和多种胃肠道不适的患者,1 d 服药 2 次。

4. 舍曲林　为 SSRI 类抗抑郁药。适应证有抑郁症、经前期紧张症、惊恐障碍、创伤后应激障碍、社交焦虑障碍、强迫症,其他还有广泛性焦虑障碍。靶症状是抑郁情绪、焦虑、睡眠障碍、惊恐发作、回避行为、闪回、警觉性增高。在治疗的早期部分患者可出现精力和活动增加。治疗作用需 2 ~ 4 周才可出现,若治疗 6 ~ 8 周仍然无效,需要增加剂量或判定无效。不良反应类似于氟西汀和帕罗西汀。严重的不良反应有罕见的癫痫发作、诱发躁狂和激活自杀观念。剂量范围为 50 ~ 200 mg/d。本药的半衰期为 22 ~ 36 h,代谢产物的半衰期为62～104 h,对CYP450酶,有中等度抑制。有肝脏损害的患者应减量。老年患者剂量要小,加药应慢。在儿童患者中,已批准用于治疗强迫症。不推荐用于孕妇。可用于治疗产后抑郁,但要停止哺乳。该药的优势是治疗不典型抑郁(睡眠过多、食欲增加),可用于老年患者,对疲乏和精力差的患者效果较好。缺点是不宜用于伴有失眠、肠易激综合征的患者。

舍曲林类似于其他SSRI类抗抑郁药物,在综合医院已经得到广泛应用。综合医院首先是在神经内科得到使用,对于神经性头痛,一些继发于神经内科疾病而产生的抑郁情绪有明显疗效;由于对心血管系统影响较小,与其他药物相互作用少,常用于心内科疾病伴有的抑郁焦虑治疗。此外,也用于产后抑郁、术后抑郁、肿瘤患者的抑郁等疾病,这些方面的使用和其他SSRI类药物使用方式相似。

5. 西酞普兰　为SSRI类抗抑郁药。被FDA批准的适应证有抑郁症,其他还有经前期紧张症、强迫症、惊恐发作、广泛性焦虑障碍、创伤后应激障碍以及社交恐怖症。起效时间为2～4周。靶症状有抑郁情绪、焦虑、惊恐发作、回避行为、闪回以及警觉性增高,其他还有睡眠障碍,包括失眠或睡眠过多。不良反应类似于氟西汀和帕罗西汀。严重的不良反应有罕见的癫痫和诱发躁狂。常用剂量为20～60 mg/d,起始剂量为20 mg/d,缓慢加量。该药的优点是较其他抗抑郁药更易耐受,可用于老年患者以及使用其他SSRI过度激活或镇静的患者,药物较少对肝脏CYP450酶各种亚型抑制作用,不易与长期合并使用的其他药物发生相互作用。西酞普兰在综合医院使用类似于其他SSRI类药物,最大的优点是合并用药安全,所以对一些需要长期服用内科药物的老年患者比较安全。目前在国外是合并用药的首选药物。

6. 艾司西酞普兰　为SSRI类抗抑郁药。广泛用于抑郁症和广泛性焦虑的治疗,在综合医院应用逐渐增加。抑郁症:起始剂量每日1次10 mg,一周后可以增至每日1次20 mg,早晨或晚上口服。一般情况下应持续几个月甚至更长时间的治疗。老年患者或肝功能不全者建议每日1次10 mg。广泛性焦虑:起始剂量每日1次10 mg,一周后可以增至每日1次20 mg,早晨或晚上口服。约5%的患者有失眠、阳痿、恶心、便秘、多汗、口干、疲劳、思睡。约2%的患者有头痛、上呼吸道感染、背痛、咽炎和焦虑等。偶见报道可引起躁狂或轻度躁狂或低钠血症。有惊厥史的患者应慎用。对本品或西酞普兰过敏的患者应禁用。肝、肾功能不全者,有惊厥史或心脏病患者、甲状腺疾病、电解质紊乱、其他精神疾病(例如双相情感障碍)等应慎用。服药期间不宜操作机器,孕妇或哺乳期妇女应慎用。

7. 文拉法辛 为 SNRI 类抗抑郁药。适应证有抑郁症、广泛性焦虑障碍、社交焦虑障碍,其他还有惊恐障碍、创伤后应激障碍、经前期紧张症。靶症状是抑郁情绪,精力、动力和兴趣降低,睡眠障碍,焦虑。起效时间通常需要 2~4 周,如治疗 6~8 周后仍然无效,需要增加剂量或判定无效。不良反应随着剂量的增加而增加,常见有头痛、神经质、失眠、镇静、恶心、腹泻、食欲减退、性功能障碍、衰弱、出汗等,还可见抗利尿激素分泌异常综合征、剂量依赖性高血压,严重罕见的不良反应有癫痫、诱发躁狂等。常用剂量范围:治疗抑郁症时为 75~225 mg/d,缓释剂为顿服,非缓释剂分成 2~3 次服用;治疗广泛性焦虑时剂量为 150~225 mg/d。起始剂量为 75 mg(缓释剂)或 25~50 mg(非缓释剂),每 4 d 的加药量不应超过 75 mg/d,直至出现最佳效果;最大剂量可达 375 mg/d。应缓慢停用。本药的半衰期为 3~7 h,活性代谢产物的半衰期为 9~13 h。肝肾疾病及老年患者应减量,心脏疾病患者和儿童慎用。不推荐用于孕妇,服用时不应哺乳。该药的优势是治疗迟滞性抑郁、不典型抑郁及伴焦虑的患者,有躯体症状的患者如疲乏和疼痛,SSRI 治疗无效者;其治疗抑郁症的缓解率较 SSRI 高。缺点是不能用于高血压或临界高血压患者。可以和其他抗抑郁药(如米氮平等)合用治疗难治性抑郁症。

8. 曲唑酮 为 SARI 类抗抑郁药。适应证有抑郁症,其他还有失眠(原发性和继发性)和焦虑。靶症状是抑郁、焦虑、睡眠障碍。治疗失眠作用起效快;治疗抑郁的作用需 2~4 周。若治疗 6~8 周仍然无效,需要增加剂量或判定无效。治疗失眠时可长期使用,因无证据表明会产生耐受性、依赖或撤药症状。不良反应有恶心、呕吐、水肿、视物模糊、便秘、口干、头晕、镇静、疲乏、头痛、共济失调、震颤、低血压、昏厥。长期治疗时罕见窦性心动过缓及皮疹。严重的罕见不良反应有阴茎持续勃起、癫痫、诱发躁狂等。剂量范围为 150~600 mg/d。单药治疗抑郁症时,起始剂量为 150 mg/d,分次服用,每 3~4 d 增加 50 mg/d,最大剂量门诊患者为 400 mg/d,住院患者为 600 mg/d,分 2 次服用。治疗失眠时,起始剂量为 25~50 mg/晚,通常为 50~100 mg/d。在肝脏由 CYP450 酶的 3A4 亚型代谢,半衰期是双相的,第一相为 3~6 h,第二相为 5~9 h。慎用于有肝脏损害的患者和儿童,不推荐用于心肌梗死的恢复期患者。老年患者应减量。妊娠头 3 个月避免使用,哺乳期应停止服药。该药的优势是有镇静催眠作用,常用于治疗失眠,且不会产生依赖,辅助其他抗抑郁药治疗残留的失眠和焦虑症状,伴焦虑的抑郁症患者,极少引起性功能障碍。缺点是不适用于乏力、睡眠过多和难以忍受镇静作用的患者。

9. 米氮平　为 NaSSA 类药物代表。适应证有抑郁症,其他还有惊恐发作、广泛性焦虑障碍和创伤后应激障碍。该药对重度抑郁和明显焦虑、激越的患者疗效明显且起效较快,对患者的食欲和睡眠改善明显;过度镇静和引起体重增加是较为突出的不良反应。起效时间:对失眠和焦虑的作用可短期内见效,但对抑郁的治疗作用通常需要 2~4 周。若 6~8 周内无效,应增加剂量或判定无效。在治疗过程中应监测体重。不良反应有口干、便秘、食欲增加、体重增加、镇静、头晕、多梦、意识障碍、流感样症状(可能是由于白细胞或粒细胞计数低)、低血压。严重的不良反应有罕见的癫痫、躁狂等。剂量范围为 15~45 mg/d,晚上服用。起始剂量为 15 mg/d,每 1~2 周增加剂量直至出现最佳效果,最高剂量为 45 mg/d。半衰期为 20~40 h。药物相互作用不明显。与 MAOI 合用可引起 5-羟色胺综合征。慎用于心、肝、肾损害的患者,老年患者要减量。慎用于儿童。不推荐用于妊娠和哺乳期妇女。该药的优势是治疗特别担心性功能障碍的患者、症状性焦虑的患者和合并使用药物的伴有严重失眠的患者;可作为增效剂增加其他抗抑郁药的疗效。缺点是不宜用于担心体重增加和精力差的患者。

10. 瑞波西汀　为 NRI 类药物的代表。适应证为抑郁症。靶症状为抑郁情绪、精力差、动力缺乏和兴趣降低、自杀观念、认知障碍、精神运动性迟滞。起效时间通常需要 2~4 周,若治疗 6~8 周,抑郁情绪仍无改善,应增加剂量或判定无效。不良反应有失眠、头晕、焦虑、激越、口干、便秘、尿潴留、性功能障碍以及剂量依赖性的低血压。严重的不良反应有罕见的癫痫、诱发躁狂等。常用剂量范围为 8 mg/d,分 2 次服用,最大剂量为 10 mg/d。起始剂量为 2 mg/d,分 2 次服用,1 周后加至 4 mg/d。在肝脏经 CYP450 酶 3A4 代谢,大剂量时是 CYP450 酶 2D6 和 3A4 亚型的抑制剂。半衰期为 13 h。心脏疾病患者慎用,肝肾疾病及老年、儿童患者慎用。不推荐用于孕妇和哺乳期妇女。该药的优点是用于治疗疲倦、无动力的患者,有认知障碍的患者和精神运动性迟滞的患者,其改善社会功能和职业功能的效果较 SSRI 好。缺点是一天需要服药 2 次。

11. 噻奈普汀　为 5-HT 再摄取促进剂,其作用机制较为特殊。适应证为抑郁情绪、伴随焦虑症状的抑郁症、伴酒精依赖的抑郁症。起效时间为 2~4 周,6~8 周无改善应判为无效。

推荐剂量为 37.5 mg/d,分 3 次服。老年患者剂量酌减。起始剂量即为治疗剂量,不建议加大剂量服用。常见不良反应为口干、便秘、失眠、头晕、恶心、紧张。药物通过 β-氧化途径而不通过肝酶代谢,与其他药物不易产生相互作用。肾功能损害者不宜使用。不推荐孕妇、哺乳期妇女使用,15 岁以下儿童及少年患者禁用,禁与 MAOI 类药物联用。

12.吗氯贝胺 为可逆性单胺氧化酶 A(MAO – A)抑制剂(reversible inhibitor of MAOA,RIMA)。适应证有抑郁症和社交焦虑障碍。起效时间为 2~4 周,若 6~8 周内无效,需增加剂量或判定无效。靶症状是抑郁情绪。不良反应有失眠、头晕、激越、焦虑、坐立不安、口干、腹泻、便秘、恶心、呕吐、泌乳,罕见高血压。严重的不良反应是恶性高血压、诱发躁狂、癫痫发作等。常用剂量为 300~600 mg/d,起始剂量为 300 mg,分 3 次服用,缓慢加量,最大剂量为 600 mg/d。饭后服用可减少与酪胺的相互作用。与其他增加 5-HT 能作用的药物合用时会引起致死性 5-羟色胺综合征,应避免合用。与多种药物有相互作用。慎用于心、肝、肾功能损害的患者,老年患者更容易出现不良反应,不推荐用于 18 岁以下的儿童。该药的优势是用于治疗具有不典型特征的抑郁症、重度抑郁症、难治性抑郁和焦虑障碍。缺点是不能用于无法限制饮食的患者和不能合并用药的患者。在综合性医院极少使用。

13.度洛西汀 为 SNRI 类抗抑郁药物。用于抑郁症的治疗,尤其伴有慢性躯体不适(包括慢性疼痛)治疗效果较好。推荐本品的起始剂量为 40 mg/d(20 mg,每日 2 次)至 60 mg/d(每日 1 次或 30 mg 每日 2 次),餐后服用。最常见的不良反应(发生率 25% ,且至少是安慰剂组发生率的两倍)包括恶心、口干、便秘、食欲下降、疲乏、思睡、出汗增多。对本品过敏者及正在服用单胺氧化酶抑制剂的患者禁用本品。难以控制的闭角型青光眼患者禁用。可能导致一过性血清转氨酶升高。

(三)其他

1.氟哌噻吨美利曲辛 为小剂量氟哌噻吨与小剂量美利曲辛的合剂,具有抗抑郁、抗焦虑、激活、镇痛作用。适用于轻中度抑郁、焦虑、疲乏与神经衰弱、慢性疼痛等。综合医院中广泛用于伴有抑郁焦虑的各类患者,效果较好。起效时间 3~5 d。成人每天 2 片,口服,早晨 1 次顿服或早晨及中午各服 1 片,严重病例每天 3 片,早晨 2 片,中午 1 片。老年患者每天 1 片,早晨口服。维持剂量每天 1 片,早晨口服。在治疗剂量范围内,该药的不良反应极少,轻微且短暂,继续治疗 1~2 周后即可消失。少数的不良反应可能有轻微口干、头昏、思睡、便秘、失眠、不安、发呆等,但都较轻微,对症处理即可。少数患者可有震颤、肌张力增高等锥体外系症状,停药即可消失。夜间服用可能影响睡眠,应于下午 4 时以前服用。禁用于严重的心脏疾病如心肌梗死恢复早期、束支传导阻滞,未经治疗的窄角性青光眼,高度兴奋的患者,急性酒精中毒,巴比妥类药物及鸦片中毒等。不宜与单胺氧化酶抑制剂合用;妊娠期及哺乳期妇女慎用。

2. 路优泰 每片路优泰含圣-约翰草提取物 300 mg,能增加突触间隙 5-HT、NE、DA 神经递质浓度,从而起到抗抑郁的作用。主要用于轻中度抑郁症,焦虑或烦躁不安。成人和 12 岁以上儿童 300 mg/次,2 ~ 3 次/d。

路优泰不良反应总发生率极低,在 2.4% 以下,胃肠道症状大约 0.6%,过敏反应 0.5%,疲劳 0.4%,口干等其他反应极少。路优泰对细胞色素 P450 同工酶 CYP1A2、CYP2C9、CYP2D6 没有影响,药物相互作用少,可与大多数药物联合使用,不影响心脏传导功能,对驾驶及机械操作能力无影响,对性功能无不良影响,对认知和记忆功能没有影响,安全性高。

第二节 抗焦虑药物

抗焦虑药物,过去又称为弱安定剂,特指 20 世纪 50 年代以后合成的,稳定情绪,解除紧张、焦虑症状作用较强而镇静作用相对较弱的一类药物。一般镇静剂在小剂量使用时,都有一定的抗焦虑作用,如巴比妥类药物。但这类药物有明显的镇静和思睡作用,抗焦虑作用并不理想,还容易产生耐药和成瘾,易发生蓄积中毒或过量急性中毒。因此,抗焦虑作用强而镇静作用弱,安全性好而不良反应小,不易成瘾的抗焦虑药物便应运而生。

抗焦虑药物主要用于治疗广泛性焦虑障碍和惊恐障碍,也可与其他药物合用治疗其他精神障碍伴发的焦虑症状。20 世纪 60 年代,焦虑障碍的治疗主要是用苯二氮䓬类抗焦虑药物,20 世纪 80 年代以后,一些传统的抗抑郁药如氯米帕明及 5-HT 部分激动剂丁螺环酮用于治疗某些亚型的焦虑症,20 世纪 90 年代以来,SSRIs 和其他抗抑郁药逐渐代替传统抗焦虑药成为治疗焦虑障碍的一线用药。

综合医院中,抗焦虑药物要常常用于各种疾病伴发的焦虑症状,以及外科术前术后应激状态。有明显的辅助作用,可缓解患者紧张,促进休息。

一、抗焦虑药物的分类和作用机制

目前,合成的抗焦虑药物已有上百种,应用的抗焦虑药物有以下几类。

（一）苯二氮䓬类

苯二氮䓬类是最常用的抗焦虑药物。一般认为这类药的不良反应较小，常常忽略其易成瘾，由此产生一定程度的滥用与依赖倾向。

苯二氮䓬类的主要药理作用是抗焦虑、镇静催眠、抗惊厥和肌肉松弛。其主要的药理作用为促进中枢神经系统的γ-氨基丁酸（gamma-aminobutyric acid,GABA）的功能，GABA是哺乳动物中枢神经系统主要的抑制性神经递质，广泛分布于脑中。苯二氮䓬类药物在GABA神经突触后膜上有特殊的结合位点，它增加了GABA受体与GABA的亲和力，导致氯离子通道开放，使大量氯离子进入细胞内形成超极化，从而减少了去极化神经兴奋作用。

此类药物的品种繁多，但药理作用相似，只有作用强弱和时间长短之分。根据其半衰期长短，可分为长效（>20 h）、中效（6~20 h）和短效（<6 h）。半衰期越短的起效越快，作用时间越短，越容易产生依赖性；越长者则起效越慢，作用时间越长，越不容易产生依赖性。

苯二氮䓬类主要适应证是焦虑症和焦虑有关的障碍，特别是广泛性焦虑和惊恐发作。也用于强迫症、社交恐惧症和创伤后应激障碍的辅助治疗。苯二氮䓬类的肌肉松弛作用和抗惊厥作用可在酒精戒断的治疗和作为静脉麻醉诱导剂中使用。苯二氮䓬类的镇静催眠作用可以改善睡眠障碍，根据不同时段的睡眠问题，选择不同作用时间的药物。如，以入睡困难为主，宜选择起效快而作用时间短的药物，防止第二天的困倦。苯二氮䓬类有抗惊厥和抗癫痫作用。苯二氮䓬类药物安全性好，无特殊禁忌证。口服苯二氮䓬类药物吸收较快。除劳拉西泮外，注射吸收不如口服。抗焦虑治疗的疗程一般不宜超过6周。

整体而言，苯二氮䓬类药物的不良反应非常少。在治疗剂量时，不良反应更为轻微，主要是思睡、乏力、头昏和眩晕。为此可能会影响精细运动的协调功能，如需要较长时间使用时，某些特殊职业者（如驾驶员、高空作业者等）应作适当限制。老年人使用后会发生共济失调而引起的跌倒，致股骨骨折等。此外也偶见有意识模糊。过量时可出现震颤、共济失调和视物模糊。

长期使用会产生耐药性和依赖性这两个问题是苯二氮䓬类的一大弱点。各品种之间有交叉耐药性和交叉依赖性，同类药物间换药也无济于事。间断使用或可降低发生依赖的危险性。长期使用后突然停药会出现撤药症状，表现为一过性的焦虑复燃，比治疗前更严重，发生所谓的"反跳"，症状可表现出在治疗前原有症状的复现。但是，如果慢慢调整，逐渐减量，患者一般都可以平稳度过撤药反应期。

怀孕期应用苯二氮䓬类药物是否有致畸发生的问题并无定论,但建议尽量避免使用。此类药物一般均可通过乳汁分泌,导致婴儿思睡。

由于苯二氮䓬类常常用于抗焦虑等的长期治疗,与其他药物合并使用的机会很大。西咪替丁和戒酒硫可减缓苯二氮䓬类的代谢,使它们的作用增强和作用时间延长,尤其对长效制剂如地西泮更明显。地西泮和琥珀酰胆碱合用可导致瘫痪。异烟肼和雌激素通过抑制酶而加剧苯二氮䓬类药的作用。氟伏沙明抑制细胞色素 P450,与阿普唑仑的血药水平升高有关。

同时苯二氮䓬类与其他镇静,减轻焦虑的药物一样,会引起显著的镇静和中枢性抑制。大剂量或与酒精同服会导致过度镇静甚至呼吸抑制。

(二)β 受体阻滞剂

最常用的是普萘洛尔(心得安)。对外周 β 受体的阻断作用可减慢心率、降低心肌收缩力使血压下降;对气管、支气管平滑肌的 β 受体阻断引起支气管收缩。对中枢神经系统也有抑制作用。许多焦虑症患者常伴有心动过速,震颤,以及出汗等自主神经亢进症状,而一些研究发现普萘洛尔对减轻焦虑症的躯体症状有显著效果。

曾研究用于治疗焦虑、恐惧、躁狂、抑郁、精神分裂样障碍、记忆障碍、亨廷顿舞蹈症及预防偏头痛。临床上主要用于治疗伴有严重躯体症状的焦虑、广泛性焦虑和期待性焦虑。对伴随焦虑的震颤效果好。对因碳酸锂治疗引起的震颤也往往有效。能减轻苯二氮䓬类药的撤药反应。治疗惊恐发作和社交焦虑症所需剂量要大,有一定疗效,但不能持久,停药后复发率很高。

口服半衰期 22 ~ 23 h。普萘洛尔没有耐药性和依赖性,不产生镇静作用,不良反应少。常见有眩晕和胃肠道反应等。

(三)5-HT 部分激动剂

丁螺环酮是第一个非镇静、非苯二氮䓬类抗焦虑药物。最初于 1968 年合成。结构上与其他抗焦虑药物或抗抑郁药物完全不同,却接近于抗精神病药物,然而对治疗精神病没有效果。同类药物还有伊沙匹隆、吉吡隆、坦度螺酮。丁螺环酮在许多方面显示是一个理想的抗焦虑药物。它没有非苯二氮䓬类的镇静、抗惊厥和肌肉松弛作用。其药理机制与非苯二氮䓬类不同,但尚未完全阐明,可能作用于海马的 5-HT$_{1A}$ 受体及 DA 受体,使 5-HT 功能下调而产生抗焦虑作用。口服易吸收,0.5 ~ 1.0 h 达峰值,半衰期 3 ~ 10 h。大部分经肝脏代谢,有尿粪排泄。血液透析不能清除体内的丁螺环酮。

与苯二氮䓬类有相同的抗焦虑作用,用于广泛性焦虑症。对缓解同时存在的抑郁症状比阿普唑仑以外的苯二氮䓬类更有效。无明显成瘾作用,对焦虑伴严重失眠者,需合并加用速效催眠药。

(四)作用于苯二氮䓬类受体的非苯二氮䓬类催眠药

20世纪80年代后期出现了唑吡坦和佐匹克隆。这类药物半衰期短,分别为3 h和6 h,特异性激动中枢GABAa受体的w1或w1、w2受体,为短效催眠药物,起效迅速,增加总睡眠时间,延长2、3、4期睡眠,用药6个月后未发现撤药和反跳现象。主要用于失眠症。

(五)有抗焦虑作用的抗抑郁药

SSRI类、SNRI类、SARI类、NaSSA类抗抑郁药都有良好的抗焦虑作用。对焦虑障碍中的多种亚型如广泛焦虑障碍、惊恐发作、强迫症、社交焦虑障碍、创伤后应激障碍和恐怖症可以作为首选药物使用。

(六)有抗焦虑作用的非典型抗精神病药物

奥氮平、喹硫平等可有效缓解焦虑症状,常作为强化剂用于焦虑症的治疗。

二、常用抗焦虑药物的特点和临床使用

此类药物种类虽多,但在我国市场上常用的和临床上常用的并不多。有的品种已日渐减少使用,趋于淘汰。

1.地西泮 是苯二氮䓬类中作用时间最长的药物。每片2.5 mg,失眠的患者晚间睡前服用1~2片;焦虑症状的患者可以白天服用1~2片,3次/d服用,可以很快地缓解焦虑。地西泮注射液10 mg/支,是此类药物中少数有注射制剂中的一个,适合于急性惊恐发作,兴奋躁动,不合作者。近年来使用有减少的趋势。多用于抗精神病治疗和抗躁狂治疗的辅助用药。地西泮由于半衰期长,次日常有残余作用,患者容易感到头晕,乏力。

2.氯硝西泮 抗焦虑、抗抽搐作用很强。每片2 mg,镇静作用强,宜作安眠药用。容易产生依赖,在临床使用时必须注意。据称有抗强迫作用,但还没有足够的证据。

3.劳拉西泮 每片0.5 mg,抗焦虑效果好,尚有镇静、催眠作用。是此类中唯一注射比口服吸收好的药。针剂常用于快速控制和辅助抗精神病药物或抗躁狂药治疗。

4.艾司唑仑(舒乐安定) 作用与劳拉西泮接近,每片1 mg,应用十分广

泛,同样存在依赖问题。

5. 阿普唑仑(佳静安定) 与劳拉西泮接近,每片 0.4 mg,特点是半衰期只有 6～8 h,不良反应轻而少,所以很受患者欢迎,应用广泛。并有一定程度的抗抑郁作用。

6. 三唑仑 作用时间短,主要用于安眠,次日无残留作用。

7. 咪达唑仑 主要用于安眠,起效快催眠效果好。

以上药物均存在一定程度的致依赖可能性,但只要合理应用,如减少连续使用时间、控制用量和尽量单一用药等,可以将这种不良反应控制至最低水平,甚至不出现。

8. 普萘洛尔(心得安) 每片 10 mg,多数每日剂量 30～80 mg,分 3 次服用。改善躯体焦虑(心悸、心慌)有效。禁用于支气管哮喘和心力衰竭、有心脏传导阻滞者。

9. 丁螺环酮 一般开始口服剂量从 5 mg、每日 3 次起,1 周后每 2～4 d 增加 0.5 mg,到 10 mg 每日 3 次为止。老年人应用要小心,有跌倒受伤的报告,剂量不宜超过 60 mg/d。与苯二氮䓬类相比起效相对较慢,至少在用药后 1 周以上。至少连续应用 6 周以上才能决定该药是否有效,因为该药随着时间的推移疗效会逐渐显现出来。严重肝肾功能不全、青光眼及重症肌无力者禁用。不良反应很少,即便出现也很轻微。主要有头晕(发生率 12%)、恶心(8%)、头痛(6%)、神经紧张(5%)、激动(2%)、失眠等,无反跳现象。从小剂量开始逐渐加量可让患者适应减轻胃肠道反应,必要时减量。丁螺环酮与其他药物无显著的交互作用,不与其他催眠药产生协同作用,不加强酒精的作用。

10. 坦度螺酮 为第三代专业抗焦虑用药,主要用于各种神经症所致的焦虑状态,如广泛性焦虑症。在综合医院中常用于心身相关障碍等兼并伴发的焦虑状态,如原发性高血压、消化性溃疡等躯体兼并伴发的焦虑状态等。通常剂量为每次 10 mg,每日 3 次,口服。不良反应发生率低,程度轻,主要的不良反应有思睡、步态蹒跚、恶心、倦怠感、食欲下降等。严重脑、心、肺、肝、肾障碍者慎用。

11. SSRI 类、SNRI 类、SARI 类、NaSSA 类抗抑郁药 很多 SSRI 类、SNRI 类、SARI 类、NaSSA 类抗抑郁药都有良好的抗焦虑作用。此类药物的使用安全有效,而且没有依赖和戒断症状,目前使用广泛。对于焦虑障碍的患者,因为抗抑郁药物的抗焦虑效果常常 1 周后才能出现,初期使用时,可以合并一些苯二氮䓬类药物,当抗抑郁药发挥疗效时,再将苯二氮䓬类药物逐渐停用,常常可以取得良好的效果。

12.有抗焦虑作用的非典型抗精神病药物　喹硫平、奥氮平等可有效缓解焦虑症状,联合其他抗焦虑药物使用时,此类药物可以起增效的作用。这类抗精神病药物使用量要小,详细药物情况详见第三节常用抗精神病药物。

第三节　常用抗精神病药物

抗精神病药物指能够治疗精神病性症状的药物。最早被发现的是开创精神病药物治疗新纪元的氯丙嗪,它因具有强烈的镇静作用,首先应用于外科手术前的辅助麻醉。后来发现能治疗精神异常,便开始用于精神科。故抗精神病药物又被称为强镇静剂或神经阻滞剂。

第一代抗精神病药物几乎用来治疗所有的精神病。包括精神分裂症,分裂情感性精神障碍,有精神病性症状的情感障碍,器质性和躯体疾病性精神障碍有关的精神症状等。第一代抗精神病药物虽然已成为精神科的常用药物,但存在一些缺陷。首先,这类药物存在严重的不良反应;其次,这些药并不对所有的患者有效;最后,即使疗效显著的患者,也常遗留一些症状而无法痊愈。这些局限性促使人们开发不良反应少而疗效相仿或更好的新药。于是,就有了新一代的抗精神病药物,称为新型抗精神病药物或不典型抗精神病药物,而以氯丙嗪为代表的老药则称为传统抗精神病药物。

一、抗精神病药物的分类和作用机制

(一)药理作用机制

1.抗精神病作用　抗精神病药物的药理作用较为广泛,对神经递质的作用有阻断多巴胺、去甲肾上腺素、乙酰胆碱、组胺和5-羟色胺等。对这些递质的阻断会产生相应的药理作用和不希望出现的不良反应。抗精神病药物能消除和减轻幻觉、妄想及各种思维形式障碍,能减轻兴奋激动。但总体上对抑郁、木僵淡漠、退缩的疗效低于对阳性症状的疗效。

一般认为抗精神病药物主要通过阻断脑内多巴胺 D 受体的功能而产生抗精神病作用。在脑部,有多条多巴胺的通路,抗精神病主要是影响中脑-大脑皮质通路和中脑边缘系统通路。另外,如结节-漏斗系统的多巴胺受到影响会产生内分泌和代谢改变,从而产生乳汁分泌;而黑质状体的多巴胺通路受到影响后可产生锥体外系不良反应。此外,抑制额叶皮质多巴胺功能

有产生或加重精神分裂症患者阴性症状的可能。

抗精神病药物还可抑制脑干网状结构的功能,使中枢神经系统张力减低,导致自发活动减少,个体对外界的反应减弱同时又不影响个体的意识活动和智能水平,具有诱导催眠作用。

新型抗精神病药物除作用于多巴胺系统外,还同时作用于5-羟色胺系统,即所谓多巴胺和5-羟色胺平衡拮抗,这可能是新型抗精神病药物较之传统抗精神病药物的不良反应小而对精神病阴性症状更为有效的原因。

2.镇静作用　大多数抗精神病药物可以降低对外界反应的敏感性,有效减轻兴奋躁动及行为紊乱。服药后患者可表现安静、精神活动减慢。在治疗初期,大部分患者可出现思睡,但对各种刺激仍能引起相应的反应,不影响智能与中枢抑制剂不同。此类镇静作用在持续用药过程中可逐渐减轻或消失。这可能与这些药对中枢的 α 肾上腺素能阻断作用有关。

（二）分类

1.传统抗精神病药物　又称为第一代抗精神病药物。通过对中脑边缘系统过高的多巴胺传递产生抑制作用而治疗精神病性症状,特别是幻觉、妄想等。此外还常用来治疗严重激越和暴力行为者。根据传统抗精神病药物的作用特点,可进一步分为两大类。

（1）低效价抗精神病药物:对 D_2 受体的选择性较低,临床治疗剂量大,镇静作用强,对心血管和肝脏毒性大,抗胆碱能作用强,锥体外系不良反应相对较轻。这类药物包括氯丙嗪、硫利达嗪、氯普噻吨（泰尔登）等。

（2）高效价抗精神病药物:对 D_2 受体选择性高,临床治疗剂量小,对幻觉妄想等精神病性症状的治疗作用突出而镇静作用不强,对心血管和肝脏毒性作用较小,锥体外系不良反应较强。这类药物包括氟哌啶醇、奋乃静、三氟拉嗪、氟奋乃静等。

2.第二代抗精神病药物

（1）5-羟色胺和多巴胺拮抗剂（serotonin dopamine antagonist,SDA）:SDA类抗精神病药以利培酮为代表,其作用机制为中枢5-羟色胺与多巴胺 D_2 受体阻断剂。与经典抗精神病药物主要阻断 D_2 受体相比,SDA 类药物增加了对 $5-HT_2$ 受体的阻断作用,除了阻断 D_2 受体,改善精神病的阳性症状和稳定情感症状外,在特定脑区引起 DA 释放,因此减低了药物对 D_2 受体在不同多巴胺通路的阻断作用,改善阴性症状。SDA 减轻了单纯阻断 D_2 受体导致的锥体外系不良反应,也不加重阴性症状,并改善认知症状和情感症状,对精神分裂症的多维症状有效。在治疗剂量范围内仍有一定比例的患者可发生锥体外系不良反应和催乳素升高。SDA 药物还有齐哌西酮、左替平等。

（2）多受体阻断作用的药物：这类药物具有对中枢神经系统多种神经递质受体有阻断作用，因其主要具有对 $5-HT_2$ 和 D_2 受体的阻断作用而有较强的治疗精神分裂症多维症状的疗效，但对多种与疗效无关的受体的阻断作用可能具有多种不良反应如过度镇静，体重增加，糖、脂代谢紊乱等。此类药物包括氯氮平、奥氮平、喹硫平等。

（3）DA 部分激动剂或 DA 稳定剂类抗精神病药物：这类药物通过其独特的作用机制对额叶皮质 DA 活动减低的通路产生对 DA 功能的激活作用，同时对中脑边缘系统 DA 功能过高的通路产生对 DA 活动的抑制作用，从而达到治疗精神分裂症阳性和阴性症状的疗效，且不易产生锥体外系反应和升高催乳素。这类药物以阿立哌唑和氨磺必利为代表。

3. 长效抗精神病药物　目前国内临床上使用的长效抗精神病药物的母药主要为传统抗精神病药物。长效抗精神病药物主要用于慢性精神分裂症的维持治疗和服药依从性差的慢性病例。口服长效制剂为五氟利多，常用的肌内注射的长效制剂有氟奋乃静癸酸酯、癸氟哌啶醇、哌泊噻嗪棕榈酸酯注射液等。长效制剂的疗效、不良反应与母药相同，其中锥体外系反应的影响往往在注射后 1 周内最重。首次注射剂量应小，根据病情和不良反应调整剂量或注射间隔时间。

目前，也有少部分三甲精神专科医院或综合性医院精神科使用最新的非典型抗精神病药的长效剂，例如利培酮长效注射液。

（三）临床应用一般原则

如果患者合作，以口服为主，逐渐加量。起始剂量和加量速度视患者情况而定。如果从未用过抗精神病药物，或年龄大或过于瘦小或躯体健康不良，起始剂量要小，一般从最小规格开始，可每日服 2 次，加量速度宜慢，2～3 周加至治疗量。如果体格健壮，或在原服用抗精神病药物的基础上复发，或从一种抗精神病药物换用另一种抗精神病药物，则起始剂量可相应大些，加药速度也可快些，1～2 周加至治疗量。在增量过程中观察药物的不良反应及时调整。

患者病情严重，由于缺乏自知力，常常不配合或拒绝治疗，特别是有冲动、攻击等行为的患者，为了保护患者及医护人员安全，急需马上控制躁动行为。为了保证药物进入人体产生治疗作用，可采用深部肌内注射的方法。剂量为每次氯丙嗪 50 mg 或氟哌啶醇 5 mg，根据需要 1～2 次/d。一般注射后半小时左右产生镇静效果，维持 4～6 h。这类药物对局部组织有强烈的刺激性,注射 3 ~ 5 次后局部可产生硬块、疼痛且影响药物吸收,因此不能皮下注射也不宜长期注射,病情稍加控制后最好改为口服治疗。以往对极度兴奋躁动的患者有用静脉滴注的,但近年来发现其效果并不很好,不良反应却更明显,主要是低血压和心律紊乱,现在主张尽量不要静脉用。如一定需要静脉滴注,剂量不能超过 200 mg/d,氯丙嗪加于 500 mL 补液中,滴注速度要慢,500 mL 液体一般在 2 h 以上滴完,并同时严密观察心率和血压。在有效治疗剂量范围内,根据患者的疗效和不良反应确定合适的个体化剂量。在急性期以此剂量维持至少 4 周,待各种症状逐渐消失,自知力逐渐恢复,病情缓解后,在密切观察病情变化的条件下逐步减少剂量,转入维持治疗。如此治疗 4 周以上仍未见效者可以更换其他抗精神病药物。

一般抗精神病药物的半衰期较长,不需要每日 3 次服用。如果药物本身没有镇静作用,可分 2 次服用。反之则更宜在晚上服用。剂量不大时,可在晚间 1 次服用,剂量较大时,可中午用日剂量的 1/3,晚上用 2/3 量。

由于大多数抗精神病药物都有镇静作用,患者用药后最早出现,也是最明显的反应是思睡。少数无镇静作用的药物如利培酮则无此反应,个别出现兴奋激越。随着用药的继续,思睡可逐渐减轻。一般而言,较先得以控制的是兴奋躁动,然后是幻觉、妄想和思维联想障碍,最后是情感障碍。也有例外,如有的患者其他症状完全好转,只残留顽固的幻听。有的患者自知力能够恢复,有的则不能。总之,每个患者每种症状对药物的反应情况不一,例如:一般原发性妄想比继发性妄想难消失;系统性妄想比短暂妄想难控制。

综合医院患者出现的精神病性症状绝大多数是继发于躯体和脑器质性疾病,一般出现时间短,内容片段,在控制好躯体疾病以后,通常很快就会消失,所以一般综合医院对于出现精神病性症状服药时间不需太长,在症状消失后,就可以逐步停药,无须长期服用。

但对于一些比较顽固的精神病性症状,例如有躯体疾病的而同时伴有精神分裂症的患者,6 ~ 8 周的急性期治疗后,即转入长期的维持治疗。已有的研究表明,急性发作后继续维持治疗 6 个月以上患者的复发率明显低于停药者。维持治疗的用药原则上仍应是急性期治疗的有效药物。维持剂量一般是治疗剂量的 1/3 ~ 1/2,个体之间的差异很大,可以缓慢逐步减药,同时密切观察患者情况,力争最小有效剂量进行维持治疗。为了长期服用的方便,可将服药次数改为 1 ~ 2 次/d。有的患者因自知力没有恢复,否认有病,拒绝服药治疗;或有的患者因特殊需要,难以坚持每天服药,可使用长效制剂。常用的长效针剂有氟奋乃静癸酸酯 25 ~ 50 mg,隔 2 ~ 4 周注射 1 次;长效口服制剂有五氟利多 20 ~ 40 mg,每周口服 1 次即可。

维持期一般认为症状消失后至少 2 年,以后可在严密监视下进一步减药直至完全停服,一旦有复发的迹象,立即重新开始治疗。对于精神分裂症患者这样做有相当的风险。一则,有的患者尽管已缓解多年,可一旦停药便复发;二则,精神分裂患者发病时往往没有自知力,一旦停药便不肯再重新服用,且病情越重越不肯服药。而症状发作多一次,其治疗后缓解不彻底,残留症状的可能性就大一点。每次反复对患者及其家属和社会都是一次损失和创伤。鉴于此,一般均主张需要长期的维持,甚至终身服用。即便如此精神分裂症仍可能复发,同时还需加强社会-心理方面的综合治疗和采取积极的康复措施方能取得更好的效果。

(四)不良反应及其处理

1.过度镇静和思睡 对无兴奋和行为紊乱,以及维持治疗的患者而言,有些抗精神病药物的镇静作用成为不良反应,最明显的以氯丙嗪、氯普噻吨(泰尔登)、氯氮平、奥氮平、喹硫平等药物。思睡不良反应会在一段时间后逐渐适应而减轻,一般不必加以处理,但可能导致精神反应比较迟钝,表情也较呆板,有些患者感到脑子不及服药前灵活。在临床实践中,对嗜睡反应严重且迟迟不减轻的患者,要注意甄别其中的药物不良反应和精神病的懒散症状。很多患者是两者兼有,有的患者表现就是整天睡觉,早上无法按时起床,常常要睡到中午才起来。家属常常期望医生可以把睡眠调整到正常状态,但对思睡不良反应无有效的拮抗药,一般在控制好精神症状的基础上,可以试着减药,力求最低有效剂量维持,可通过安排有规律的生活习惯,增加户外活动和体育锻炼来减轻。

2.锥体外系不良反应 由于抗精神病药物对黑质纹状体多巴胺受体的阻断作用,使多巴胺和乙酰胆碱失平衡,因此,或多或少会产生锥体外系不良反应。但其确切的机制还不知道。临床上约有 1/3 的用抗精神病药物治疗的患者出现锥体外系不良反应,传统抗精神病药尤其明显,近年由于新型抗精神病药物的使用,此类不良反应明显减少。锥体外系不良反应常常引起患者和家属的恐慌和误解,临床上应尽量预防锥体外系不良反应的发生。

治疗上以治疗帕金森病的抗胆碱能药物为主。常用的有口服盐酸苯海索 2 mg/片,用法均为每天 1 ~ 3 次、每次 1 片。可与抗精神病药物同时服用。不是很严重时,不一定需要一日 3 次服用,可先放在白天服,因为白天其不良反应使活动受限,影响生活功能,需要处理,而晚间入睡时,锥体外系反应的影响减小,无须处理,服后反而使抗胆碱能药物的不良反应如口干等更为明显。针剂只有氢溴酸东莨菪碱每支 0.3 mg,每次注射 1 支。一般只做临时性处理,不常规使用。有时在病房对于兴奋和行为紊乱的患者,可以肌内注射抗精神病药物氯丙嗪或氟哌啶醇时,为减少药物所伴发的急性锥体外系反应,可将 0.3 mg 的氢溴酸东莨菪碱与 50 mg 氯丙嗪或 5 mg 氟哌啶醇混合注射。一旦症状好转,改为口服治疗。

锥体外系不良反应的主要表现形式有 4 种。

(1)帕金森综合征:由于持续的肌张力增高,肌强直,患者表现运动不能,动作减少,迟缓不灵活,尤其是起动困难,走路时前冲步态,双手不摆动,整个人身体可呈"C"字形。面部表情肌的僵硬表现为缺乏表情和呆板,称为面具脸、流涎。检查时,弯曲前臂有铅管样或齿轮样强直。出现静止性震颤,即在肢体静止时出现有节律的抖动,幅度可大可小。以双上肢为多,也有出现在唇、下颌或下肢的。一般在用药数周后出现,可用抗胆碱药口服加以对抗。

(2)急性肌张力障碍:局部肌肉的急性张力增高。多出现在治疗早期,年轻患者。以颈肌,或眼肌,或下颌肌受累多见,少见于躯干肌肉。急性颈肌张力障碍时可突然表现人后仰,低不下来,呈现角弓反张状。眼肌中因上直肌的力量大而呈现眼球上翻,转不下来,称为动眼危象。下颌肌紧张使嘴巴张开不能合拢。此时,患者极为难受和紧张,常大汗淋漓,家属也极度恐慌。容易被误诊为急性脑炎或其他神经系统疾病。处理用东莨菪碱 0.3 mg 肌内注射可收到立竿见影的效果。

(3)静坐不能:患者心神不定,坐立不安,难以描述清楚。常来回走动,一会儿坐下,一会儿又站起,手脚不停,显得烦躁不安。有时会来纠缠工作人员。有的患者双腿不停地变换姿势或扭动,称为不宁腿综合征。静坐不能需与精神症状或病情的加重相区别。患者常能自我觉察称"不是我要动,是它(指手脚)自己要动控制不住"。严重者可导致自杀。由于很多患者常不能主诉静坐不能、心神不定的感觉,因此容易被医生忽略或误判为焦虑状态。如果客观观察到手脚的动作多,但患者没有主观痛苦或感觉,则归为迟发性运动障碍。治疗也可用抗胆碱药口服,若效果不是很好可加用普萘洛尔 10 mg 或地西泮 2.5~5.0 mg,每日 2~3 次。

(4)迟发性锥体外系综合征:包括迟发性运动障碍和迟发性肌张力障碍。表现为口、颊、舌的不规则运动,手指、手臂、腿和躯干的舞蹈样动作。这些症状都有不自主的特点,自己无法控制;在做其他自主动作时,不自主动作减轻或消失;睡眠时可完全消失。这些可与患者的怪异行为相区别。患者常意识不到自己的异常运动,这可能与大脑前叶功能失调有关。迟发性肌张力障碍表现为持久的斜颈、头后仰等。

迟发性锥体外系综合征与其他3种锥体外系不良反应不同,多在较长期治疗之后,尤其是剂量变动之后出现。多为不可逆性,治疗困难。目前没有针对这种障碍有效药物,使用抗胆碱能药物无助于症状的改善,有的反而会促使症状加剧。早期发现后即停用或减量使用,或换用锥体外系不良反应轻的抗精神病药物或许能够缓解。

3. 恶性综合征 临床特点有严重的肌强直;自主神经功能紊乱,包括高热、心动过速、血压升高和出汗、意识障碍。患者常先出现肌强直,随之情况恶化,体温升高,意识障碍,进而生命体征不稳定。常有血清肌酸激酶(CPK)升高,也可能发生急性肾功能衰竭,死亡率20%~30%,用长效制剂者死亡率较高。

一旦发现,应立即停用抗精神病药物,开始支持治疗和对症处理。包括用抗帕金森病药物对抗锥体外系反应(不宜用抗胆碱能药),纠正水、电解质平衡,降体温处理,以及处理心血管症状如血压波动等对症处理。患者的恶性症状群恢复后,可考虑换用另一种抗精神病药物治疗。

4. 神经内分泌不良反应 抗精神病药物最常见和主要的神经内分泌作用是催乳素分泌增高。女性患者表现为月经紊乱、停经、不排卵和不育、雌激素水平低,泌乳,性欲减退和性感缺乏;男性常有勃起和射精障碍。低效价药物比较多见,常与剂量有关。有的患者可在数周后适应药物引起的高催乳素水平。此外,有相当一部分患者服用一段时间后出现体重增加,氯氮平、奥氮平等非典型抗精神病药表现突出,其原因未明。新型抗精神病药物由于锥体外系不良反应较轻,以上不良反应成为患者长期服药的主要不良反应。尤其是女性的闭经和体重增加,常常降低患者服药的依从性。目前还没有特别有效的应对方法,如女性月经失调,可以进行中药调理或看妇科给予适当药物治疗,如果严重的,可以进行更换药物,寻找对内分泌影响小的药物。对于体重增加的患者,有可能睡眠过多,目前没有特别的对应处理办法,多是鼓励患者多进行有氧运动,适当减少睡眠时间,多安排运动,适当节食。

5. 心血管不良反应 常见的有直立性低血压和窦性心动过速,以低效价的抗精神病药物如氯丙嗪或硫利达嗪为多。直立性低血压由阻断 α-肾上腺素能受体作用引起,表现为在起立或起床时出现眼前发黑,头晕目眩,跌倒在地,血压下降,心跳加快。此时,立即平卧,即可好转。此类反应常常在首次使用药物时出现,对于首次用药的患者,应从小剂量开始,缓慢加药。对于老年患者,剂量要减半,平时注意监控血压、心率。

6.自主神经系统不良反应　抗精神病药物具有外周抗胆碱能作用,α肾上腺素能阻断作用,引起口干、便秘、视物模糊、多汗、胃肠蠕动减少和尿潴留。用于治疗锥体外系不良反应的抗胆碱能药物如盐酸苯海索或东莨菪碱可加重这类不良反应。一般无须特殊处理。注意患者的大小便情况及时润肠通便。对于男性老年人,有前列腺肥大而小便困难的患者,用药要慎重,防止出现尿潴留。对有便秘史的患者,可以适当给予一些润肠通便药物,帮助排便。

7.其他不良反应　部分患者可产生药物过敏性皮疹及日光过敏。轻度药疹可予抗组胺药,换用其他抗精神病药物;严重者必须立即停药,对症处理。有些抗精神病药物可引起肝损害,以氯丙嗪为多,少数人发生黄疸。轻度肝功能异常不必停药,可继续观察并采取保肝措施,必要时减药或换用对肝脏影响较小的药物如氟哌啶醇。对于长期服用抗精神病药物的患者,复查取药时,可以定期复查肝功能。

8.血象变化　主要是氯氮平引起的粒细胞减少,发生率0.1%~0.7%,严重者可致生命危险,机制不明。一般在药物使用的早期就会出现,临床中使用氯氮平的患者使用初期一般每周查一次血常规,在确认血象正常的情况下逐步加药。在氯氮平维持治疗时也应该定期检查血象进行检测,一旦发现,立即停用氯氮平,并预防感染和使用升白细胞的药物。正是因为氯氮平的这一局限,在国外氯氮平非一线用药,而是主要治疗难治性精神病。而在我国,由于注意监测血象变化,警惕粒细胞减少发生,对于氯氮平的临床使用有丰富的经验。

二、常用抗精神病药物的特点和临床使用

(一)传统抗精神病药物(典型抗精神病药物)

1.氯丙嗪　为DA受体阻滞剂。在专科医院主要用于治疗精神分裂症,双相障碍的躁狂发作,反应性精神障碍及具有幻觉、妄想、兴奋、躁动等精神病性症状的其他精神病。靶症状为精神运动性兴奋、幻觉妄想、思维障碍、紧张性兴奋、躁狂症兴奋、行为离奇及伴有恐惧、兴奋症状的精神病性症状。对精神分裂症的阴性症状如思维贫乏、情感淡漠、退缩、意志缺乏等效果较差。幻觉妄想起效时间需2~4周。不良反应有过度镇静;中枢和外周的抗

胆碱能样作用;明显的心血管反应和致痉挛作用;锥体外系症状;对肝脏有
一定影响;常有单项转氨酶增高;罕见日光性皮炎、药物性皮炎,个别严重者
可致剥脱性皮炎;偶有粒细胞减少症。有严重躯体疾病者禁用或慎用;与抗
胆碱能药、三环类抗抑郁药合用会加重抗胆碱能作用。该药禁止与肾上腺
素合用,否则可致严重低血压。

急性期有效剂量为 300~600 mg/d。常用剂量为 400 mg/d,宜从小剂量
开始,缓慢加量;恢复期巩固治疗以原有效剂量为宜,维持期剂量可酌情减
至 200 mg/d。治疗 6~8 周疗效不佳可换用其他不同化学结构的传统药物
或新型药物。急性期治疗时间需 6~8 周,症状缓解后,逐渐减量。口服药物
的生物利用度为 10%~33%,98%与血浆蛋白结合,易透过血脑屏障和胎盘
屏障,主要经肝脏代谢,有百余种代谢产物,半衰期为 8~35 h。本药口服
2~4 h 后血药浓度达高峰,肌内注射和静脉注射立即达峰值。过量时不易
用透析法清除。主要经肾脏排出,少量经粪便、汗和毛发排泄。

综合医院中,氯丙嗪常常用来控制兴奋躁动,镇静作用强,一般很快就
能让患者安静下来。对于继发于躯体其他疾病引起幻觉、妄想效果也很好,
但由于不良反应多,一般不推荐使用。躯体疾病继发的幻觉妄想,在处理好
躯体疾病后,一般很快就能改善。不需要长期服用。

2. 奋乃静　属于高效价 DA 受体阻滞剂。适用于精神分裂症各亚型。
对急性幻觉、嫉妒、关系妄想、违拗等症状有较好的效果;能改善情感淡漠,
但控制兴奋躁动的效果不如氯丙嗪。不良反应包括锥体外系反应如以震
颤、运动不能、肌强直、静坐不能等,抗胆碱能作用如口干、便秘、视力模糊、
复视、心动过速、尿频、食欲改变、体重增加、直立性低血压及乳房肿胀、月经
失调。偶有皮疹、心电图改变。对躯体器官系统影响较小。该药禁止与肾
上腺素合用,否则可致严重低血压。与镇静剂、镇痛剂合用可增强其作用。
起始剂量为 4~6 mg/d,常用有效剂量为 20~60 mg/d。口服易于吸收,1~
4 h 内达血浆峰浓度,生物利用度约为 25%,90%以上与血浆蛋白结合,主要
经肝脏 P450 同工酶 CYP2D6 代谢。目前尚未知奋乃静是否具有药理活性的
代谢产物,血浆药物清除半衰期为 8~21 h,主要经肾排泄。

综合医院中,奋乃静常常用来控制躯体疾病或脑器质性疾病继发的幻
觉和妄想。对于老年患者以前曾是首选药物,奋乃静的特点主要是安全,使
用时注意锥体外系不良反应。对于躯体疾病继发的幻觉妄想,奋乃静可以
很好地控制患者的精神症状,使患者安静下来,便于开展躯体治疗和恢复,
在处理好躯体疾病后,一般很快就能消失,不需要长期服用。

3.氟哌啶醇 属于高效价抗精神病药物,DA 受体阻滞剂,并能抑制 DA 神经元的效应,增快脑内 DA 的转化。与氯丙嗪相比,镇静作用较弱,镇吐作用较强,对体温及血压无影响,对自主神经系统有弱的抗胆碱能及抗 α-肾上腺素能受体作用。氟哌啶醇是目前对 D_2 受体选择性最强的阻断剂。对阳性症状疗效肯定。肌内注射对兴奋、激越、躁狂症状及行为障碍效果较好,对阴性症状及伴发的抑郁症状疗效不肯定。主要适应证为精神分裂症,心境障碍的躁狂发作以及躯体性疾病所致精神障碍。靶症状有不协调性精神运动性兴奋、幻觉、妄想、敌对情绪、攻击行为。还可用于儿童抽动秽语综合征,能够消除不自主运动以及改善精神症状。最常见的不良反应为锥体外系反应,以震颤、运动不能、肌强直、静坐不能、动眼危象、痉挛性斜颈、扭转痉挛为主。长期使用可引发迟发性运动障碍。此外,还有乏力、口干、便秘、视物模糊、出汗、嗜睡、食欲减退。该药对心血管系统影响轻微,很少引起心电图改变。有致畸作用,孕期、哺乳期患者慎用;心、肝、肾功能不全,尿潴留,青光眼,癫痫,以及甲状腺功能亢进的患者慎用。与麻醉药、镇痛药、镇静药合用时应减量。对躯体器官系统影响较小。但可引发心脏传导阻滞,有猝死病例报告。

有效剂量为 6 ~ 20 mg/d,维持治疗量以 2 ~ 6 mg/d 为宜。口服易吸收,生物利用度为 40% ~ 70% ,92% 与蛋白结合,口服后 3 ~ 5 h 达血浆峰浓度,连续给药 1 周达稳态浓度。主要在肝脏代谢,代谢产物之一为还原氟哌啶醇,有抗多巴胺作用,作用程度明显小于母体药物。然而,还原氟哌啶醇可以转换为母体药物,从而产生抗精神病作用。母体药物的血浆半衰期为 15 ~ 25 h。

综合医院中,氟哌啶醇也常用来控制兴奋躁动状态,比氯丙嗪镇静作用弱,不良反应少。其次,氟哌啶醇也常常用来控制躯体疾病或脑器质性疾病继发的幻觉和妄想,使用时注意锥体外系不良反应。对于躯体疾病继发的幻觉妄想,氟哌啶醇可以很好地控制患者的精神症状,使患者安静下来,便于开展躯体治疗和恢复,在处理好躯体疾病后,一般很快就能消失,不需要长期服用。

4.舒必利 为选择性 D 受体阻断剂,主要作用于边缘 DA 系统,对纹状体 DA 受体作用较弱,临床引发锥体外系反应作用较其他传统抗精神病药物较低。适应证有精神分裂症各型、抑郁症、恶劣心境、伴发抑郁症状的精神分裂症等。靶症状有木僵、幻觉、妄想、淡漠孤僻、接触被动。对精神分裂症的疗效不亚于氯丙嗪。还具有止吐作用,可用于十二指肠溃疡、溃疡性结肠炎及偏头痛。主要的不良反应为失眠、烦躁和高泌乳素血症,也可出现心电图改变,一过性谷丙转氨酶(GPT)升高。嗜铬细胞瘤患者禁用,高血压、孕妇慎用。口服吸收较慢,3～8 h达血浆峰浓度,透过血脑屏障较困难,半衰期约8 h。常用剂量为200～600 mg/d,有一定抗焦虑、抗抑郁作用。治疗阳性症状的剂量可高于1 000 mg/d。与其他传统抗精神病药物比较,它的作用相对柔和,不良反应小。综合医院会诊时常用于一些服用其他传统抗精神病药物容易呕吐的患者。

(二)第二代抗精神病药物(非典型抗精神病药物)

1.利培酮　属SDA类抗精神病药物。适应证有精神分裂症、精神分裂症的复发,其他精神病性障碍,急性躁狂(口服、单药治疗或合并锂盐或丙戊酸盐治疗)。此外还可用于双相障碍的维持治疗,痴呆中的行为问题、儿童和青少年的行为问题、与冲动控制障碍有关的问题等的治疗。靶症状是精神病性的阳性症状、阴性症状、认知症状和不稳定情绪以及攻击症状。起效时间,精神病性症状在1周内改善,但行为、认知和情感稳定的作用需数周才能达到完全的效果,需4～6周才能确定药物是否有效,但部分患者需要16～20周才能达到较好反应,特别是认知症状。治疗前要测体重、血压、血糖和血脂,治疗中也要注意监测。不良反应有糖尿病和脂蛋白异常、高血糖症、剂量依赖性的锥体外系反应、高催乳素血症、头晕、失眠、头痛、焦虑、镇静、恶心、便秘、腹痛、体重增加。罕见迟发性运动障碍、心动过速、性功能障碍、直立性低血压。通常在开始加量时出现。在阿尔茨海默病患者中可出现脑血管事件,包括脑卒中、短暂性胸痛等,恶性综合征和抽搐罕见。

治疗急性精神病和双相障碍时,一般剂量2～6 mg/d口服,儿童和老年人0.5～2.0 mg/d。起始量为1 mg/d,分2次口服,每1～2 d增加1 mg,直至出现最佳效果,有效剂量为4～6 mg/d。药物在肝脏代谢,活性代谢产物和母药的半衰期为20～24 h。有肝肾损害的患者和老年患者起始剂量要小,加药要缓慢。有心脏疾病的患者要慎用。是常用于儿童和青少年的抗精神病药物。不推荐用于哺乳期妇女。该药的优势是用于治疗伴有攻击、激越行为的痴呆以及多种原因引起的儿童行为问题。缺点是催乳素增高。

目前,利培酮有几种剂型,比如口腔崩解片、口服液、长效注射剂等,防止患者拒服、吐药方面有明显的作用,尤其是口服液无色无味,可在患者不知道的情况下放在菜汤、牛奶等液体中一起服用,提高了治疗的依从性。

近年,利培酮使用越来越广泛,目前在专科医院已是治疗精神分裂症和其他精神病性障碍的一线用药,与传统抗精神病药比较,利培酮镇静作用轻,没有锥体外系反应。在综合医院对于躯体疾病及脑器质性疾病引起的继发的一些幻觉妄想,利培酮治疗更加的安全,效果也不错。对于继发其他疾病引起的幻觉妄想,一旦症状消失,就可以逐步减药。对于精神疾病的治疗,需要长期巩固其疗效,有些患者停药慎重。

2. 帕利哌酮缓释片　帕利哌酮是利培酮的主要代谢产物,作用机制尚不清楚,但目前认为是通过阻断 5-羟色胺受体和多巴胺 D2 受体发挥抗精神病的作用。适用于精神分裂症急性期及维持期的治疗。帕利哌酮推荐剂量为 6 mg,每日 1 次,早上服用,而某些患者服用 3 mg/d 的较低剂量已经足够。仅在经过临床评价后方可将剂量增加到 6 mg/d 以上,而且间隔时间通常应大于 5 d。当提示需要增加剂量时,推荐采用每次 3 mg/d 的增量增加,推荐的最大剂量是 12 mg/d。帕利哌酮疗效广谱,疗效针对精神分裂症的所有症状,突出特点是能改善患者的个人社会功能,以利患者的全面恢复;使用方便,无须滴定,直接起始有效治疗剂量;每日一次,因该药极少需经肝脏代谢,产生药物之间相互作用的机会很少,有轻、中度肝损害的患者无须调整剂量;起效快,疗效最早在第 4 天即可见到;安全性、耐受性好,在使用推荐的治疗剂量时,其锥体外系不良反应的发生率与安慰剂相当;对体重的影响小,镇静作用较小。

3. 氯氮平　属多受体阻断作用类的抗精神病药物。适应证有难治性精神分裂症,减少精神分裂症或分裂情感性精神病患者自杀行为的危险性,其他还有难治性双相障碍,精神病患者的暴力攻击行为及其他药物治疗无效的脑部疾病患者。靶症状是阳性症状、阴性症状、认知症状、情感症状、自杀行为和暴力、攻击行为。起效时间和疗效判定同前药。传统抗精神病药物治疗无效的患者,氯氮平可能有效。对于一些特别难治性的患者,可以合用传统抗精神病药物或其他新型抗精神病药物。常见不良反应有糖尿病、脂蛋白异常、流涎、出汗、头晕、镇静、头痛、心律不齐、低血压、恶心、便秘、口干、体重增加。严重的不良反应有粒细胞缺乏症。开始治疗前一定要查血象,治疗后的 6 个月内要每周查一次,以后 2 周查一次。治疗中要特别注意监测体重、血压、血糖和血脂以及心电图。

常用剂量范围为 200 ~ 600 mg/d。起始剂量为 25 mg,缓慢加量。停药时也应逐渐停药,突然停药会引起疾病反跳和症状恶化。半衰期为 5 ~ 16 h。肝肾和心脏功能损害的患者应慎用,老年患者应减量。该药的优势是治疗难治性精神分裂症,有自杀、暴力、攻击行为的患者,迟发性运动障碍的患者。缺点是有糖尿病、肥胖的患者以及心脏功能损害的患者不宜使用。

该药在大部分国家不是一线治疗用药,效果很好,但是危险性很大。

综合医院使用氯氮平的机会不多。对于少数攻击行为和暴力行为患者,其他药物无法控制时,可以考虑转诊精神科,使用氯氮平治疗。

4.奥氮平　属多受体阻断作用类的抗精神病药物。适应证有精神分裂症,精神分裂症的维持治疗,与精神分裂症相关的急性激越(肌内注射)、急性躁狂(单药治疗或合并锂盐或丙戊酸盐治疗)、双相障碍的维持治疗,双相Ⅰ型躁狂相关的急性激越(肌内注射),双相抑郁(与氟西汀合用),还有其他精神病性障碍,抗抑郁药物无效的单相抑郁,痴呆的行为紊乱,冲动控制障碍相关的障碍。靶症状是精神病的阳性症状、阴性症状、认知症状和不稳定情绪以及攻击症状。起效时间与疗效判定同前药。治疗前应测体重、血压、血糖和血脂,治疗中也要注意监测。不良反应有糖尿病、血脂异常、头晕、过度镇静、口干、便秘、消化不良、关节痛、背痛、胸痛、心律不齐、体重增加明显,罕见直立性低血压(多出现于开始治疗或加药时),罕见迟发性运动障碍和日光性皮炎。严重的不良反应:在阿尔茨海默病患者中出现脑血管事件,包括脑卒中、短暂性胸痛等,恶性综合征和抽搐罕见。

剂量范围为 5～20 mg/d(口服或肌内注射)。起始剂量为 5～10 mg,每周增加 5 mg,直至出现最佳效果,最大剂量为 20 mg/d。病情严重的患者可快速加量至 20 mg/d。药物半衰期为 21～54 h。肝脏疾病患者应减少用量,心脏病患者要慎用,老年患者要减少用量。不推荐用于哺乳期妇女。该药的优势是可用于治疗对其他药物无效的精神病和双相障碍(是双相抑郁或难治性单相抑郁的增效剂),以及需要快速起效的患者。缺点是导致体重增加和不能用于糖尿病患者。目前国内尚无注射剂。

我们发现综合医院对于长期睡眠不好,先后使用多种抗抑郁药和安定类药物效果不明显的焦虑抑郁患者,可以尝试用小剂量的奥氮平 2.5～5.0 mg/d,常常可以得到很好的改善。

5.喹硫平　适应证有精神分裂症、急性躁狂(单药治疗或合并锂盐或丙戊酸盐治疗),另外还有其他精神病性障碍的维持治疗,双相障碍抑郁发作,痴呆的行为紊乱,帕金森病和路易小体痴呆的行为紊乱,与左旋多巴治疗相关的精神病,儿童和青少年的行为问题,与冲动控制相关的疾病。靶症状是精神分裂症的阳性症状、阴性症状、认知症状和不稳定情绪及攻击症状。起效时间和疗效判定同前药。治疗前要测体重、血压、血糖和血脂,治疗中也要注意监测。不良反应有糖尿病和脂蛋白异常、头晕、镇静、口干、便秘、消化不良、腹痛、体重增加、心动过速等,直立性低血压通常发生在开始治疗或加量时。严重的不良反应有血糖升高、恶性综合征和罕见癫痫。无运动系统不良反应和催乳素增高。

治疗精神分裂症时常用剂量 400～750 mg/d 甚至更高,分次服用,有资料提示 400 mg/d 以下效果不佳。通常无特殊不良反应时可在 1 周左右加至治疗量。药物的半衰期为 6～7 h。有心脏疾病的患者应慎用,老年患者要减量,不推荐用于 8 岁以下的儿童。不推荐用于孕妇和哺乳期妇女。该药的优势是可用于治疗其他抗精神病药物治疗无效的精神疾病和双相障碍,帕金森病患者需用抗精神病药物或心境稳定剂治疗者,路易小体痴呆需抗精神病药物或心境稳定剂治疗者。临床上小剂量的喹硫平 25～75 mg/d 可作为增效剂用于焦虑抑郁伴失眠的合并治疗。缺点是每日服药 2 次影响患者的依从性。

6. 阿立哌唑 适应证为精神分裂症和精神分裂症的维持治疗,以及躁狂症急性发作期,双相障碍的维持治疗,痴呆伴发的行为紊乱,儿童和青少年的行为障碍,冲动控制障碍。起效时间和疗效判定同前药。不良反应包括头晕、失眠、静坐不能、恶心、呕吐,开始用药时偶见直立性低血压、便秘、头痛、困倦等。常用剂量为 10～30 mg/d,从小剂量 5～10 mg 开始。如需换用本药可将本药加至治疗剂量,数日后再逐渐减少原来的药物剂量直至停用。急性激越时,可合并使用苯二氮䓬类药物或其他新型抗精神病药物。在部分起效的患者中,不要盲目增加本药的用量,应考虑合用心境稳定剂,如丙戊酸盐或拉莫三嗪。老年人和儿童应减小用量。因该药半衰期长,所以达峰时间和清除时间都比其他药物长。该药的优势在于对难治性精神病患者和双相障碍患者有效,特别是担心体重增加和伴有糖尿病的患者。也有口腔崩解片剂型。缺点是不宜用于希望增加睡眠的患者,老年和儿童的患者剂量较难确定。

第四节 综合医院常见精神症状的药物治疗

以上各节简单介绍了一些常用精神药物及使用的情况。这些药物的使用多见于一些有器质性病因或躯体疾病所引起的精神病性和情感障碍症状;结合心理治疗,可以改善一些比较轻的心理问题。实际上综合医院中常常需要精神药物治疗的多是具有明显生物学病因或发病与某些生物学因素有关的那些精神异常,简单的分类包括三大类情况,即由于脑部器质性疾病、损伤所致的精神障碍、与颅脑疾病以外的各种躯体疾病有关的精神障碍，以及与外源性物质中毒、成瘾或戒断有关的精神障碍。

第一类包括脑变性病、脑部炎症、脑肿瘤、脑血管病、脑外伤等所引起的精神异常。这些患者常常在神经内科住院，伴有精神症状时一般需要心身相关障碍联络会诊。第二类包括心、肺、肝、肾等脏器疾病、内分泌疾病、代谢性疾病、颅外感染性疾病等躯体疾病过程中所伴发的精神异常。这类患者在综合性医院常常住在内科，当出现精神症状时需要心理联络协助治疗。第三类包括药物或者其他外源性物质过量中毒所引起的精神异常，例如安定中毒、有机农药中毒等；其次也包括物质成瘾有关的心理及行为异常，如麻醉药成瘾、酒瘾等；以及物质成瘾后进行戒断过程中所出现的精神异常。这类患者多见于急诊科，以夜间常见，是急诊室心理联络的常见疾病。

这类疾病总的特点是：原发生物性病因与继发性精神症状表现之间并不存在特异性的依存关系，在不同患者身上，相同的生物学病因可以引起不同的精神症状综合征，而不同的病因可以引起相同的精神症状综合征。

具体说来，不论哪种疾病，其伴发精神症状的表现可以概括为以下几类临床综合征：谵妄综合征（意识障碍综合征）、痴呆综合征（智能减退综合征）、器质性遗忘综合征、器质性重性精神病综合征、器质性人格障碍综合征、器质性情绪障碍综合征、器质性神经症性综合征、物质依赖综合征和戒断综合征。

对于谵妄综合征，首要的处理是寻找出病因，针对原发疾病进行治疗为主，同时加强护理，保持水、电解质平衡；对出现的精神和行为障碍，可以适当对症处理。但此时精神药物的使用要慎重，用小剂量，加药要慢，因为患者极易出现药物不良反应。对于兴奋躁动或幻觉妄想比较严重的谵妄患者，适当给予抗精神病药或苯二氮䓬类药物来控制。过去一般首选氟哌啶醇，轻者可以口服氟哌啶醇，重者给予肌内注射。病情稳定后再改为口服，药物的剂量依患者的年龄、身体条件以及谵妄程度而定，可肌内注射氟哌啶醇5～10 mg，隔1～2 h可再注射，直到患者安静下来为止，但24 h内肌内注射的总量不宜超过20 mg。口服剂量一般是肌内注射量的1.5～2.0倍。对于老年患者，剂量要低，开始时肌内注射剂量为0.5～2.0 mg，口服剂量为2～4 mg。也可选择新一代抗精神病药，如利培酮0.5～2.0 mg/次口服，以利于控制症状，减少心血管和锥体外系不良反应的发生。苯二氮䓬类药物宜采用半衰期较短者。

痴呆综合征的患者在病程中容易伴发焦虑、抑郁、妄想等精神症状，也容易合并谵妄,在治疗原发疾病的基础上,可以对各类精神症状进行对症治疗,例如使用苯二氮䓬类药物治疗焦虑,使用抗精神病药物治疗妄想或控制精神运动性兴奋。还可以使用一些改善认知功能的药物。

　　器质性遗忘综合征的患者首先应针对病因治疗,预后的好坏也取决于病因。对伴发的精神症状,可以适当对症处理。

　　器质性重性精神病综合征包括器质性幻觉症、妄想综合征。器质性幻觉症与功能性精神病的区别在于幻觉有明显的器质性病因。治疗上首先针对病因,在对症治疗方面,可以使用抗精神病药及抗癫痫药来控制幻觉。预后主要依病因不同而治疗效果不同。妄想综合征除病因治疗外,给予抗精神病药物治疗,具体参考前面抗精神病药物的介绍。

　　人格障碍综合征在针对病因治疗的基础上,对于发作性攻击行为,使用抗精神病药物、卡马西平及碳酸锂治疗。

　　抑郁或躁狂综合征在治疗病因的基础上,对症地使用抗抑郁药、锂盐、抗精神病药物等。预后依原发病因不同而效果不同。

　　焦虑综合征在治疗原发病因的基础上,适当选用抗焦虑药物治疗。

　　物质依赖综合征和戒断综合征的患者,需要系统治疗。主要是缓慢减量依赖药物,同时处理各种躯体伴发症状。

　　以上就是综合医院使用精神药物的情况,精神药物个体差异很大,使用时一定要剂量个体化。在精神症状稳定后需要结合心理干预,这样不但可以巩固疗效,还可以减少药物的使用剂量。

第五章 综合医院常见心身相关障碍的识别与处理

综合医院常见心理障碍首先以抑郁、焦虑为多;其次为疑病、躯体形式障碍、心理因素相关生理障碍;再次,分离转化性障碍也比较常见。而急性短暂性精神病性障碍、急性应激障碍也不少见,需要急诊处理。

第一节 急性短暂性精神病性障碍

急性短暂性精神病性障碍是一组比较常见的精神障碍,起病急骤,病情迅速发展,症状鲜明、丰富、多变,缓解迅速。是一类突然发作的以发作性精神病性症状如妄想、幻觉、言语紊乱(频繁的思维出轨或不连贯)或明显的行为紊乱或紧张症性行为为主要临床表现、持续时间一般不超过1个月。

有关此障碍的发病率、患病率尚无确切报道,发病机制尚不清楚,有研究认为病前人格障碍者(如偏执型人格障碍、表演型人格障碍、分裂型人格障碍或边缘型人格障碍者)容易发生本病。另外,应激源、文化环境突然变化及躯体疾病参与了发病。本病的患病率尚不清楚。实际上,本病可能为异质性,包括了不同的疾病,例如,包括有明显精神因素引起的短暂反应性精神障碍、分娩后出现的产后精神障碍、在旅途中发作的旅途性精神障碍。所谓的顿挫性精神分裂疾病也可能包括在短暂性精神病性障碍中。

短暂性精神病性障碍多发生在青春期或成年早期,但也可发生在其他任何年龄。多呈急性发作,有心理社会因素如严重生活事件者多在精神刺激后不久发病;产后发作者多在生产后4周内发作;旅途性精神病则发病于旅行途中。患者可出现意识模糊或体验到情感的急骤变化,可从一种强烈的情感变为另一种情感,如从焦虑变为恐惧或愤怒。患者的认知和判断受损,行为也可能受妄想或幻觉的影响发生自杀的危险大。虽然发作的时间短暂,但对患者功能的损害明显,甚至不能自理生活和个人卫生。对这类患者需严加监护和照顾,并予以及时治疗。

【临床表现】

1. 起病急骤,可在数小时内由正常状态迅速发展为明显异常。暴发性者可在 48 h 内病情充分发展;急性发作者发病于 48 h 至 2 周。

2. 症状鲜明、多样、多变

(1)妄想包括被害、中毒、夸大、关系、嫉妒、被控制、神秘等多种妄想内容。妄想结构松散,可以是多种片断妄想共存,但不持续。在妄想基础上可伴发多种生动的幻觉。

(2)明显的、不可理解的或不连贯的言语紊乱,思维结构杂乱。

(3)情绪障碍,包括狂喜、激越、焦虑和情绪低落。

(4)严重的行为紊乱或紧张症样表现。

3. 病程短暂,可在数天至数周内恢复正常,一般不超过 1 个月。

4. 疾病严重损害社会功能,生活不能自理,难以接触,或对社会造成威胁。

5. 预后一般良好。少数病例可有复发倾向。

【诊断要点】

详细了解病史及有关发病诱因;做认真细致的精神检查。掌握其临床表现特点;做必要的实验室检查,以排除器质性疾病或物质滥用和中毒等引发的精神障碍。

1. 临床特点以妄想、幻觉、行为紊乱等精神病性症状为主,伴有多种情绪障碍,一般无显著意识障碍,可有迷惘。

2. 起病急骤,病程短暂,预后一般良好。

3. 需与中毒和器质性精神障碍相鉴别;病史和实验室检查阳性所见可作为鉴别依据。

4. 本病不能以有精神病性特征的心境障碍、分裂情感性障碍或精神分裂症做更好解释,也不是某种滥用物质、药物或躯体疾病的直接生理效应所致。

【鉴别诊断】

1. 躯体疾病所致精神病性障碍　短暂性精神病性障碍需要与躯体疾病所致精神病性障碍尤其是谵妄状态鉴别,病史、体格检查和实验室检查有助于这两者的鉴别。

2. 物质所致精神病性障碍　服药史、体格检查和实验室检查尤其是血和尿的药物检测可将这两种疾病区分开来。

【分型】

1.急性妄想发作

(1)具有上述临床特点;以妄想为临床主要表现。

(2)发病前可能有或没有明显的诱因。

(3)存在明确的、多变的、不系统的妄想。

(4)伴有狂喜、焦虑或易激惹的情绪紊乱或行为紊乱。

(5)没有显著的意识障碍。

(6)如病程超过3个月以上,应考虑偏执型精神病的诊断。

2.分裂样精神障碍

(1)具有急性短暂性精神病的特点。

(2)发病前可能有或没有明显的诱因。

(3)具有精神分裂症特征性症状,即临床表现符合精神分裂症的症状学诊断标准。

(4)病程不超过1个月。

【治疗方案及原则】

1.住院治疗　病情严重者宜精神科住院治疗。

2.药物治疗

(1)抗精神病药物可选用第一代或第二代抗精神病药物如氯丙嗪、奋乃静、氟哌啶醇或利培酮、奥氮平、喹硫平等。剂量参照精神分裂症治疗方案。如治疗中出现锥体外系反应可合并应用盐酸苯海索等药物治疗。以低剂量为宜,在严密观察下加到有效日量。必要时可注射氯丙嗪或氟哌啶醇,或注射苯二氮䓬类药物,剂量及疗程视病情控制及患者对药物的耐受性而定。

(2)可合并口服苯二氮䓬类药物以改善睡眠。

(3)症状消失3~6个月后可酌情减少药量直至停药。

3.心理治疗　以支持性心理治疗为主。

第二节　急性应激障碍

急性应激障碍(acute stress disorders)又称为急性应激反应(acute stress reaction),是指以急剧、严重的精神刺激作为直接原因,患者在受刺激后立即(通常在数分钟或数小时内)发病,表现有强烈恐惧体验的精神运动性兴奋,行为有一定的盲目性或为精神运动性抑制,甚至木僵。如果应激源被消除,症状往往历时短暂,一般在几天至 1 周内完全恢复,预后良好,缓解完全。

急性应激障碍出现与否及严重程度不仅与应激事件有关,而且与个体的人格特点、对应激源的认知和态度、应对方式及当时躯体健康状态等密切相关。有关急性应激障碍的流行病学研究很少。仅有个别调查发现,严重交通事故后的发生率为 13%~14%;暴力伤害后的发生率大约为 19%;集体性大屠杀后的幸存者中发生率为 33%。

【临床表现】

急性应激障碍患者可以出现变化多端、形式丰富的症状,大多数患者初期为"茫然阶段"或"麻木",并伴有一定程度的意识范围狭窄、意识清晰度下降、时间空间定向困难、不能理会外界的刺激等,偶尔会有片言碎语,但是言语凌乱不连贯,令人难以理解;有些患者出现精神运动性抑制,包括对周围环境的退缩,目光呆滞,表情茫然,呆若木鸡、情感迟钝、少语少动,甚至可达亚木僵或木僵状态,呼之不应,对外界刺激毫无反应,事后不能回忆应激性事件,这是常见的临床相。有些患者会出现精神运动性兴奋,表现为激越,喊叫,过度乱动或情感爆发,甚至出现冲动伤人及毁物行为,内容常涉及心因与个人经历,并伴有自主神经功能紊乱症状,如心动过速、震颤、出汗、面色潮红等。这些症状往往在 24~48 h 后开始减轻,一般不超过 1 周。如果症状存在时间超过 4 周,应该考虑诊断为"创伤后应激障碍"。

急性应激障碍症状概括如下。

(1)起病迅速,常常紧接在突然发生的、强烈的、具有严重创伤体验的应激性事件后。如自然灾害、战争、事故、失火、被强奸、受到人格侮辱等。

(2)强烈的情绪反应,如号啕大哭、狂笑等,也可以出现惊恐发作、出汗、心悸、呼吸困难、颤抖等自主神经症状。

(3)意识范围狭窄,注意力不能集中,否认所发生的事件,回避交谈和回忆应激事件。

(4)精神运动性抑制,表现为发呆、缄默、木僵等。

(5)行为异常,可有冲动性行为、自伤、过度饮酒、奔跑等。

(6)急性应激性精神病,即急性反应性精神病。以妄想和严重情感障碍为主,症状内容与应激源直接密切相关,较易被人理解。

【诊断要点】

1.以异乎寻常的精神刺激为原因,并至少有下列症状中的 1 项。

(1)有强烈恐惧体验的精神运动性兴奋,行为有一定的盲目性。

(2)有情感迟钝的精神运动性抑制如反应性木僵,可有轻度意识障碍。

（3）急性应激性精神病。

2.社会功能严重受损。

3.受刺激后若干分钟至若干小时发病,病程短暂,一般持续数小时至1周,通常在1个月内缓解。

4.排除癔症、器质性精神障碍、非成瘾物质所致精神障碍、精神分裂症及抑郁症。

诊断急性应激障碍必须符合以下几点。

（1）患者接触过创伤性事件,并有下述两项:①患者经历、目睹或面临与急性死亡、死亡威胁、严重损伤或者自己或他人躯体完整性受威胁的事件;②出现强烈恐惧、无助感和恐怖反应。

（2）患者在经历创伤事件时或其后至少有下述症状中的3项:①主观感到麻木、分离或无情感反应;②对环境的觉察降低（如恍惚）;③现实解体;④人格解体;⑤分离性遗忘（不能回忆创伤事件的重要画面）。

（3）至少以下述方式之一持续体验到创伤事件:反复想象、思考、梦见创伤事件,出现创伤事件的错觉或回闪发作,或感到又再一次经历创伤事件,或者在接触创伤事件的提示物时感到痛苦。

（4）明显回避引起回忆创伤的刺激（如思想、情感、交谈、活动、地点、人物）。

（5）有明显的焦虑或警觉性增高症状（如难与人交流、易激惹、难以集中注意力、警觉性过高、惊骇反应增强、运动性不安）。

（6）本病引起明显的痛苦或损害社交、职业或其他重要功能,或者损害患者进行某些必须工作的能力,可通过告诉家人创伤性经历获得必要帮助或动员个人资源。

（7）本病发生于创伤事件后4周内,至少持续2 d,最长4周。

（8）本病不是由某种物质（如滥用毒品、药物）或某种躯体疾病的生理效应所致,也不能以短暂精神病性障碍更好解释。

本病大多起病急,迅速发展,很快达到高峰。一般在几天或1~2周内消退。当症状持续超过1个月,如符合创伤后应激障碍诊断标准,应更改诊断为创伤后应激障碍。

【鉴别诊断】

1.分离性障碍 分离性障碍首次发病往往有明显的应激因素,尤其在初发病时,以表现为朦胧状态、假性痴呆等症状,很难与急性应激障碍区别。但是从分离性障碍患者的性格特点,症状丰富多变,在轻微不愉快的生活事件作用下反复发作,且发作具有明显的表演性、夸张性、做作性、暗示性、躯体转换性症状多见等方面可予以鉴别。

2. 急性脑器质性综合征　由于感染、中毒、脑血管疾病等引起的谵妄状态可以表现为意识障碍、定向力障碍、精神运动性兴奋或抑制等状态,需与急性应激障碍相区别。急性脑器质性综合征有一定的器质性基础,意识障碍往往具有昼轻夜重的波动性特点,且常常伴有丰富生动的幻觉,以幻视多见。另外体格检查的阳性体征和实验室检查的异常结果也可以相鉴别。

3. 创伤后应激障碍　两者的病因和表现十分类似。但急性应激障碍发病于创伤事件后 4 周内,持续时间为 1 个月;如长于 1 个月则应诊断为创伤后应激障碍。

4. 短暂精神病性障碍　本病患者也可出现分离样症状,但患者有其他精神病性症状如幻觉、妄想和言语紊乱,因此,也不难鉴别。

5. 适应障碍　适应障碍的应激源多不是威胁生命的,症状也不是以分离症状为主,因此,可以做出区别。

6. 物质所致精神障碍　滥用毒品或药物中毒引起的精神障碍可具有分离特点,因此需要进行鉴别根据病史(用药史)、体格检查及实验室检查(尤其是血和尿药物分析结果),不难鉴别。

【治疗原则】

治疗原则为心理治疗与药物治疗并重。

1. 心理治疗　治疗干预的基本原则是及时、就近、简洁、紧扣重点。

由于本病由强烈的应激性生活事件引起,心理行为疗法具有重要的意义。让患者尽快摆脱创伤环境、避免进一步的刺激是首要的;在患者能够接触的情况下,建立良好的医患关系,与患者沟通交谈,对患者进行解释性心理治疗和支持性心理治疗可能会取得很好的效果;要帮助患者建立自我的、有效的心理应激应对方式,发挥个人的缓冲作用,避免过大的伤害;不要避免和患者讨论应激性事件,而应该让患者详细地回忆事件的经过,患者的所见所闻和所作所为。这样的讨论将有助于减少有些患者可能存在的对自身感受的消极评价。要告诉患者,在大多数情况下,人们面临紧急意外时,不大可能做得更令人满意。

2. 药物治疗　药物主要是对症治疗的,在急性期也是需要采取的主要措施之一。对表现为激越性兴奋或急性精神病性症状的患者,应当给予适当的抗精神病药物。若患者有抑郁或焦虑症状,可给予合适的抗抑郁药物或抗焦虑药物。药物剂量以中、小量为宜,疗程不宜过长。适当的药物可以使患者症状较快地获得缓解,便于心理治疗的开展和取得效果。

（1）有精神症状者可以适量使用镇静剂,如安定类药物。对精神病性症状严重,安定类药物不能控制时可以选用抗精神病药如氯丙嗪、氟哌啶醇等。有情绪症状者可以使用抗焦虑药和抗抑郁药。

（2）心理治疗主要以心理支持、安慰、疏导为主,帮助患者度过急性应激的适应期。

第三节　抑郁障碍

心境障碍中有双相障碍、抑郁障碍、持续性心境障碍等分类。

抑郁障碍常称为抑郁症,是一类以心境低落为主要临床表现的心境障碍。抑郁障碍在综合医院十分常见。不少患者虽终生为这类疾病所苦,但从未想到是病,也从未去医院求得帮助;不少去医院就诊的患者也未得到适当的治疗。这类疾病常表现为躯体症状,患者认为是躯体疾病而到内外科求治,医生也听信患者的叙述而进行相关检查。虽然未找到客观证据,仍怀疑为某种躯体疾病,并予以相应的治疗,因而常久治不愈。

抑郁症以持久而明显的心境低落为主,可以从闷闷不乐到悲痛欲绝,甚至发生木僵。严重者可出现幻觉、妄想等精神病性症状。有些病例的焦虑与运动性激越很显著。若出现躁狂发作,应诊断为双相障碍。

抑郁症有反复发作的特点,发病常与应激事件有关,急性发作者大多数可明显或完全缓解。预后一般较好,但部分可有残留症状或转为慢性。本病女性患者多于男性,约为2:1。

一、抑郁症

【临床表现】

临床上是以心境低落、思维迟缓、认知功能损害、意志活动减退和躯体症状为主。

1.心境（情绪）低落、兴趣缺乏　主要表现为显著而持久的情感低落,抑郁悲观。患者终日忧心忡忡,抑郁寡欢、愁眉苦脸、长吁短叹。凡事缺乏兴趣,患者对以前喜爱的各种活动兴趣显著减退甚至丧失。任何事都提不起劲。感到闷闷不乐,无愉快感,丧失了体验快乐的能力,不能从平日从事的活动中获得乐趣。部分患者也能参与一些看书、看电视等活动,但其目的主要是为了消磨时间或希望能从悲观失望中解脱,毫无快乐可言。

感到"心里有压抑感""高兴不起来";程度重的可痛不欲生、悲观绝望,有度日如年、生不如死之感,患者常诉说"活着没有意思""心里难受"等。部分患者可伴有焦虑、激越症状,特别是更年期和老年抑郁症患者更明显。典型病例抑郁心境具有晨重夜轻节律改变的特点,即情绪落在早晨较为严重,而傍晚时可有所减轻,如出现则有助于诊断。

在心境低落的影响下,患者自我评价低,自感一切都不如人,并将所有的过错归咎于自己,常产生无用感、无希望感、无助感和无价值感。感到自己无能力无作为,觉得自己连累了家庭和社会;回想过去,一事无成;想到将来,感到前途渺茫,预见自己的工作要失败,财政要崩溃,家庭要出现不幸,自己的健康必然会恶化。悲观失望的基础上,常产生孤立无援的感觉,重度抑郁患者看不到自己或者别的任何人帮助自己,这种思维方式被称为无助-无望综合征(helplessness-hopelessness syndrome)。出现自责自罪,严重时可出现罪恶妄想;亦可在躯体不适的基础上产生疑病观念,怀疑自己身患癌症等;还可能出现有关系、疑病、被害妄想等。部分患者亦可出现幻觉,以幻听较常见。

2. 思维迟缓　患者思维联想速度缓慢,反应迟钝,思路闭塞,他们容易犹豫不决,常常说自己注意力难集中、记忆力下降等。自觉"脑子好像是生了锈的机器"。严重的显得说话缓慢低沉,回答问题前有很长时间的停顿。应答及交流困难。

3. 意志活动减退　患者意志活动呈显著持久的抑制。临床表现为行为缓慢,生活被动、疏懒,不想做事,不愿和周围人接触交往,常独坐一旁,或整日卧床,不愿外出,常闭门独居、疏远亲友、回避社交。严重者可表现为木僵或亚木僵状态。

4. 自杀观念和行为　会不断出现关于死亡和自杀的念头,患者感到生活中的一切,甚至生活本身都没意义,以为死是最好的归宿。可有自杀计划和行动,反复寻求自杀。自杀行为是严重抑郁的一个标志,抑郁发作中至少有25%的人有自杀企图或自杀行为。有的患者会出现"扩大性自杀",认为其活着的亲人也会非常痛苦,最终患者在杀害亲人后再自杀。

5. 认知功能损害　研究认为抑郁症患者存在认知功能损害。主要表现为近事记忆力下降,注意力障碍(反应时间延长),警觉性增高,抽象思维能力差,学习困难,语言流畅性差,空间知觉、眼手协调及思维灵活性等能力减退。认知功能损害导致患者社会功能障碍,而且影响患者远期预后。

6. 躯体症状　主要有睡眠障碍、食欲减退、性欲减退、体重下降、便秘、躯体疼痛不适、乏力、自主神经功能失调症状。睡眠障碍主要表现为早醒，一般比平时早醒 2~3 h，早醒后不能再入睡；有的表现为入睡困难、睡眠不深；少数患者表现为睡眠过多。躯体不适主诉可涉及各脏器。

一般认为躯体不适的主诉可能与文化背景、受教育程度和经济状况等有关，主诉较多的患者，其社会阶层、受教育程度及经济状况均较低，有的抑郁症患者其抑郁症状为躯体症状所掩盖，而使用抗抑郁药物有效。有人称之为"隐匿性抑郁症"。这类患者长期在综合医院各科就诊，虽大多数无阳性发现，但容易造成误诊。

抑郁发作临床表现较轻者称为轻度抑郁。主要表现心境低落，兴趣和愉快感的丧失，易疲劳，自觉日常工作能力及社交能力有所下降，不会出现幻觉和妄想等精神病性症状。但临床症状较环性心境障碍和恶劣心境为重。老年患者除有抑郁心境外，多有突出的焦虑、烦躁情绪，有时也可表现为易激惹和敌意。精神运动性抑制和躯体不适主诉较年轻患者更为明显。躯体不适主诉以消化道症状较为常见，如食欲减退、腹胀、便秘等。常常纠缠于某一躯体主诉，并容易产生疑病观念，进而发展为疑病、虚无和罪恶妄想。病程较冗长，易发展成为慢性。儿童抑郁症较少见，发病除遗传易患因素外，儿童心理上的"丧失"，如丧失亲人、与父母分离、母爱丧失及家庭欢乐的丧失等，对发病具有重要影响。临床主要表现为心境抑郁、兴趣减少；自我评价低，认为自己是坏孩子，有自责、自罪及无价值感；精神运动性抑制，言语和动作减少，反应迟钝；不愿意和小朋友玩，较孤独；乏力、食欲减退和睡眠障碍等。

抑郁症状概括如下。

1. 主要症状

(1)心境低落：主要表现为显著而持久的心境低落，抑郁悲观，无愉快感。自我评价低，常产生无用感、无望感、无助感和无价值感。部分病例的抑郁心境具有晨重夕轻的节律特点。

(2)思维缓慢：患者思维联想速度缓慢，反应迟钝，主动言语减少，语速明显减慢，声音低沉，思考问题困难，工作和学习能力下降。

(3)意志活动减退：表现为行动缓慢，生活被动、疏懒，不想做事，不愿和周围人接触交往，常整日独坐或卧床，不愿参加平常喜欢的活动，常闭门独居、疏远亲友、回避社交。严重时可出现抑郁性木僵。

(4)极端思想和行为：严重抑郁症的患者常伴有消极自杀的观念或行

为,消极悲观的思想及自责自罪可萌发绝望的念头,并会促进计划自杀,发展成自杀行为。

2. 伴随的心理症状

(1)焦虑或激越:颇为常见。主要表现为紧张、恐惧、害怕、烦躁不安、易激惹。严重时表现坐立不安、手指抓握、搓手顿足或踱来踱去等。

(2)精神病性症状:主要是幻觉和妄想。内容常为与抑郁心境相协调的罪恶妄想、无价值妄想,或谴责性的幻听等;少数患者有与抑郁心境不和谐的被害妄想、没有情感色彩的幻听,但内容不荒谬。

3. 伴随的躯体症状　很常见,主要有睡眠障碍、食欲减退、体重下降、便秘、性欲减退、阳痿、闭经、身体各部位的疼痛、乏力等。躯体不适主诉可涉及各脏器。自主神经功能失调的症状也较常见。睡眠障碍主要表现为早醒,一般比平时早醒 2 ~ 3 h,醒后不能再入睡,这对抑郁症诊断具有特征性意义。有的表现为入睡困难,睡眠不深;少数患者表现为睡眠过多、食欲增强、体重增加。

4. 其他　抑郁发作时也可出现人格解体、现实解体及强迫症状。

【诊断要点】

主要依据病史和精神检查,必要时应做人格、智能等心理测验、脑 CT 或磁共振、脑电图或脑地形图等检查,以排除器质性精神障碍、精神活性物质和非成瘾物质所致抑郁。

(1)临床上以持久的心境低落为主,思维缓慢、言语和动作减少;病程至少已持续 2 周;伴有社会功能受损,或给本人造成痛苦或不良后果。

(2)部分病例可有生物学特征性症状,如食欲降低、体重下降、性欲减退、早醒,以及心境低落呈晨重夕轻的节律改变。

(3)反复出现想死的念头或有自杀、自伤行为。

(4)可存在某些精神病性症状,但不符合精神分裂症的诊断。若同时符合精神分裂症的症状标准,在精神病性症状缓解后,满足抑郁发作标准至少 2 周。

(5)抑郁症的病程特点大多都具有发作性病程,而在发作间歇期精神状态可恢复病前水平。既往有类似的发作,或家族中有抑郁症遗传史,对诊断均有帮助。

(6)老年抑郁症除有抑郁心境外,多数患者有明显的焦虑烦躁情绪,也可表现为易激惹和敌意。精神运动性迟缓和躯体不适主诉较年轻患者更为明显。

（7）地塞米松抑制试验（dexamethasone suppression test，DST）、促甲状腺素激发试验和睡眠脑电图检查等有时也有助于诊断。

【治疗方案及原则】

1.抗抑郁药物治疗　倡导全程治疗，应保证足量、足疗程，包括急性期治疗、巩固期治疗和维持期治疗三期。急性期治疗 6 ~ 8 周，巩固期治疗 4 ~ 6 个月，维持治疗时间因人而异。第一次发作主张维持治疗 6 ~ 12 个月，第二次发作治疗 3 ~ 5 年，第三次发作，应长期维持治疗。

（1）5-羟色胺再摄取抑制剂（SSRI）：目前在临床应用的有氟西汀、帕罗西汀、舍曲林、氟伏沙明、西酞普兰、艾司西酞普兰。适用于不同严重程度的抑郁症、非典型抑郁、三环类抗抑郁药（TCA）无效或不能耐受 TCA 不良反应的老年人或伴躯体疾病的抑郁患者。有效治疗剂量氟西汀 20 ~ 60 mg/d、帕罗西汀 20 ~ 60 mg/d、舍曲林 50 ~ 200 mg/d、氟伏沙明 100 ~ 250 mg/d、西酞普兰 20 ~ 60 mg/d、艾司西酞普兰 10 ~ 20 mg/d。个别患者的剂量可更高些。由于 SSRI 的半衰期都较长，一般每日服药 1 次。其抗胆碱能及对心血管等脏器的不良反应均显著少于 TCA。常见的不良反应有恶心、厌食、腹泻、头痛、失眠、皮疹和性功能障碍。禁忌证为对药物过敏者。有严重肝、肾疾病者及孕妇慎用。不能与 MAOI 合用。

（2）去甲肾上腺素（NE）和 5-HT 双重摄取抑制剂（SNRI）：有明显的抗抑郁及抗焦虑作用。对难治性病例亦有效。主要有文拉法辛和度洛西汀。文拉法辛有效治疗剂量为 75 ~ 300 mg/d，一般为 150 ~ 200 mg/d，速释剂分 2 ~ 3 次服，缓释剂为胶囊，每日服 1 次。常见不良反应有恶心、口干、出汗、乏力、焦虑、震颤、阳痿和射精障碍。大剂量时部分患者血压可能轻度升高。度洛西汀有效剂量为 30 ~ 60 mg/d，1 次/d 或 2 次/d，常见恶心、口干、乏力等。无特殊禁忌证，但青光眼、严重肝肾疾病、高血压、癫痫患者应慎用。不能与 MAOI 联用。

（3）NE 和特异性 5-HT 抗抑郁药（NaSSA）：米氮平是代表药，有良好的抗抑郁、抗焦虑及改善睡眠作用，口服吸收快，起效快，抗胆碱能作用小，有镇静作用，对性功能几乎没有影响。起始剂量为 15 ~ 30 mg/d，必要时可增至 45 mg/d，晚上顿服。常见不良反应为镇静、思睡、头晕、疲乏、食欲和体重增加。

（4）TCA：主要有米帕明（丙米嗪）、阿米替林、氯米帕明（氯丙米嗪）、多塞平和四环类马普替林等。临床用药应从小剂量开始，逐渐增加。常用剂量为 50 ~ 250 mg/d，分 2 次服用，也可以睡前一次服用。TCA 疗效确定但不良反应较多，尤其是过度镇静、抗胆碱能作用和心血管反应。常见的有口干、便秘、视物模糊、排尿困难、心动过速、直立性低血压和心律改变等。过量易引起中毒,甚至导致死亡。禁忌证有闭角型青光眼、急性心肌梗死、前列腺肥大、心律失常。严重心、肝、肾病患者,低血压患者及孕妇慎用。年老体弱患者用药剂量要减小。

(5)其他抗抑郁药物:主要有吗氯贝胺、曲唑酮和噻奈普汀等。吗氯贝胺适用于非典型抑郁症,有效治疗剂量为300～600 mg/d,主要不良反应有恶心、口干、便秘、视物模糊及震颤等,对食谱及联合用药有一定限制。曲唑酮适用于伴焦虑、激越、失眠的抑郁症患者,以及有性功能障碍的抑郁症患者。宜逐渐增量,常用剂量150～300 mg/d,分2～3次服用。常见不良反应有头痛、镇静、直立性低血压、口干、恶心、呕吐、乏力、阴茎异常勃起等。噻奈普汀对老年抑郁症具有较好的疗效,能改善抑郁症伴发的焦虑症状。常用剂量为37.5 mg/d,分3次服用。肾功能损害者及老年人应适当减少剂量,建议服用25 mg/d。常见的不良反应有口干、便秘、失眠、多梦、头晕、体重增加、易激惹、紧张等。

2. 电抽搐治疗　对于有严重消极自杀自伤言行或拒食、紧张性木僵的患者,电抽搐治疗(electroconvulsive therapy,ECT)应是首选的治疗;对使用抗抑郁药治疗无效的抑郁症患者也可采用电抽搐治疗。ECT见效快,疗效好。6～10次为一疗程。电抽搐治疗后仍需用药物维持治疗。改良电抽搐治疗(modified electroconvulsive therapy,MECT)适用范围较广,除可用于有严重消极自杀及紧张性木僵等患者外,还可用于患有躯体疾病又不能用抗抑郁药的患者。

3. 心理治疗　对有明显心理社会因素的抑郁症患者效果较好,但需在药物治疗的同时常需合并心理治疗。通过支持性心理治疗、认知疗法、行为疗法、人际心理治疗、婚姻及家庭治疗等心理治疗技术的运用,可减轻和缓解患者的抑郁症状;提高正在接受抗抑郁药治疗患者对服药的依从性;改善患者人际交往能力和心理适应功能,提高患者家庭和婚姻生活的满意度;纠正其不良人格,提高解决问题的能力和应对处理应激的能力,最大限度地使患者达到心理社会功能和职业功能的康复;并可协同抗抑郁药维持治疗,节省患者的医疗费用,促进康复,预防复发。心理治疗和社会支持系统对预防抑郁症的复发有非常重要的作用。

二、恶劣心境

恶劣心境(dysthymia)指一种以持久的心境低落为主的轻度抑郁,而从不出现躁狂。常伴有焦虑、躯体不适感和睡眠障碍,患者有求治要求,它通常始于成年早期,持续数年有时终生。

【临床表现】

恶劣心境障碍的发病多在儿童期、青春期或成年初期。发作潜隐。女性多见,女性为男性的 2~3 倍。情绪低沉是患者常见的体验。患者经常感到心情压抑、郁闷或沮丧,或十分难受而又无法排遣。儿童和青少年患者可表现易激惹和脾气坏,或者自信低和社交技巧差。不少患者感到思维迟钝、注意难以集中或很多事情犹豫不决。工作效率降低,需要努力才能完成自己的任务。感到前途暗淡,失去方向或失去信心,或者感到活着没有意思甚至萌生自杀的意念。自卑、自责、有内疚感,或者容易回忆或反思过去。对日常活动缺乏兴趣,对各种娱乐活动体验不到乐趣,回避亲友团聚或热闹场合。患者自己可能注意到自己的兴趣索然和对自己的不满意,而且也常常把自己看成是没有兴趣和没有能力的人。这些症状已经成为患者日常生活的一部分,体验到自己是"从来如此"、因此很少向人诉述。很多恶劣心境障碍患者在发病过程中出现重性抑郁发作,此为"双重抑郁"。不少患者同时有人格障碍,如边缘型、表演型、自恋型、回避型和依赖型人格障碍。

恶劣心境主要表现为持续存在的心境低落。常持续 2 年以上,其间无长时间的完全缓解,如有缓解,一般不超过 2 个月。此类抑郁发作与生活事件和性格都有较大关系,以往称为"神经症性抑郁"。

恶劣心境患者兴趣并不完全丧失,原来十分感兴趣的事仍可勉强去做;对前途感到悲观,抑郁程度加重时也会有轻生的念头,但经劝说鼓励,仍会有好转,一般不会有绝望感;虽有乏力或精神不振,但不会出现严重的思维和行为抑制。

焦虑是常伴随的症状,也可有强迫症状出现。

躯体症状也较常见。睡眠障碍以入睡困难、噩梦、睡眠较浅为特点,常伴有头痛、背痛、四肢痛等慢性疼痛症状,尚有自主神经功能失调症状,如胃部不适、腹泻或便秘等。但无明显早醒、昼夜节律改变及体重减轻等生物学方面改变的症状。

【诊断要点】

(1)持续存在心境低落,但不符合抑郁症的症状标准,且从无躁狂症状。病程至少持续 2 年。在这 2 年中,很少有持续 2 个月的心境正常间歇期;其社会功能受损较轻,自知力完整或较完整。

(2)心境变化并非躯体病(如甲状腺功能亢进或减退)或精神活性物质导致的直接后果,也非精神分裂症及其他精神病性障碍的附加症状。

（3）恶劣心境不包括抑郁症在抑郁发作前，以程度很轻的抑郁症状为主的漫长前驱期或发作后残留期。

（4）抑郁症与恶劣心境两者之间的主要鉴别点：国内外随访研究表明两者之间无本质的区别，同一患者在不同的发作中可一次表现为典型的抑郁发作，而另一次可为恶劣心境，只是症状的严重程度不同或病期的差异。但有人认为两者之间仍有区别，主要鉴别点：①前者以内因为主，家族遗传史较明显，地塞米松抑制试验（DST），T_3 和 T_4 有改变；后者发病以心因为主，家族遗传史不明显，DST、T_3、T_4 改变不明显。②前者临床上精神运动性迟缓症状明显，有明显的生物学特征性症状，如食欲减退、体重下降、性欲降低、早醒及晨重夕轻的节律改变；后者均不明显。③前者可伴有精神病性症状，后者无。④前者多为自限性病程，后者病期冗长，至少持续 2 年，很少有间歇期。⑤前者病前可为循环性格或不一定，后者为多愁善感，郁郁寡欢，较内向。

恶劣心境障碍的症状不但与抑郁发作的症状类似，而且还与它有密切的联系。恶劣心境障碍可重叠重性抑郁发作。如果在本病开始 2 年内的某一段时间抑郁症状符合抑郁发作，则应诊断为抑郁发作。如果在诊断恶劣心境障碍已满 2 年后出现抑郁发作，则诊断为叠加恶劣心境障碍的抑郁发作，即所谓"双重抑郁发作"。如果本病患者以前有过躁狂、轻躁狂或混合发作，则不诊断为恶劣心境障碍。在慢性精神病性障碍如精神分裂症或偏执性精神障碍的病程中出现的抑郁症状，即使符合恶劣心境障碍，也不诊断为恶劣心境障碍。由物质如成瘾物质、抗高血压药或者由躯体疾病如甲状腺功能低下、阿尔茨海默病等引起者，也不能诊断为恶劣心境障碍。

【治疗方案及原则】

SSRI 类、SNRI 类的文拉法辛及 NaSSA 中的米氮平对恶劣心境有效，剂量和用法与抑郁症的治疗相同。三环类及杂环类抗抑郁药对恶劣心境疗效较差。由于病程超过 2 年，为避免复发，维持治疗时间应更长，通常主张 3～5 年。

恶劣心境患者常有明显的心理社会因素，且疾病的波动亦与心理社会因素有关，在抗抑郁药治疗的同时常合并心理治疗。支持性心理治疗、认知疗法、行为疗法、人际心理治疗、婚姻及家庭治疗，均能缓解抑郁症状，改善患者人际交往能力及社会适应能力，纠正其不良人格，提高解决问题的能力和应对能力，促进康复，预防复发。

第四节　焦虑障碍

焦虑症(anxiety neurosis)是一种以焦虑情绪为主的神经症。以广泛和持续性焦虑或反复发作的惊恐不安为主要特征,常伴有自主神经紊乱、肌肉紧张与运动性不安,临床分为广泛性焦虑障碍(generalized anxiety disorder, GAD)与惊恐障碍(panic disorder)两种主要形式。焦虑症的预后在很大程度上与个体素质有关,如处理得当,大多数患者能在半年内好转。反之预后不佳。也有人认为,有晕厥、激越、现实解体、癔症样表现及自杀观念者,常提示预后不佳。

焦虑和惊恐在呈现方式上有着显著的差别。焦虑是一种可怕的、令人痛苦的担忧感,它的对象是模糊的、未被认识的威胁和困难。没有明确和直接的威胁。最初可表现为"低窒息"的恐惧反应,随后又变为担忧,对为威胁信号的注意及长期的易怒感。惊恐发作则是一种强烈的"完全窒息"反应,患者会感到情况紧急,以至于会做出一些孤注一掷的决定。这两种状态有可能会同时在一个人身上出现。一种状态的出现会增加另一种状态出现的可能。

一、广泛性焦虑障碍

广泛性焦虑障碍(general anxiety disorder,GAD)的基本特征为泛化且持续的焦虑不局限于特定的外部环境。症状高度变异,但以下主诉常见:总感到神经紧张、发抖、肌肉紧张、出汗、头重脚轻、心悸、头晕、上腹不适。患者常诉及自己或亲人很快会有疾病或灾祸临头。这一障碍在女性更为多见,并常与应激有关。病程不定,但趋于波动并成为慢性。

【临床表现】

广泛性焦虑障碍是焦虑谱系障碍中常见的表现形式,常缓慢起病,以经常或持续存在的焦虑为主要临床相。

1.精神性焦虑　精神上的过度担心是焦虑症状的核心。表现为对未来可能发生难以预料的某种危险或不幸事件经常担心。有的患者不能明确意识到他担心的对象或内容,而只是一种提心吊胆、惶恐不安的强烈的内心体验,称为自由浮动性焦虑(free floating anxiety)。有的患者担心的也许是现实生活中可能会发生的事情,但其担心、焦虑和烦恼的程度与现实很不相称,称为预期焦虑(apprehensive expectation)。警觉性增高可表现为对外界刺激敏感,易于出现惊跳反应;注意力难以集中,易受干扰;难以入睡、睡中易惊醒;情绪易激惹等。

2.躯体性焦虑　表现为运动不安与肌肉紧张。运动不安可表现搓手顿足,不能静坐,不停地来回走动,无目的的小动作增多。肌肉紧张表现为主观上的一组或多组肌肉不舒服的紧张感,严重时有肌肉酸痛,多见于胸部、颈部及肩背部肌肉,紧张性头痛也很常见。

3.自主神经功能紊乱　表现为心动过速、胸闷气短,皮肤潮红或苍白,口干、便秘或腹泻,出汗,尿意频繁等症状。有的患者可出现早泄、阳痿、月经紊乱等症状。

4.其他症状　广泛性焦虑障碍患者常合并疲劳、抑郁、强迫、恐惧、惊恐不安,人格解体等症状,但这些症状常不是疾病的主要临床相。此外,GAD是一种高度共病的疾病,最常见的为抑郁症,其次为人格障碍(如强迫表演、回避型)和其他焦虑障碍(如惊恐障碍、社交焦虑障碍、强迫障碍)。由于广泛性焦虑障碍共病率高,症状不断演化,故诊断的稳定性不高。其慢性化常与共病有关。

焦虑障碍症状概括如下。

(1)精神症状:患者经常感到无明显原因、无明确对象和固定内容的焦虑、烦躁和紧张不安。唤醒水平高,经常呈高度警觉状态,提心吊胆,如过分担心和关心周围的事物,容易激惹,伴有睡眠障碍。

(2)自主神经症状:出汗、口干、面色潮红或苍白、头晕、胸闷、心悸、呼吸困难、尿频、尿急等。

(3)运动性不安症状:肌肉紧张、颤抖、坐立不安,常伴头颈、腰背部位的肌肉酸痛及四肢无力感。

【诊断要点】

(1)符合神经症的共同特点。

(2)以持续的原发性焦虑症状为主,并符合下列2项:①经常或持续的无明确对象和固定内容的恐惧或提心吊胆。②伴自主神经症状或运动性不安。

(3)患者社会功能受损,因难以忍受又无法解脱而感到痛苦。

(4)上述临床症状至少已6个月。

(5)排除躯体疾病、兴奋药物过量、催眠镇静药或抗焦虑药的戒断反应、其他精神障碍伴发的焦虑。

【治疗方案及原则】

1. 药物治疗

(1)苯二氮䓬类药物为最常用的抗焦虑药,按个体敏感性及睡眠情况选用。因该类药物具有成瘾性,增加剂量和减少剂量时应逐渐减量,防止症状反跳。阿普唑仑、劳拉西泮首选。阿普唑仑 0.4~0.8 mg,可 2~3 次/d。

(2)其他抗焦虑药如丁螺环酮、普萘洛尔、黛力新等。

(3)三环类、四环类,SSRI、SNRI 等新一代抗抑郁药都可用于本病治疗,对焦虑和抑郁症状均有效,并有逐渐取代苯二氮䓬类药物成为首选药的趋势。

2. 心理治疗 常用的心理治疗有支持性心理治疗、行为疗法、认知疗法、催眠治疗等。

(1)健康教育内容应包括让患者明白疾病的性质,消除某些顾虑。同时要了解患者自身对疾病的理解,及时洞悉患者的某些不良认知。指导患者采取一些简单实用的应付焦虑的方法,改变某些不良的生活方式等。

(2)认知疗法。焦虑症患者容易出现两类逻辑错误:其一是过高地估计负性事件出现的可能性,尤其是与自己有关的事件;其二是过分戏剧化或灾难化地想象事件的结果。焦虑症患者对事物的一些歪曲的认知,是造成疾病迁延不愈的原因之一。对患者进行全面的评估后,治疗者就要帮助患者改变不良认知或进行认知重建。

(3)行为疗法。焦虑症患者往往有焦虑引起的肌肉紧张、自主神经功能紊乱引起的心血管系统与消化系统症状。放松疗法不论是对广泛性焦虑症或急性焦虑发作均是有益的。当个体全身松弛时,生理警醒水平全面降低,心率、呼吸、脉搏、血压、肌电、皮电等生理指标出现与焦虑状态逆向的变化。许多研究证实,松弛不仅有如此生理效果,亦有相应的心理效果。生物反馈疗法、音乐疗法、瑜伽、静气功的原理都与之接近,疗效也相仿。所以,运用呼吸训练、放松训练、分散注意技术等行为疗法方法常常有效。

二、惊恐发作障碍

惊恐发作,即急性焦虑发作,为突然发作的强烈恐惧或害怕的独立发作期,常伴有大难临头感。惊恐发作十分突然,迅速达到高峰(常在 10 min 内)。患者突然感到危险或威胁即将来临或死亡迫在眉睫,并产生立即逃离的冲动,同时出现各种躯体症状和认知症状,如心悸、出汗、震颤或摇晃、呼吸困难或窒息感、堵塞感、胸痛或不适、恶心或胃不适,头昏或感到头重脚轻、现实解体、人格解体、害怕失去控制或会发疯、濒死感、感觉异常,以及寒战或发热。

惊恐发作时的焦虑不同于广泛性焦虑,具有发作性、发作严重,以及发作间隙无症状等特点。

【临床表现】

惊恐障碍发作的特点是患者在无特殊的恐惧性处境时,突然感到一种突如其来的惊恐体验,伴濒死感或失控感,有严重的自主神经功能紊乱症状。患者好像觉得死亡将至、大难临头,或冲动、惊叫、呼救,伴胸闷、心动过速、心律不齐、呼吸困难或过度换气、头痛、头昏、眩晕、四肢麻木和感觉异常、出汗、肉跳、全身发抖或全身无力等自主神经症。惊恐发作通常起病急骤,终止迅速,一般历时 5~20 min,很少超过 1 h,但不久可突然再发。发作期间始终意识清晰,警觉度高,发作后心有余悸,担心再发,不过此时焦虑的体验不再突出,而代之以虚弱无力,需数小时、数天才能恢复。

惊恐障碍症状概括如下。

(1)以突然的、快速发生的严重焦虑为特征,表现为惊慌、恐惧、紧张不安、濒死感、窒息感、失去自我控制感、不真实感或大祸临头感。害怕即将发生的急诊情况。

(2)自主神经症状:心悸、呼吸困难、胸痛、胸闷、胸部不适、胸前压迫感、喉部阻塞感、脸涨红、出汗、颤抖或晃动、发冷发热感、头昏或眩晕、失去平衡感、手脚发麻或肢体异常感和恶心等。

(3)常伴有易激惹、注意力集中困难和对声音、光过敏。发作时意识清晰,事后能回忆。

(4)每次发作一般不超过 2 h,发作间歇期除担心再次发作外无明显症状。

【诊断要点】

(1)符合神经症的共同特点。

(2)惊恐发作须符合以下 4 项。①发作无明显诱因、无相关的特定情境,发作不可预测。②在发作间歇期除害怕再发作外,无明显症状。③发作时表现强烈的恐惧、焦虑,及明显的自主神经症状;并常有人格解体、现实解体、濒死恐惧或失控感等痛苦体验。④发作突然开始,迅速达到高峰。发作时意识清晰,事后能回忆。

(3)患者因难以忍受又无法解脱而感到痛苦。

(4)1 个月内至少有过 3 次惊恐发作,或者首次发作后因害怕再次发作而产生的焦虑持续 1 个月。

（5）排除其他精神障碍和躯体疾病，如二尖瓣脱垂、低血糖症、嗜铬细胞瘤、甲状腺功能亢进时继发的惊恐发作。

【分型】

惊恐发作可分为 3 种类型。

1.非预期性或非暗示性惊恐发作　这类惊恐发作与场景无关，为完全出其不意的自发性发作。此类惊恐发作为惊恐障碍主要特征。

2.场景决定性或暗示性惊恐发作　在接触或想象某种场景（如看见或想象蛇或狗）时，由于暗示或扳机作用、几乎不可避免地立即发生惊恐发作。此类惊恐发作见于恐怖障碍，如社交恐怖症（社交焦虑障碍）、特殊恐怖症。

3.场景倾向性惊恐发作　在接触某种场景时更可能发生惊恐发作，不一定与暗示有关，也不一定在接触后立即发作。例如，在驾驶汽车时更可能发作，但又有多次驾驶汽车不发作或在驾驶汽车后多次发作。此类惊恐发作也见于社交恐怖症和特殊恐怖症。

在这 3 种发作中以非预期性惊恐发作的恐惧最强烈，患者感到马上就会死亡、失去控制、发作心脏病或脑卒中或"发疯"，而且不管在何处发作，都想立即逃开。随着发作次数的增多，其恐惧的强烈程度可以减轻。

惊恐发作是一种疾病综合征，可见于多种疾病，而惊恐障碍才作为一种独立疾病诊断单元，所以做出诊断时需做出鉴别。

【鉴别诊断】

（1）首先需要排除躯体疾病导致的惊恐发作，如心脏疾病、甲状腺功能亢进、癫痫、短暂性脑缺血发作、嗜铬细胞瘤或低血糖等。对于怀疑心脏疾病发作的患者，脑电图和心肌酶学的检查是必需的。

（2）惊恐发作可能出现在其他恐惧症中，如广场恐惧、社交焦虑障碍和特定的恐惧，此时不做出惊恐障碍的诊断，只有不可预测的惊恐发作才做出惊恐障碍的诊断。

（3）惊恐障碍可继发于抑郁障碍，尤其是男性，如果同时符合抑郁障碍的诊断标准，不应把惊恐障碍作为主要诊断。

【治疗方案及原则】

治疗原则为积极治疗，预防惊恐再次发作。常用的方法有药物治疗和心理治疗。

1.药物治疗

（1）抗焦虑药中苯二氮䓬类最常用，治疗本病效果良好。用于惊恐障碍的急性发作和维持治疗。常用的有氯硝西泮 1 ~ 2 mg、阿普唑仑 0.4 ~ 0.8 mg 等,2 ~ 3 次/d。口服或肌内注射。

(2)抗抑郁药有三环类、四环类、SSRI、SNRI,也是治疗惊恐障碍的常用药,尤其 SSRI 类维持治疗安全有效。

(3)β 受体阻滞剂:对上述药物治疗效果不佳时可以酌情使用 β 受体阻滞剂。

2.心理治疗　有认知疗法、支持性心理治疗、行为疗法、催眠治疗等。

(1)支持性心理治疗:耐心向患者说明疾病的性质有助于减轻患者的心理负担,主动配合治疗。

(2)行为疗法:对合并场景恐怖患者,可采用暴露疗法。

第五节　心理因素相关生理障碍

【分类】

心理因素相关生理障碍(physiological disorders related to psychological factors)指一组以心理社会因素为主要原因,以生理障碍为主要临床表现的疾病。随着社会的发展,生活、工作节律的加快,人们的生活方式、行为方式发生着变化,心理因素相关生理障碍越发引起人们的关注。常见的心理因素相关生理障碍包括进食障碍、睡眠障碍以及性功能障碍等。

1.进食障碍　是指在心理因素、社会因素与特定的文化压力等因素交互作用下导致的进食行为异常,包括神经性厌食、神经性贪食和神经性呕吐等。

(1)神经性厌食:是指有意节制饮食,导致体重明显低于正常标准的一种进食障碍。据美国媒体报道女性的终生患病率为 0.5% ~ 1% ,90% 以上的患病者是青少年女性,男性患者少见。发达国家发病率高于其他国家。我国的发病率不详。但是随着生活水平的不断提高,物资供应的不断丰富,以及对"瘦为美"标准的追求,使其发病率有增高的趋势。

(2)神经性贪食:是指具有反复发作的不可抗拒的摄食欲望及多食或暴食行为,进食后又因担心发胖而采用各种方法以减轻体重,使得体重变化并不明显的一种疾病。其发病人群主要是女性,发病年龄多在 18 ~ 20 岁。男性少见。此病可与神经性厌食交替出现,两者可能具有相似的病理心理机制及性别、年龄分布。多数患者是神经性厌食症的延续者,发病年龄较神经性厌食症晚。

（3）神经性呕吐：指一组自发或故意诱发反复呕吐的心理障碍。神经性呕吐不影响下次进食的食欲，常与心情不愉快、心理紧张、内心冲突有关，无器质性病变，可有害怕发胖和减轻体重的想法，但由于总的进食量不减少，所以体重无明显减轻。部分患者具有癔症性人格，表现为以自我中心、好表演、易受暗示等。

2. 睡眠障碍　通常可分为四大类：睡眠的发动与维持困难（失眠）、白天过度睡眠（嗜睡）、24 h睡眠-觉醒周期紊乱（睡眠-觉醒节律障碍）、睡眠中的异常活动和行为（睡行症、夜惊、梦魇）。

（1）失眠症：是指睡眠的始发和维持发生障碍致使睡眠的质和量不能满足个体正常需要的一种状况。失眠的表现有多种形式，包括难以入睡、睡眠不深、易醒、多梦早醒、醒后不易再睡、醒后不适感、疲乏，或白天困倦。失眠可引起患者焦虑、抑郁或恐怖心理，并导致精神活动效率下降，妨碍社会功能。患病率为10%～20%。

（2）嗜睡症：指白天睡眠过多。目前病因不清。

（3）睡眠-觉醒节律障碍：是指睡眠-觉醒节律与常规不符而引起的睡眠紊乱。常人通常以一昼夜的1/3时间用来睡眠，即夜间入睡白天醒来，形成了睡眠-觉醒节律。但个别人其睡眠-觉醒节律的生物钟异常。本病多见于成年人，儿童期或青少年期发病者少见。

（4）睡行症：过去习惯称为梦游症。指一种在睡眠过程尚未清醒时起床在室内或户外行走，或做一些简单活动的睡眠和清醒的混合状态。发作时难以唤醒，刚醒时意识障碍，定向障碍，警觉性下降，反应迟钝。本症在儿童中发病率较高可达1%～15%，成人低于1%，男孩多见，可伴有夜惊症及遗尿症。发生于非快眼动睡眠（non-rapid eye movement，NREM）阶段。目前病因仍不明确。

（5）夜惊：指一种常见于儿童的睡眠障碍，主要为反复出现从睡眠中突然醒来并惊叫，通常发生在睡眠前1/3阶段，在入睡后15～30 min；发生于NREM睡眠时段。

（6）梦魇：指在睡眠中被噩梦突然惊醒，引起恐惧不安、心有余悸的睡眠行为障碍。发病率儿童约为20%，成人为5%～10%。

3. 性功能障碍　是一组与心理社会因素密切相关的性活动过程中的某些阶段发生的性功能障碍。性功能障碍症状的表现必须是持续存在或反复存在的，患者因此不能进行自己所希望的性生活、对日常生活或社会功能造成影响,给患者带来明显痛苦。至于偶尔的、一过性的性功能出现的问题不能诊断为性功能障碍。常见的非器质性性功能障碍的类型有性欲减退、阳痿、阴冷、性乐高潮障碍、早泄、阴道痉挛、性交疼痛等。

(1)性欲减退:指成人持续存在性兴趣和性活动的降低,甚至丧失。表现为性欲望、性爱好及有关的性思考或性幻想缺乏。

(2)阳痿:又称勃起功能障碍或勃起不能。指成年男性在性活动的场合下有性欲,但难以产生或维持满意的性交所需要的阴茎勃起或勃起不充分或历时短暂,以致不能插入阴道完成性交过程,但是在其他情况下如手淫、睡梦中、早晨醒来等时候可以勃起。

(3)阴冷:指成年女性有性欲,但难以产生或维持满意的性交所需要的性交生殖器的适当反应,以致性交时阴茎不能舒适地插入阴道。

(4)性乐高潮障碍:指持续地发生性交时缺乏性乐高潮的体验,不能从性交中获得足够的刺激以达到性高潮。女性较常见,男性往往同时伴有不射精或射精显著迟缓。

(5)早泄:持续地发生性交时射精过早导致性交不满意,或阴茎未插入阴道时就射精。

(6)阴道痉挛:指性交时阴道肌肉强烈收缩,致使阴茎插入困难或引起疼痛。

(7)性交疼痛:指性交引起男性或女性生殖器疼痛。这种情况不是由局部病变引起,也不是阴道干燥或阴道痉挛引起。

【临床表现】

1.进食障碍

(1)神经性厌食症:患者的核心症状是对"肥胖"的恐惧和对形体的过分关注,拒绝保持与年龄身高相符的正常体重。患者自己故意限制饮食,甚至极端限制饮食,尤其排斥高能量饮食,致使体重降到明显低于正常的标准也仍然认为自己瘦得不够。虽已严重消瘦,患者仍强烈地认为自己太胖,害怕体重增加。为避免发胖常主动采用一些方式故意减轻体重。部分患者常常用胃胀不适,食欲下降等理由来解释其限制饮食的行为。患者常有营养不良,继发性内分泌和代谢紊乱。有的患者可有间歇发作性暴饮暴食。

(2)神经性贪食症:患者常出现反复发作,一次进食大量食物,吃得又多又快,故称为暴食;多数人喜欢选择食用高热量的松软甜食,如蛋糕、巧克力等,并有不能控制的饮食感觉,自己明知不对却无法控制。患者往往过分关注自己的体重和体形,存在担心发胖的恐惧心理。在发作期间,为避免长胖、避免体重增加常反复采用不适当的代偿行为包括自我诱发呕吐、滥用泻药、间歇进食、使用厌食剂等。暴食与代偿行为一起出现，且长时间持续其结果可能会很危险。可能造成水、电解质紊乱，常见的有低血钾、低血钠、代谢性碱中毒、代谢性酸中毒、心律失常、胃肠道损害等。有时其暴食障碍往往是从合理地尝试减肥开始，患者全神贯注于减肥及继续将身体看作是"肥胖的"，对体象的认识歪曲，继之突发暴食。患者常伴有情绪低落。

（3）神经性呕吐：神经性呕吐表现见本节相关内容。

2. 睡眠障碍

（1）失眠：表现形式有难以入睡、睡眠不深、多梦、早醒或醒后不易再睡、醒后不适感、疲乏或白天困倦等；失眠往往引起患者白天不同程度地感到未能充分休息和恢复精力，因而躯体困乏，精神萎靡，注意力减退，思考困难，反应迟钝。由于失眠带来的上述不适以及对失眠的担心常常引起情绪沮丧，焦虑不安。对失眠的担心可加重失眠，从而形成恶性循环，使得失眠被反复强化，迁延难愈。长期用药物或者饮酒来改善睡眠者还可出现药物或酒精依赖。

（2）嗜睡症：患者白天睡眠过多。表现为特别在安静或单调环境下，经常困乏思睡，并可不分场合甚至在需要十分清醒的情况下，也出现不同程度、不可抗拒的入睡。过多的睡眠不是由睡眠不足、药物、酒精、躯体疾病所致，也不是某种精神障碍（如神经衰弱、抑郁症）症状的一部分。过多的睡眠引起显著的痛苦或社交、职业或其他重要功能的受损。常见的损害是认知和记忆功能障碍，表现为记忆减退，思维能力下降，学习新鲜事物出现困难，甚至意外事故发生率增多。这些问题常使患者情绪低落，甚至被别人误认为懒惰、不求上进，造成严重的心理压力。

（3）睡眠-觉醒节律障碍：表现为睡眠-觉醒节律紊乱、反常。有的睡眠时相延迟，例如患者常在凌晨入睡，次日下午醒来，在常人应入睡的时候不能入睡，在应觉醒的时候需要入睡。有的入睡时间变化不定，总睡眠时间也随入睡时间的变化而长短不一；有时可连续 2~3 d 不入睡，有时整个睡眠时间提前，过于早睡和过于早醒。患者多伴有忧虑或恐惧心理，并引起精神活动效率下降，妨碍社会功能。

（4）睡行症：患者常表现在入睡后不久，突然从床上起来四处走动，常双目向前凝视，一般不说话，询问也不回答。患者还可有一些复杂的行为，如能避开前方的障碍物，能劈柴、倒水、开抽屉等。但难于被唤醒，常持续数分钟到数十分钟，自行上床，或被人领回床上，再度入睡。待次日醒来，对睡行经过完全遗忘。睡行多发生于入睡后不久,发作时脑电图可出现高波幅慢波。但在白天及夜间不发作时脑电图正常。多能自动回到床上继续睡觉。通常出现在睡眠的前 1/3 段的深睡期。次日醒来对发生经过不能回忆。

(5)夜惊:夜惊儿童在睡眠中突然惊叫、哭喊伴有惊恐表情和动作,两眼直视,手足乱动,心率增快、呼吸急促、出汗、瞳孔扩大等自主神经兴奋症状。通常在夜间睡眠后较短时间内发作,每次发作持续 1~10 min。难以唤醒,当时意识呈朦胧状态。醒后有意识和定向障碍,不能说出梦境内容,对发作不能回忆。

(6)梦魇:患者的梦境多是处于危险境地,使患者恐惧、紧张、害怕、呻吟、惊叫或动弹不得直至惊醒。一旦醒来就变得清醒,对梦境中的恐怖内容能清晰回忆,并仍处于惊恐之中。通常在夜间睡眠的后期发作。发生于快眼动睡眠(REM)阶段。

3.性功能障碍　性功能障碍表现见本节相关内容。

【治疗】

1.进食障碍

(1)神经性厌食症:神经性厌食治疗比较困难,患者往往不认为自己的症状是病,不配合治疗。治疗的一般原则是首先纠正营养不良,同时或稍后开展心理治疗及辅助的药物治疗。

1)纠正营养不良:首先加强营养,增加体重,恢复身体健康。体重太轻,明显营养不良者,应供给高热量饮食;呕吐、拒食者应给予静脉补充营养及纠正电解质紊乱。同时帮助患者恢复正常的饮食习惯,帮助患者自我监督并遵守治疗计划。

2)心理治疗:此类患者大部分存在着对进食、体重和躯体形象的曲解认识,以及家庭、人际关系、社会适应方面的问题。通常采用认知疗法、行为疗法、家庭治疗等方法。认知疗法是改变不良认知,尤其是消除过分怕胖的观念,学会运用现实检验的方法加以改变。行为疗法是矫正不良进食行为,常采用系统脱敏疗法、标记奖励疗法等。家庭治疗主要是调整家庭成员的相互关系以解除其不良投射。生物反馈疗法作为一种心理-生理的自我调节技术可结合放松训练调整生理活动、保持情绪稳定。

3)药物治疗:针对某些患者存在抑郁情绪、强迫观念等症状对症治疗。抗抑郁药物应用较多,常用的有 5-羟色胺再摄取抑制剂及三环类抗抑郁药。其他药物如抗精神病药、锂盐、H_1 受体拮抗剂、抗癫痫药等也可对症使用。

(2)神经性贪食症:对神经性贪食治疗的基本过程是纠正营养状况,控制暴食行为,打破恶性循环,建立正常进食行为。

心理治疗可采用认知疗法、行为疗法及生物反馈疗法等。认知疗法主要是改变患者过分关注自己的体形及过分怕胖的极端化想法,对进食规则和体象障碍有正确认识;行为疗法常采用系统脱敏、暴露、阳性强化、厌恶疗法等,使其每餐食量按预定计划得以控制。治疗应持之以恒,并要包括对患者家人主要是父母的指导,进行家庭治疗。药物治疗可采用各类抗抑郁药物,包括5-羟色胺再摄取抑制剂、三环类等。氟西汀对暴食伴有情绪障碍的患者效果较好。躯体支持治疗可针对不同并发症进行对症处理。

(3)神经性呕吐:对神经性呕吐的治疗常采用认知行为疗法。

2.睡眠障碍

(1)失眠:治疗失眠需要医患共同努力,密切配合。主要方面有病因的解决、对失眠的正确理解、坚持治疗计划、树立治疗信心。可采用以下方法。

1)认知疗法:不少患者对睡眠有较高期望,他们过分关注自己的睡眠,夸大地认为自己睡眠时间严重不足,致使脑力、体力无法充分恢复。许多患者常称自己通宵做梦,甚至噩梦不断,使大脑根本得不到休息,并认为失眠导致身体严重受损。大多数患者已经采用过一些防治措施,疗效欠佳,对治疗缺乏信心。施行认知疗法时,帮助患者对失眠引起的症状及苦恼有一个客观的正确理解和认识,以减少消极情绪。

2)行为疗法:在患者对失眠有正确认识的基础上建立一套能促进良好睡眠的行为方式,包括正常的觉醒-睡眠节律,采取增强白天的精神和体力活动,按时起床,从事一切正常的日常活动,即使瞌睡难忍也要振奋精神,这样才能使机体自然而然地在夜间处于休息状态。另外,入睡前后使身体和心理充分放松,可采用睡前温水洗脚,进食易消化的食物,避免过于兴奋的娱乐活动,也可进行放松训练,采用深呼吸、想象等方式放松自己。

3)药物治疗:比较有效、使用最多的药物是镇静-催眠药。根据失眠的不同情况选用不同的药物,入睡困难者服用见效快、作用时间短的短效药物以避免晨醒后药物的持续效应。睡眠不深又早醒者可服用起效缓慢、作用时间持久的长效药物。入睡困难、睡眠不深和早醒兼而有之者可使用中效药物。对伴有明显焦虑或抑郁者可使用抗焦虑或抗抑郁的药物。常选用有助于催眠镇静作用的抗抑郁药。

(2)嗜睡症:对嗜睡患者首先必须尽可能地了解病因,以便解除和根治病因。其次是药物治疗,用药原则是必须个体化、不同症状使用不同药物、严格用药剂量和服药时间、产生耐药者要更换新药。白天嗜睡可采用小剂量中枢兴奋剂,如哌甲酯、苯丙胺等。用兴奋剂后,会加重夜间睡眠障碍,可适当加服短效安眠药。再次是行为疗法,应严格遵守作息时间,每天准时入睡和起床,白天可定时小睡。白天增加活动以改善白日的过度嗜睡从而改善夜间睡眠。医生可要求患者记录瞌睡时间,检查患者未能遵守指定的上床睡眠时间、忘记服药和其他使情况恶化的行为,通过奖励法和惩罚方式,规范其行为。

(3)睡眠-觉醒节律障碍:睡眠-觉醒节律障碍患者作息时间与正常的社会作息时间不符,常给工作、学习或生活带来困难和不便。治疗方法主要是调整患者入睡和觉醒的时间以恢复到正常人的节律。可逐步调整或一次性调整立刻达到正常作息时间,并需不断巩固、坚持下去。为防止反复,常需结合药物巩固效果。

(4)睡行症:睡行症发作时患者意识不清,不能防范危险,有发生意外的可能性,所以首先要清除危险品,保证安全,预防伤害。一般情况下儿童患者随着年龄的增长此病可不治自愈。成年的、症状较严重的患者可考虑干预措施,如使用镇静催眠类药物或抗抑郁药。

(5)夜惊:安排夜惊儿童的生活要有规律,避免白天过度劳累、过于兴奋。减少相关心理社会因素,睡前不讲紧张兴奋的故事、不看惊险恐惧的影片,不用威胁的方式哄儿童入睡,睡前让儿童充分放松,在轻松愉快的心情下安然入睡。必要时也可小剂量使用镇静药物和抗抑郁药物。

(6)梦魇:偶尔发生梦魇属于自然现象,无须特殊处理。对发作频率较高者给生活造成严重影响的要予以干预。找出病因对因处理,如睡前不看恐怖性书籍和电影,缓慢停用镇静安眠药,睡前放松调整睡姿以保证良好睡眠。由生活应激事件引起的梦魇要采用心理治疗的方法,使其了解梦魇产生的原因,正确认识梦魇以消除恐惧心理。患者的症状往往随年龄增大而有所减轻。

3. 性功能障碍

(1)心理治疗:由于性功能障碍的主要病因来自对性问题的不良认知、人际关系问题、夫妻间性和谐问题及早年或人生成长的性创伤经历等。所以开展认知疗法、家庭治疗、婚姻治疗、行为疗法、精神分析治疗均会收到效果。

(2)药物治疗:万艾可(viagra,又称西地那非)治疗阳痿有效。它的作用是在有性欲及性刺激的情境下发挥的。万艾可不能增强性欲,也不能解决心理问题,所以它只能是心理治疗的辅助方法。

（3）其他治疗：激素替代疗法用于治疗内分泌异常。如果病因是源于正在服用的药物就要寻找既对原发病有效又对性功能没有影响的替代药物。对于某些因躯体疾病而出现性功能障碍的患者，原发病的治疗可直接使患者的性功能得到改善。

第六节　躯体形式障碍

躯体形式障碍（somatoform disorders）是一类障碍的总称。主要特征是患者反复陈述躯体症状，要不断给予医学检查，无视反复检查的阴性结果，不管医生关于其症状并无躯体基础的再三保证，即使患者有时存在某种躯体疾病，但其所患躯体疾病并不能解释其症状的性质和程度或患者的痛苦与先占观念，即使症状与应激性生活事件或心理冲突密切相关，他们也拒绝探讨心理病因的可能。患者常伴有焦虑或抑郁情绪。由于医学检查结果常使患者失望，医患对症状的理解不一和治疗无效易引起医患关系问题。

这类患者最初多就诊于内、外各科，精神科医生所遇到的往往是具有多年就诊经历、大量临床检查资料、用过多种药物甚至外科手术后效果不佳的病例。由于目前各科医生对此类患者的识别率较低，故常常造成对此类疾病诊断和治疗的延误，并由此造成巨大的医药资源浪费。因此，提高当代各科医生对躯体形式障碍的识别能力无疑具有重要的现实意义。

躯体形式障碍主要包括躯体化障碍（somatization disorder）、未分化的躯体形式障碍（undifferentiated somatoform disorder）、疑病障碍（hypochondriasis）、躯体形式的自主功能紊乱、躯体形式的疼痛障碍等多种形式。本病以女性多见，起病多在 30 岁以前。因各国诊断标准的不同，缺乏可比较的流行病学资料。

躯体化障碍是一种以多种多样、经常变化的躯体症状为主的神经症。症状可涉及身体的任何系统或器官，反复出现多种频繁易变的躯体症状，并且没有可证实的器质性基础，病程至少 2 年。

未分化的躯体形式障碍，躯体症状的主诉具有多样性、变异性的特点，但构成躯体化障碍的典型性不够。

疑病障碍是一种以担心或相信患严重躯体疾病的持久性优势观念为主的神经症，患者因为这种症状反复就医，各种医学检查阴性和医生的解释均不能打消其疑虑。

躯体形式的自主功能紊乱是一种主要受自主神经支配的器官系统（如心血管、胃肠道、呼吸系统）发生躯体障碍所致的神经症样综合征。患者在自主神经兴奋症状（如心悸、出汗、脸红、震颤）基础上，又发生了非特异的但更有个体特征和主观性的症状。

躯体形式的疼痛障碍是一种不能用生理过程或躯体障碍予以合理解释的持续、严重的疼痛。情绪冲突或心理社会问题直接导致了疼痛的发生，经过检查未发现相应主诉的躯体病变。

有关躯体形式障碍的预后情况，少有系统的观察报告。一般认为，有明显精神诱发因素、急性起病者预后良好。若起病缓慢、病程持续2年以上者，预后较差。

【临床表现】

1. 躯体化障碍　又称 Briquet 综合征。临床表现为多种多样、反复出现、经常变化的躯体不适症状为主的神经症。症状可涉及身体的任何部分或器官，各种医学检查不能证实有任何器质性病变足以解释其躯体症状，常导致患者反复就医和明显的社会功能障碍，常伴有明显的焦虑、抑郁情绪。多在30岁以前起病，女性多见，病程至少2年以上。由于病程呈慢性波动，有多年就医检查或手术、用药的经历，患者可有药物依赖或滥用，常有社会、人际及家庭方面的长期功能损害。常见症状可归纳为以下几类。

（1）疼痛：为常见症状。部位涉及广泛，可以是头、颈、胸、腹、四肢等，部位不固定，疼痛性质一般不很强烈，与情绪状况有关，情绪好时可能不痛或减轻。可发生于月经期、性交或排尿时。

（2）胃肠道症状：为常见症状。可表现嗳气、反酸、恶心、呕吐、腹胀、腹痛、便秘、腹泻等多种症状。有的患者可对某些食物感到特别不适。

（3）泌尿生殖系统：常见的有尿频、排尿困难；生殖器或其周围不适感；性冷淡、勃起或射精障碍；月经紊乱、经血过多；阴道分泌物异常等。

（4）呼吸、循环系统：如气短、胸闷、心悸等。

（5）假性神经系统症状：常见的有共济失调、肢体瘫痪或无力、吞咽困难或咽部梗阻感、失明、失聪、皮肤感觉缺失、抽搐等。

2. 未分化躯体形式障碍　常诉述一种或多种躯体症状，症状具有多变性，其临床表现类似躯体化障碍，但症状典型性不够，其症状涉及的部位不如躯体化障碍广泛，也没那么丰富。病程在半年以上，但不足2年。

3. 疑病症　又称疑病障碍，主要临床表现是担心或相信自己患有某种严重的躯体疾病，患者的注意力常仅集中在身体的一或两个器官或系统，其关注程度与实际健康状况很不相称。患者因为这种症状而反复就医,各种医学检查阴性的结论和医生的解释不能消除患者的顾虑。有的患者确实存在某些躯体疾病,但不能解释患者所述症状的性质、程度或患者的痛苦与优势观念。多数患者伴有焦虑与抑郁情绪。对身体畸形(虽然根据不足甚至毫无根据)的疑虑或先占观念(又称躯体变形障碍)也属于本症。躯体变形障碍患者大多数是处于青春期的青少年或年轻的成年人,他们坚信自己身体的某一部位是畸形或丑陋的,并且很明显地令人尴尬,最常见的部位是鼻子、眼睑、面部的其他部位及女性的胸部,但客观上并没有或只有微不足道的异常,患者常固执地追求整形手术矫治。本障碍男女均有,无明显家庭特点(与躯体化障碍不同),首次发病很少在 50 岁以后,常为慢性波动性病程。

不同患者的症状表现不尽一致,常具备的特点如下。

(1)常在躯体疾病或精神刺激诱因作用下发病,表现对身体健康或疾病过分担心,其严重程度与实际健康状况很不相称。患者为自己认为罹患的某种疾病感到苦恼,而非对疾病的后果或继发性社会效应感到苦恼。

(2)常有敏感多疑、对健康过分关切并要求较高的个性特征,对日常出现的某些生理现象和异常感觉(如心跳、腹胀等)做出疑病性解释。

(3)患者的疑病观念很牢固,缺乏充分根据,但不是妄想,因为患者知道自己的疾病证据不充分,才迫切要求检查和治疗。

(4)患者的上述表现不尽相同。如疑病性躯体不适明显,伴有焦虑或抑郁者称为感觉性疑病症。疑病观念明显,但躯体不适,心境变化不明显的称为观念性疑病症。身体变形疑病症主要见于青少年,患者坚信自己身体外表,如鼻子、嘴唇等部位。存在严重缺陷,要求施行矫形手术,但实际情况远非如此。如果这类观念不为解释所动摇,带有明显情绪色彩,就患者文化背景而言并不荒谬,可以认为是一种病理性超价观念。患者对有关疾病的各种读物十分注意,阅读后往往对号入座,加强疑病观念。

(5)虽经反复就医或医学检查,但阴性结果和医生的合理解释不能打消其疑虑。

(6)起病大多缓慢,病程持续,症状时轻时重,常导致社会功能缺损。较好的预后往往与下列因素有关:急性起病;与某一躯体疾病相伴出现;病程在 3 年以内,无严重人格缺陷者;不存在继发性获益等。

4.躯体形式的自主神经功能紊乱　本病患者有明确的自主神经兴奋的表现,如心悸、颤抖、多汗、脸红等,这些症状使人烦恼;常主诉有部位不定的疼痛、烧灼感、沉重感、紧束感、肿胀感;患者坚持将症状归因于某一器官或系统患了严重疾病,并为此痛苦,但这些器官结构及功能并无紊乱的证据,医生的解释与保证不能打消患者顾虑。心脏神经症、胃神经症、心因性呃逆、肠易激综合征、心因性过度换气、心因性尿频与心因性排尿困难等也属于此类疾病。

5. 躯体形式的疼痛障碍　是一种不能用生理过程或躯体障碍予以合理解释的、持续而严重的疼痛,患者常感到痛苦,社会功能受损。情绪冲突或心理社会问题与疼痛的发生有关,医学检查不能发现疼痛部位有相应的器质性变化。病程常迁延,持续 6 个月以上。常见的疼痛部位是头痛、非典型面部痛、腰背痛和慢性盆腔痛,疼痛可位于体表、深部组织或内脏器官,性质可为钝痛、胀痛、酸痛或锐痛。发病高峰年龄为 30～50 岁,女性多见。患者常以疼痛为主诉反复就医,服用多种药物,有的甚至导致对镇静止痛药物产生依赖,并伴有焦虑、抑郁和失眠,社会功能受损。

6. 其他躯体形式障碍　患者不适的症状集中于身体的特定部位,如局部的肿胀感、皮肤蚁行感、麻痹感或麻木感,癔症、心因性斜颈、心因性痛经、磨牙等也属于此类疾病。

【诊断及鉴别诊断】

1. 诊断要点

(1)符合神经症的诊断标准。

(2)以躯体症状为主要表现,包括对已经存在的躯体疾病或症状的过分担心,以及对通常出现的生理现象和异常感觉的过分关心。

(3)反复就医或要求医学检查,但检查结果阴性和医生的合理解释均不能打消其疑虑。

(4)上述症状使患者的社会功能受损。

(5)上述症状至少持续 3 个月。

(6)排除其他神经症性障碍、抑郁症、精神分裂症、偏执型精神障碍的上述症状。

心理测验如 MMPLSCL-90、HAMA 和 HAMD 等有助于发现患者的个性特征、心理社会因素及共患的其他精神障碍(如焦虑、抑郁等)。实验室检查有助于鉴别诊断,避免可能存在的器质性疾病被漏诊。

2. 鉴别诊断

(1)躯体疾病:有些躯体疾病在早期可能难以找到客观的医学证据,因此,各类躯体形式障碍的诊断要求病程至少要 3 个月以上,有的甚至要求 2 年以上,以便自然排除各类躯体疾病所引起的躯体不适。下述 3 个特点提示为躯体化障碍:①累及多个器官、系统;②发病早,慢性病程,无体征和结构异常;③无提示躯体疾病的实验室检查结果。

(2)抑郁症:抑郁症常伴有躯体不适症状,而躯体形式障碍也常伴有抑郁情绪。抑郁症可有如早醒、晨重夜轻的节律改变,体重减轻及可能出现精神运动迟滞、自罪自责,自杀言行等症状,求治心情也不如躯体形式障碍者强烈。

(3)焦虑及相关障碍:在诊断躯体形式障碍时要区分。①正常人对健康的担忧;②部分患者有长期疑病倾向,但并非成为他们生活中的主要问题;③焦虑障碍的患者可能有疾病焦虑和躯体症状,此时的疾病焦虑是他们众多焦虑之一;④惊恐障碍所伴有的疑病常常与惊恐相伴,而疑病障碍的担心多为长期的;⑤强迫障碍对疾病的焦虑是强迫思维的结果,并常用强迫行为或仪式行为来缓解焦虑。

【治疗】

1.治疗时应注意的问题

(1)重视医患关系:治疗开始时,要重视医患关系的建立。要以耐心、同情、接纳的态度对待患者的痛苦和诉述,理解他们的确是有病,而不都是"想象的问题"或"装病"。因为,多数患者有过漫长的求医经历,其症状和痛苦可能曾被其他医生否定过。事实上,确有不少患者是带着被其他医生否定后的愤怒心情前来再次就诊的。

(2)重视早期及连续的医学评估:对于这类患者的处理,早期阶段应做彻底的医学评估和适当的检查,医生应对检查的结果给予清楚的报告并给予口头的补充说明。如果轻率地要求患者去看精神科医生,只可能引起患者的反感。治疗可以从药物开始,但要重视心理和社会方面的评估。疾病过程中出现新症状注意适当检查及重新评估,排除器质性障碍。

(3)尽早引入心理社会因素致病的话题:一旦确诊为躯体形式障碍,医生应尽可能早地选择适当的时机向患者提出心理社会因素与躯体疾病关系问题的讨论。要鼓励患者把他们的疾病看成是涉及躯体、情绪和社会方面的疾病。

(4)给予适当的解释、保证:根据医学检查结果给予解释和保证本身就具有一定的治疗作用。但保证应在适当的时机给予,不能在各项检查之前和患者未能适当诉述他们的苦恼之前就轻易做出。

(5)适当控制患者的要求和处理措施:医生要避免承诺安排过多的检查,以免强化患者的疾病行为。医生可以定期约见患者,提供必要的检查但不能太频繁,这样一方面可以避免误诊,另一方面可减轻患者的焦虑。要对患者的家庭成员进行相关疾病知识的教育,因为家庭成员也可能强化患者的疾病行为。

2. 心理治疗　心理治疗是主要治疗形式,其目的在于让患者逐渐了解所患疾病的性质,改变其错误的观念,解除或减轻精神因素的影响,使患者对自己的身体情况与健康状态有一个相对正确的评估。目前常用的心理治疗有精神分析、行为疗法与认知疗法等,森田疗法对消除疑病观念可能产生良好影响,值得试用。具体治疗方法可参考心理治疗有关章节及有关专著。

3. 药物治疗　应用精神药物对症治疗十分重要,根据患者的症状可选用抗焦虑药、三环类抗抑郁药、SSRI 及对症处理的镇痛药、镇静药等。有偏执倾向者可以考虑喹硫平、奥氮平等非经典抗精神病药。用药时应注意从小剂量开始,应向患者说明可能的不良反应及起效的时间以增加患者对治疗的依从性。

4. 其他　针灸、理疗、气功等对部分患者有效,可以试用。

第七节　分离(转换)性障碍

患者诉说的症状常是一类不能解释的,提示为神经或内科疾病的随意运动或感觉功能受累的症状或缺陷,但经适当的医学检查不能发现有相应的器质性改变作为其病理基础。

因为在此症状出现前患者常有心理冲突或其他应激源,而且出现强烈的情绪反应,所以临床上需要与应激障碍、急性精神障碍鉴别。

但在 ICD-10 中,癔症(hysteria)的概念已经被废弃。取而代之的是分离(转换)性障碍,疾病共同特点是丧失了对过去的记忆、身份意识、即刻感觉,以及身体适运动控制 4 个方面的正常整合。

心理因素是分离性障碍的直接诱发因素,而且心理因素与转换症状的发生或加重有密切的时间关系。可以诱发转换症状的心理因素包括生活事件和创伤性事件,前者如亲人死亡、恋爱失败、婚姻破裂、人际关系紧张,尤其是引起患者感到紧张、受辱、委屈、不遂意的生活事件;后者如战争和各种自然或人为的灾难。遭受性攻击尤其容易引起。

患者的个性,尤其是易暗示性,也有助于本病的发生。本病是否与遗传有关,尚不能肯定,也许患者的易病素质在本病的发生中起重要作用。很多中枢神经系统的器质性改变可为转换症状的发作提供基础,因为转换症状可见于很多器质性精神障碍。

转换障碍的发病机制尚不清楚,究竟心理刺激如何转换成躯体症状,不同学派有不同的解释。

弗洛伊德最先提出"分离转换"这一概念,他认为情感创伤可以转换成躯体症状。行为理论认为,转换症状是对挫折生活体验的适应。

神经生理学认为是由来自网状激活系统传入的兴奋受到皮质迷走抑制引起的;但是用躯体感觉诱发反应技术检验这一抑制假说,并未获得肯定的结果。

有较多人同意,分离转换症状可使患者获益。患者的躯体症状代表无意识心理冲突的象征性解决,因而将冲突排除在意识觉察之外,从而减少焦虑,这是原发性获益。患者也可由分离转换症获得继发性利益,例如获得他人的注意和关心或者逃避了责任。

【临床表现】

1.分离障碍 以精神活动异常为主要表现,临床上表现为精神活动的分离和互不协调、情感麻木、片段的遗忘、幼稚的行为及语言、鬼神附体症状及自杀姿态等。典型的分离障碍以意识改变为主,包括分离性漫游、心因性遗忘、多重人格、假性痴呆。

2.分离性转换障碍 表现为运动和感觉的症状及体征。运动障碍常表现为突然跌倒、躯体或手足乱动、震颤、步态异常。运动抑制表现为单瘫、截瘫、双上肢瘫、四肢瘫、失声及其他运动抑制症状。感觉障碍有分离性失明、分离性失聪。躯体感觉障碍可见躯体多部位的感觉丧失、感觉异常。其他躯体症状有咽部异物感、过度换气及胃肠功能失调。分离性感觉和运动症状常常不符合神经解剖的定位并随暗示而变化。

3.分离性情感爆发 多在一定心理社会因素后急性起病,患者表现为精神活动的紊乱,可伴精神病性症状,如以幻想性生活情节为内容的幻觉或妄想,思维、语言、行为幼稚而不协调,情感爆发,行为给人夸张表演的印象。部分患者可伴意识模糊。通常发病期患者无自知力。

【诊断要点】

1.往往有心理社会因素作为诱因。表现在时间上与应激性事件、问题或紊乱的关系有明确的联系(即使患者否认这一点)。

2.分离性精神病的临床表现主要为反复出现的,以幻想性生活情节为内容的片段幻觉或妄想、意识模糊、表演性矫饰动作,或幼稚与混乱的行为,或木僵。

3. 分离性和转换性障碍至少应有以下综合征之一:①分离性遗忘;②分离性漫游;③分离性多重人格;④分离性假性痴呆;⑤分离性运动和感觉障碍;⑥其他形式。

4. 分离性障碍症状丰富但无特异性,一些器质性疾病也可见到分离性症状。故诊断前须仔细鉴别,排除器质性病变、诈病。对少数患者须动态观察,有无逐渐明朗化的器质性病变表现。

5. 患者的日常生活和社会功能受损;可出现自知力缺乏。

6. 分离性精神病出现相应精神症状至少在 1 周以上;分离性障碍或转换性障碍病程可反复迁延。

【鉴别诊断】

1. 急性应激反应　急性应激反应症状的发生、发展与精神刺激因素的关系密切,患者在强烈的应激性事件后立即发病,病程短暂,一般不超过 30 d,无反复发作史,预后良好。

2. 短暂精神病性障碍　本病患者也可出现分离样症状,但患者有其他精神病性症状如幻觉、妄想和言语紊乱,因此,也不难鉴别。

3. 癫痫大发作　分离性转换障碍也可出现痉挛发作,应与癫痫大发作相鉴别。

【治疗原则与方案】

治疗原则为在进行全面心理评估(包括家族史和人际关系,特别注重促发本病的生活事件和过去的心理创伤)后制订整体治疗计划;早期充分治疗,防止症状复发和慢性化;避免过多和不必要的检查;避免各种不良暗示,尤其是环境中的不良暗示。

可采用的治疗方法有心理治疗、药物治疗及物理治疗。

1. 心理治疗　这是治疗本病的基本方法,有以下方法可选用。

(1)暗示治疗:特别运用于急性起病者,可分为觉醒暗示和催眠暗示两种。

1)觉醒暗示:医生向患者说明检查结果,用简短、明确的言语解释他的疾病是一种短暂的神经功能障碍,在治疗帮助下,失去的功能可以完全恢复正常,这样使患者对治疗产生高度的信心和迫切的治愈要求。然后采用药物或物理治疗,如静脉注射葡萄糖酸钙 10 mL 或用感应电刺激患病部位;同时用言语强化,或用按摩和被动运动协助患者的功能活动,可收到立竿见影的效果。

2)催眠暗示:可用言语催眠或药物(25% 硫喷妥钠或异戊巴比妥 10 ~

20 mL 缓慢静脉注射)催眠,使患者进入轻度意识模糊状态,然后用言语暗示或配合电刺激、按摩、被动运动等方式进行暗示。

(2)解释和疏泄治疗:对急性起病的患者,良好的医患关系,可增进情绪的表达和疏泄,使症状得到缓解。可引导患者正确认识和对待致病的精神因素,认识疾病的性质,帮助患者分析个性的缺陷,以及克服个性缺陷的途径和方法。

(3)其他心理治疗:精神动力学治疗及认知疗法等都是可选择的治疗形式。对有明显的人格基础或心理冲突而分离性症状及转换性症状不突出的患者可选用。

如果分离症状是原发症状,暗示疗法是最常用的方法。如果现存症状通过继发获益而加强了,则需制订个人和家庭治疗计划,以防止症状慢性化。暗示治疗的关键是患者对医生权威的信服,医生对症状的解释和暗示符合患者对症状解释的文化信念。催眠治疗适合于急性期的各种转换性和部分分离性障碍。通过催眠治疗可消除分离状态时的各种症状,如遗忘、多重人格;对部分转换性症状也有效果。对慢性分离状态及转换性症状疗效不理想。

除暗示治疗外,应向患者保证,他的症状将逐渐缓解。采用何种心理治疗方法应全面评估患者的人格特点、自我的主要防御机制、家庭成员之间的关系和促发事件,然后制订治疗计划。

2.药物治疗

(1)分离性障碍:根据不同的症状如情感爆发、情感麻木、鬼神附体、冲动等,选择苯二氮䓬类药、抗抑郁药或抗精神病药。剂量以能控制症状的最低剂量为佳,如地西泮 10 ~ 20 mg/d,氯硝西泮 2 ~ 4 mg/d,氯丙嗪 25 ~ 50 mg/d。在症状得到控制后,应逐渐减量直至停药。

(2)转换性障碍:常需结合心理治疗,特别是药物作为暗示治疗的一种形式常可获得明显疗效。

第六章

临床各科心身相关障碍联络会诊

　　临床各科既有共同的心理问题,也有不同的表现,有时相互重叠。会诊时应综合考虑多方面情况,发现问题,处理针对个体情况,有的放矢。

　　本章列举常需要心身相关障碍联络会诊的一些重点科室,一些会诊很少的科室,碰到类似问题时,可参照本章列举的一些处理方法。

第一节　心血管内科

　　按照美国精神医学会精神疾病百科全书第三版对于心身相关障碍的分类,心血管内科中常见的心身相关障碍有冠心病、心肌梗死和心绞痛、心律不齐和猝死、充血性心力衰竭、原发性高血压、心脏神经官能症。这些公认的心身相关障碍中心理因素的影响有其特殊的表现形式和作用机制。心血管内科患者常有焦虑、抑郁、恐惧、悲观等情绪症状。心血管内科中常有惊恐障碍、心脏神经官能症等心理障碍患者,同时也有精神分裂症、抑郁症、躁狂症恢复期合并心血管内科疾病而需要处理的患者,甚至是焦虑症、惊恐障碍、抑郁症等患者因以心血管系统症状为首发症状或主要症状而入住心血管内科。临床心理科专业人员进行会诊时需要对这些情况仔细甄别与分类处理。

【发生原因】

　　心血管内科邀请心理科或精神科会诊通常是在患者出现明显的精神心理症状,或者患者主观感觉与临床检查不符,或者是患者对治疗效果不满意等情况之后,对应的临床心理专科情况有躯体疾病伴发的精神心理反应,或者是有未处理心理问题的存在,或者是躯体疾病合并精神心理障碍,或者干脆是精神心理障碍患者因为躯体症状突出而住院。

　　1.心血管内科　患者负性情绪产生的原因可从生物性、个性心理性、社会环境性等方面寻找。

（1）生物性原因：患者在首次遭遇心血管事件大多会出现胸闷、心慌气短、胸痛等症状；或者发现水肿、压痛、胸痛、气促等体征。这些由于冠心病、心肌梗死、心力衰竭等躯体疾病而出现的症状或体征对于患者来说是个未知事件，会伴随有负性情绪体验，如焦虑、紧张不安、害怕等。这时的情绪体验是一种正常反应，它和症状及体征一样促使患者去寻求方法，以脱离症状、体征、负性情绪等困扰。

（2）个性心理性原因：个性内向、敏感、多疑的人对自身关注比较多，在察觉身体出现胸痛、胸闷、心悸等症状或体征时，容易往坏处想，有严重化、灾难化倾向，从而更容易体验到焦虑不安、烦躁、高兴不起来等情绪体验。个性外向、开朗、自信的人对自身关注比较少，即使察觉身体出现不适时，容易往好处想，不当一回事，负性情绪体验相对较少。

（3）社会环境性原因：有时患者症状不太明显，自己也不当一回事，等到医院看到一些危重患者的情况或者说听到某个病友、熟人说某人得了和自己一样的病，没多久就变严重了、花费了很多钱甚至去世等信息后，就开始着急：自己以后要是这么严重怎么办，那还不如死了算了，能不能治好，会不会变得那么严重等，问题层出不穷。于是就开始惶惶不可终日，仿佛世界末日就要来临。有时由于患者人际圈中恰好在那一时间段内出现多起类似病例，就认为疾病会传染，认为会拖累家人，产生抑郁、内疚等负性情绪体验。或者因为经济原因，想好好治疗却又怕花钱、怕成为家庭的累赘，陷入趋避冲突而产生焦虑、抑郁、烦躁、无奈等负性情绪体验。

2.心内科　心身相关障碍患者的特殊个性特征研究发现冠心病、原发性高血压、冠脉痉挛等心身相关障碍与"A型性格"高度相关。所谓"A型性格"指的是：A型行为是个体性格的重要特征。A型行为（type A behavior）是1959年由美国两位心脏病专家Friedman和Rosen-man首次提出，并认为是冠心病患者特有的行为模式。A型行为是由特定的行为倾向性和特定的外显行为组成的一种行为-情感综合征。特定的行为倾向性表现为雄心勃勃、竞争性、攻击性及缺乏耐心；特定的外显行为表现为肌肉紧张、警惕性高、语速语调快而有力、行为风风火火速度快等，以及易激惹、敌意、容易发怒等情感情绪反应。A型行为者要求自己在尽量少的时间内完成尽量多的事情，追求在竞争中领先一步、高人一等、独霸一方的感觉，即"时间紧迫感"及"过分的竞争性及敌意"。A型行为者在生活和工作中反应有如下特点：易恼火（aggravation）、易激动（irritation）、易怒（anger）及易急躁（impatience）。Friedman称之为AIAI反应，这些AIAI反应久而久之促使形成A型行为。

现在的研究热点是 A 型行为与冠心病、高血压、冠脉痉挛之间的关系及作用机制。

以前许多研究表明在同样的应激条件下,A 型行为的心血管反应性比 B 型行为强。后来又有研究发现 A 型行为人群冠心病发病率较 B 型行为人群高的原因是由于 A 型行为者在应激时,交感神经系统活性较 B 型行为者更强,而两者之间的心血管反应性并无差异。A 型行为者由于交感张力过高,在从事竞争性与烦恼任务时,体内去甲肾上腺素浓度明显升高,增加心肌耗氧量,使血黏度和血小板聚集性增加,同时血栓素 A_2(thromboxane A_2,TXA_2)与前列环素(prostacyclin,PGI_2)的平衡失衡,可加速血栓形成或促发冠脉痉挛,因此,可促发严重心绞痛、心肌梗死甚至猝死。

A 型行为与高血压之间关系的研究也较多,Buell(1980)指出 A 型行为与其他心理社会因素一起参与高血压的发病;Drummond(1982)认为 A 型行为与应激时交感神经系统亢进及收缩压升高有关,A 型行为可促发高血压。杨菊贤(1986):①高血压患者组与对照组之间 A 型行为者与非 A 型行为者人数差别显著;②A 型行为者平静时与激动时的收缩压有明显差异,而 B 型行为者无明显差异,提示 A 型行为者激动后交感活性的增加明显大于 B 型行为者;③高血压组中脑力及体力劳动者均以 A 型行为者多见。

A 型行为是促发冠脉痉挛或心源性猝死的心理预测因子。不过也有研究表明 A 型行为与冠心病、高血压、冠脉痉挛相关并不明显。这需要临床医师辩证地看待并灵活处理。

3. 心理问题　心血管内科患者常有一部分有很明确的生活事件,即心理应激史。患者常常在住院前有亲人去世、目睹车祸现场、赌博血本无归、房屋倒塌等重大生活事件,当然也有一部分可能只是经历恋人间的一场争吵或者被人指责等日常小事。患者在经历生活事件的过程中体验到愤怒、焦虑、恐惧、害怕等情绪体验,由于交感神经系统兴奋,血液中去甲肾上腺素水平升高,出现心率加快,血压上升。患者出现心悸、心慌、胸闷、胸痛、呼吸困难等呼吸循环系统症状,有些患者还可能出现濒死感、失控感、四肢麻木、全身无力等惊恐体验而急诊入院。有明确生活事件的住院患者通常在描述其躯体症状的同时也会主动说出自己所遭遇的事件,并可能把其作为躯体症状或疾病的原因。如:"早知道打牌也会得心脏病,打死我也不会打了。""我就是在突然听到我丈夫去世,受不了后发病的。"当然也有部分有明确生活事件患者会因为各种原因而有意无意隐瞒生活事件史。例如因害怕赌博输钱的事情被家人发现而隐瞒或者编造一个事件。这需要会诊的临床心理专业人员有过硬的采集病史及与患者建立关系的能力。

4. 情绪与心血管疾病的关系 在心血管内科会诊过程,需要加以注意情绪与心血管疾病的关系。负性生活事件引起的情绪改变可导致冠心病的发作或加重恶化。有文献报道,在事业上有过4次或更多的重大挫折者,比未受到重大挫折者冠心病发病率高4倍。抑郁、焦虑、紧张等也与冠心病密切相关。冠心病患者入院时有抑郁症状者,死亡风险增加。冠心病患者的抑郁症状可持续存在或频繁存在,抑郁症状是再入院的主要风险因素之一。而焦虑问题人群中,心绞痛的发病率比对照组高2倍。而长期的精神紧张容易使大脑皮质与边缘系统功能失调,通过自主神经系统及神经内分泌系统使全身细小动脉痉挛,导致血压上升。长期的高血压状态将导致细小动脉硬化,器官供血不足,加重大脑皮质与边缘系统的功能紊乱,形成恶性循环。愤怒、恐惧、焦虑情绪均可使血压升高。焦虑时以收缩压升高为主,愤怒和敌意时以舒张压升高为主。一些研究发现,如果焦虑或愤怒情绪外露时,血内去甲肾上腺素浓度可升高;如果有敌意情绪而强制压抑,血液内去甲肾上腺素浓度则明显升高。说明被压抑的敌视情绪可能是导致高血压的重要心理原因。

5. 其他 心血管内科患者合并有焦虑症、强迫症、恐惧症等神经症或精神分裂症、重性抑郁症、躁狂症等重性精神疾病的原因,或者由于首发心血管系统症状而入住心内科的上述疾病的发病原因与机制参见相关精神专业书籍。

【临床表现】

心血管内科患者精神心理症状主要表现为心血管疾病所致的身心反应及合并心理障碍时的各种综合征。

1. 身心反应 心血管内科患者躯体疾病所致的心悸、心慌、气短、胸痛等症状大多出现较急,程度较明显,性质较明确,对日常生活影响较明显,所以容易被患者感知,产生紧张、害怕、烦躁、不知所措甚至绝望感等心理情绪体验或症状。患者心理情绪症状通常是继发在躯体症状出现之后,与躯体症状的严重程度相一致,且随着患者躯体疾病的好转而好转。患者对症状的描述也通常以躯体症状描述为主,而问及其心理体验时也通常强调躯体疾病对自身情绪的影响。如:"我只要心脏病不发,我就一点事也没有,照样打牌生活""一痛起来,我就烦得要命,不痛就解脱了,舒服了"等。

另一类需要引起重视的身心反应是患者的躯体疾病已经得到了很好的治疗或控制,负性情绪体验不能消除或者新出现各种负性情绪体验。这在急性心肌梗死患者康复期容易出现。患过急性心肌梗死者常有脆弱感,总感到体力不好,有人称之为"自我梗死"。如果心肌梗死有并发症,离院时仍有不适,例如心绞痛、充血性心力衰竭或心律失常,则可能混合抑郁或失望感。一般而言,这种抑郁情绪为自限性的,在随后的 1 个月内随体力活动增加而逐渐改善。

"回家抑郁症"主要指患者回家后 1 周内出现的抑郁状态。最先表现为劳力性乏力,即很小的活动亦感到疲惫,认为这是心功能下降限制了活动能力而郁郁寡欢。如果持久不好转,则患者认为自己的心脏病比所想象的、比医师说的还要严重。以此为核心与其他抑郁心情相交织,不愿意活动,情绪更加低落不易兴奋,产生一种强烈的阴暗与失望感。睡眠状况亦发生改变,它是抑郁状态敏感的标志,并出现厌食或多食、易激动、隐居、兴味索然,失去幽默感。尽管患者可能无濒死感,但死亡的阴影总是在其脑中盘旋。

2. 心理障碍　心内科患者如果合并有焦虑障碍、抑郁症等心理障碍会使两者的临床表现趋于复杂化、不典型化,也使两者的预后更加难以估计。

(1)焦虑障碍:心血管内科患者合并焦虑障碍时,躯体性焦虑症状会表现得更加明显与突出,患者对心悸、胸闷、胸痛、剑突下不适感等症状敏感度提高,使患者对躯体疾病的好转将信将疑,担心疾病突然变化,担心治疗效果,陷入越担心越容易感知到躯体的不适,越觉得躯体不适越担心的恶性循环。

(2)抑郁症:心血管内科患者合并抑郁障碍时,通常来说有以下两方面情形。一方面抑郁情绪、兴趣下降及动力减低等抑郁症状会使患者治疗心血管疾病的信心下降,治疗依从性降低;另一方面,胸闷、心悸等心血管症状会牵制患者一部分注意力,使患者难以注意到自己情绪状态变化的重要性,不积极应对,形成恶性循环,影响恢复。

3. 精神心理症状群　心内科患者由于基础疾病的病理基础不同,其所伴发的精神心理症状群又各有特点。如风湿性心脏病、先天性心脏病者伴发的精神心理症状群以类神经衰弱症状群常见;感染性内膜炎者意识障碍常见;二尖瓣脱垂综合征患者的精神症状则主要表现为惊恐症状等。一般说来,心脏疾病伴发的精神心理症状群,主要包括以下几类。

(1)类神经衰弱综合征:表现为像神经衰弱一样的易疲劳、易兴奋、易激惹,多为易烦躁、情绪波动大、注意力集中困难、记忆力差,脑力活动易疲劳、乏力等。

(2)焦虑抑郁状态:以焦虑多见,患者容易激动、烦躁不安、紧张、恐惧等,常伴有抑郁情绪。

(3)幻想或妄想状态:可表现为命令性或评论性幻听以及关系妄想、被害妄想等精神病性症状。

(4)意识障碍:多发生于心脏疾病高峰期、严重期,程度不一,意识清晰度下降多见,可表现为时间、地点、人物等定向力障碍,患者言语理解迟钝、计算不准确等,少数患者可出现不协调精神运动性兴奋,言语杂乱无章、错觉、幻觉等,一般历时短暂,可反复发作。

【处理要点】

(1)首先心理科会诊医师应与患者主管医师沟通,了解患者的病情,申请会诊的理由、症状,个性特征以及对心理咨询的态度等资料,制订恰当的与患者面询、沟通及晤谈的方案。

(2)结合与患者进行心理晤谈时获得的资料,进行诊断与鉴别诊断,分类处理。仔细核查患者精神心理症状与心血管疾病等躯体疾病之间的联系。

(3)对于心血管疾病伴发的情绪反应,以积极治疗原发疾病为主,同时通过提供专家支持氛围,通过共情、内容表达、情感表达、解释等基本心理治疗技巧,消除患者对心血管疾病的害怕、恐惧感,消除患者家属及病友等的消极影响,调整其对疾病的产生原因及后果等方面的不合理认知,指导患者进行想象放松技术、冥想、肌肉放松等方法来帮助患者放松情绪等。

(4)对于心血管疾病同时合并有心理障碍的患者则在积极治疗躯体疾病的同时,对心理障碍的治疗也应予以高度重视。对其合并心理障碍的治疗以药物治疗加心理治疗的联合方案为佳。对于在住院期间首次获得心理障碍诊断的患者需要指导其区别躯体症状与情绪症状,学会基本的情绪调节技巧,提高患者对心理健康的重视程度,树立与疾病做斗争的信心,接受与疾病在一段时间内甚至很长一段时间内共存共处的状态。对于以前已经诊断过心理障碍,且已经在影响躯体疾病的治疗的患者,在积极治疗躯体疾病的同时需要着重了解患者过去治疗心理障碍的经历,特别了解患者中断心理障碍治疗的原因,以及目前患者对心理障碍治疗的态度,患者的社会支持状况等资料,以系统科学地制定患者心理障碍治疗的方案。不论何种情况,都需要积极调动,患者的主动性与积极性鼓励患者参与治疗方案制定,维护治疗的信心,巩固治疗同盟。

(5)对于因为躯体症状住院实际上是心理障碍的患者,在配合排查躯体疾病的同时,着重向患者解释心身反应的原理,帮助患者查找躯体症状出现或消失的心理原因或诱因,促进患者由注意躯体不适症状转为关注内心情感情绪体验,从而能够主动接受系统的心理治疗或者心理治疗与药物治疗的联合方案,避免不必要的医疗资源浪费及使患者心理障碍变得迁延难愈。密切沟通,以药物治疗为主,辅以心理治疗,并根据情况分清躯体疾病与功能疾病的主次,必要时转精神病科。

(6)对于合并精神分裂症或者严重抑郁症的患者,应与主管医师沟通转专科治疗。

第二节　消化内科

【发生原因】

1. 消化系统与精神心理活动之间的相互关系　经典的望梅止渴故事经由巴甫洛夫经典的条件反射实验解释显得那么的机械化,但是望梅止渴、经典条件反射说明正常的唾液、胃液分泌既可以经由精神期待、情绪回忆和生理刺激分别启动,也可以经由两者联合启动,隐晦地说明了消化系统活动与精神心理活动之间的紧密的相互关系。消化道可以说是精神心理活动的反应器,胃肠症状在很多情况下是情绪障碍的一种表现。消化系统疾病中有很大一部分是已经公认的心身相关障碍,如消化性溃疡、溃疡性结肠炎、胃肠神经症、慢性胰腺炎、慢性胆道系统疾病、神经性呕吐、神经性贪食症、幽门痉挛、习惯性便秘、直肠刺激综合征等。

2. 生活事件　生活事件与消化系统疾病的发生发展密切相关,心理科在消化内科会诊时需要重视生活事件对于患者的意义及评估生活事件在其疾病发生发展中的作用。可以影响消化系统功能甚至导致疾病的生活事件既有近期事件也有远期事件,既有重大事件也有琐碎事情,既有单一事件也有重复事件。一次近期发生的重大事情可以引起应激性溃疡已经是不争的事实,经常长期发生的日常小事在消化性溃疡的发展中所起的作用也越来越受到重视。生活和工作受到重大打击、生活和工作压力过大、受虐待、性生活不和谐、家庭矛盾、遇到意外灾难等生活事件对消化系统功能造成影响,而消化系统疾病中的心理社会因素的发病机制的病因学研究也发生了改变:从单向的心理社会因素导致胃肠功能改变发展到胃肠功能改变与患者的心理异常相互作用的互动过程,即认为心理社会因素和胃肠道功能异常改变是一个互动的过程,不仅心理社会因素可以引起胃肠功能异常改变,胃肠功能异常改变也可以引起心理状态的进一步恶化,形成恶性循环。

3.个性特征　个性特征在消化系统疾病中的作用与影响不像"A 型行为/性格"在冠心病的发生发展所起的作用那样明显,但也不能忽略个性特征的影响。个性敏感、内向、固执、具有不安全感、恐惧等特征的人易患消化性溃疡、肠易激综合征、溃疡性结肠炎、习惯性便秘等消化系统疾病。当然个性特征在消化系统疾病中的影响及可能机制还需要更多的研究来揭示。

【临床表现】

1.躯体形式障碍　有研究表明在综合医院中诊断躯体形式障碍的患者中胃肠道症状为主的占 43.6% 。在消化系统疾病中功能性消化不良、肠易激综合征、幽门痉挛等疾病是需要明确排除器质性疾病的,其症状与躯体形式障碍的躯体症状是有很大的交叉与重叠的。如功能性消化不良主要指持续或反复发作的上腹部不适或疼痛的一组临床综合征。上腹部不适主要包括上腹胀、早饱、嗳气、恶心等。躯体形式障碍是一类以持久地担心或相信各种躯体症状的优势观念为主的神经症,患者反复陈述躯体症状,不断地要求给予医学检查,对医学检查阴性结果不予理会,对医师没有躯体疾病的保证不予以理会。有时患者可能确实存在某种躯体疾病,但不能解释症状的性质、程度或患者的痛苦程度。躯体化障碍中关于胃肠道症状要求两种以上即可,如恶心、腹泻、胀气、嗳气等。而这些症状在其他消化系统疾病也可能出现,不具备特异性。所以在考虑或排除躯体形式障碍时需要会诊医师能够系统全面地把握病情特点后谨慎做出决定。限于篇幅,有关躯体形式障碍的诊断、治疗请参考相关专业书籍。

2.其他类神经症样表现　多表现为易烦躁、情绪波动大、注意力集中困难、记忆力差,脑力活动易疲劳、乏力等神经衰弱样症状,少数也可出现易疲劳、易兴奋、易激惹;或者不时担忧、紧张、多虑等焦虑情绪;或者出现情绪低落、不愿意活动、不积极治疗、做事兴趣下降等抑郁情绪。躯体形式障碍患者入住消化内科后还能让临床医师产生迷惑不解的情绪,从而有意识地阻止患者继续消耗医疗资源,向临床心理专科求助;而类神经症样表现由于症状不典型、不突出,有一定的可理解性,会让临床医师简单地理解为躯体疾病的症状,不引起临床医师和患者的重视,而错过早期干预的机会。

3.抑郁和(或)焦虑障碍　不论是消化系统疾病合并抑郁或焦虑障碍还是原发抑郁或焦虑障碍因为消化系统症状入住消化内科,都给临床医师识别出抑郁或焦虑障碍造成困扰。抑郁或焦虑障碍患者都可能出现恶心、食欲减退、腹部不适等消化道症状,与消化系统疾病的症状并无明显区别,但是,仔细采集病史,通常不难发现其情绪低落、兴趣下降等抑郁症状或烦躁、焦虑不安、担忧等焦虑症状隐藏在消化系统症状后面却是主导症状的特点。

4.神经性厌食症　神经性厌食症通常会以食欲缺乏入住消化内科,却查找不出具体的躯体器质性原因。其临床症状通常表现为:体重指数<17.5 kg/m^2;或根据其年龄和性别,体重维持在低于应有体重的85%以下。体重减轻是包括拒食和其他减肥措施在内的患者自身原因所致。体象扭曲,病态地害怕肥胖。内分泌紊乱在女性表现为停经,男性表现为性欲减退和阳痿,可有生长激素和皮质醇水平的升高,甲状腺素代谢变化以及胰岛素分泌异常。患者心理行为症状主要有以下特点:害怕体重增加;过度进行体力活动;总是考虑食物的问题;对体型的知觉发生改变;否认有病;追求学业或工作的成功;通常性格较为内向敏感。

【处理要点】

1.临床心理科会诊　医师应先与患者主管医师沟通的重要性是不言而喻的,因为患者主诉的消化系统症状真的是特异性低,如果贸然提供给患者一个针对其症状的全然不同于其主管医师的解释,恐怕很难真如所愿使患者信服。相反还可能会更加让患者迷惑而影响关系的建立。会诊医师应仔细了解患者的病情,申请会诊的理由、症状,个性特征、对躯体疾病的看法、对预后的期待以及对心理咨询的态度等资料,制定恰当的与患者面询、沟通及晤谈的方案。

2.结合与患者进行心理晤谈时获得的资料进行诊断与鉴别诊断,分类处理　仔细核查患者精神心理症状与躯体疾病的躯体症状之间的联系的同时,对患者所描述的躯体症状所代表的心理意义也应加以探索与分析。不论患者精神心理症状与躯体疾病的关系如何,帮助患者树立信心并积极、科学、系统地处理原发疾病是很重要的措施。如果经过仔细检查与分析后,能够确定患者躯体症状的出现与缓解等过程特点与心理因素密切相关,需要引导患者的注意力中心由关注躯体症状本身向关注内心情绪体验与心理需求转移,为恰当地实施系统心理干预打下基础。

3.伴发或合并抑郁焦虑障碍的处理　消化科患者伴发或者合并抑郁焦虑障碍时,常使躯体疾病迁延不易控制,且症状也趋于不典型化。此时进行抗焦虑抑郁药物治疗既是治疗伴发或者合并抑郁焦虑障碍的主要措施,也对原发疾病的治疗大有裨益。

4.对于躯体形式障碍的识别与处理　躯体形式障碍在消化内科并不少见,既给患者带来痛苦体验,也是医疗资源消耗大户。躯体形式障碍的躯体症状一般不局限于一个系统,症状不典型,患者通常会花大力气去描述症状来突出其痛苦的真实性,而体征却不明显。临床上,碰到症状不典型、体征不明显,又执着于症状的患者,在排除器质性疾病的基础上,尽早地进行心理干预是很有必要的。当然,这依赖于临床医师重视心理因素的意识、大众心理健康知识的普及、心理健康服务体系的系统化等多方面的因素。

5.心理治疗或干预 消化科患者由于基础疾病通常会影响食欲,或者由于病情需要对患者的饮食结构或习惯进行干预与调整,易于强化患者的病感,影响患者对疾病的认知,需要对患者心理状态的系统评估、制定调整、干预、治疗方案。心理治疗或干预是一项长期性、系统性的工作,不是一次两次临床联络会诊就能完成的,需要建立合适的机制与平台来处理这些问题。通常来说,对患者进行心理治疗或干预的措施有以下几类。

(1)支持性心理治疗:支持性心理治疗是一种折中性心理治疗方法,对方法和理论的系统性、严谨性要求不高,对心理医师的个人素质与专业素质却较高。

倾听患者诉说,恰当地共情,合适、合度地解释病情,接纳、理解的态度等基本技巧就能有效地缓解患者心理顾虑和负担,增强信心,提高治疗的依从性。

(2)认知疗法:认知疗法有严密的理论指导、成熟的操作方法,对于处理存在不合理信念、对疾病有不良认知的患者是一种很好的方法。通过帮助患者重新构建认知结构,改变其对自身疾病的不良认知和评价,消除紧张焦虑或悲观情绪,建立信心,通过对患者的不合理认知的纠正,引导患者采用积极的应对方式,改善情绪状态,有助于病情的长期稳定,改善疾病预后。同时运用认知疗法有关理论与技巧配合临床医师给患者介绍躯体疾病的有关知识,如病因、发病机制、临床表现、并发症及治疗措施,可有效地提高健康教育的效果。如对于功能性消化不良患者,指导其认识消化道症状与自身情绪及生活事件的联系,正确处理生活事件,避免不良情绪体验的躯体化。

(3)行为疗法:行为疗法是在行为主义理论指导下运用强化或弱化来塑造新行为或消除旧行为的方法。例如用来消除患者服药不规律行为,纠正患者的不良生活习惯和生活行为方式,戒除烟酒等不良习惯,嘱患者进行体育锻炼及放松训练等都属于行为疗法的具体运用。如指导溃疡性结肠炎患者养成良好的饮食习惯与排便习惯,有助于预防和缓解病情,打断躯体症状与情绪之间的恶性循环,促进康复。

（4）其他心理治疗方法：催眠治疗、音乐治疗、生物反馈治疗等治疗方法也能够帮助患者应对疾病的折磨，尤其是帮助他们放松情绪，体验到更多的正性的积极的轻松的情绪体验，从而有利于提高患者的整体生活质量。对于躯体形式障碍患者，认知疗法或行为疗法很难获得患者的配合而难以发挥作用，而用催眠治疗来改变其潜意识注意中心，通常可以获得满意的效果。

第三节　内分泌科

【发生原因】

1. 内分泌系统活动与精神心理活动之间的相互关系　精神活动与内分泌功能有密切的联系，内分泌功能活动不同程度地依靠中枢神经系统的调控，反之内分泌对调节中枢神经功能也有重要作用。长期持久的心理社会因素、性格及情绪的变化等往往会导致或引起内分泌功能活动异常。这些疾病的发生及转归均与心理-社会因素密切相关。下丘脑-垂体-肾上腺轴（HPA）的活动有很重要的作用。研究表明，焦虑、恐惧、抑郁等不良情绪可影响皮质下中枢的整合，致使下丘脑功能紊乱，内分泌功能失调，导致激素水平的异常改变，影响体内代谢，从而出现相应内分泌疾病。如有研究表明抑郁可抑制胰岛素分泌，使患者糖代谢的调节能力降低；焦虑情绪则有可能通过下丘脑-垂体-肾上腺轴使升糖激素分泌增加，造成血糖升高，加重胰岛负担，最终造成糖尿病。又如甲状腺功能亢进，由于甲状腺素分泌过量，机体甲状腺素水平增加，继之发生中枢神经系统代谢紊乱影响了大脑的功能活动而出现精神神经症状。也有许多患者因为担心并发症的出现而产生焦虑紧张情绪。这种继发的焦虑紧张情绪主要源于患者对疾病的不恰当认知。

生活事件的影响生活事件，尤其是负性生活事件在内分泌疾病的发生、发展、转归中有很大的影响。

研究表明负性生活事件与甲亢有密切关系。长期精神紧张、抑郁、过度悲伤常为本病诱因。严重的应激事件作为心理应激源作用于机体，产生负性应对方式，通过应激中介机制产生相关应激激素，这些应激激素反过来又作用于大脑使机体的许多器官系统如神经系统、甲状腺及其他内分泌系统、免疫系统动员起来使机体处于疾病的易感状态，出现精神心理行为症状。

2. 个性特征的影响　个性心理特征在内分泌疾病中也扮演着重要的角色。如甲亢患者的个性特征是内向、情绪不稳；急躁、易怒、紧张多疑、易焦虑等。糖尿病患者多有情感不稳定、焦虑、抑郁、神经质、被动、依赖、存在强烈的不安全感、优柔寡断等性格基础及常在压力事件中采取"抵抗-逃避"的消极应对方式。也有研究认为 D 型行为特征为糖尿病易感行为特征，如情绪乐观，乐于寻找一些有趣的事情、回避痛苦、不能接受延迟满足，要求马上得到满足。性格缺陷、长期精神创伤、过度悲哀、极度惊恐、紧张或愤怒以及灾难性事件等均可诱发甲亢。病前性格、心理因素和甲状腺功能亢进三者共同作用被认为是甲亢的发病机制。

个性心理特征在内分泌疾病中所起的作用及致病机制，目前还没有统一的理论解释，需要更进一步的研究。

3. 不良生活方式的影响　生活方式的改变深刻地影响着人类疾病的疾病谱表现。农业社会中人们粗茶淡饭，生活不讲究，卫生标准不高，威胁人们生命健康的主要是感染性疾病；现代社会中人们精耕细作，卫生标准高，感染性疾病已经不是健康的主要威胁者，取而代之的是各种各样的慢性非传染性疾病，如糖尿病、高血压、冠心病等。肥胖症的发生与生活方式的关系更加明显。例如现代人追求高营养、高消费、高享受，多食，精食，饱食，甜食过多；生活方式无规律，夜生活习以为常；缺乏运动，体力活动不足。西方国家流行以胖为荣；国内独生子女家庭唯恐子女营养不良，高营养，超前消费，饮食过度等不良社会风气，对肥胖的产生都具有病因学作用。研究表明与糖尿病有关的不良生活方式有：膳食结构不合理，摄入过多热量、饱和脂肪酸、胆固醇等；缺乏运动；过量饮酒、吸烟行为；生活不规律、工作过度劳累等。

【临床表现】

由于内分泌系统活动与精神心理活动之间的紧密联系，使得内分泌科患者的精神心理症状表现相对各有特色。

1. 糖尿病伴发的精神心理症状　糖尿病神经精神症状的严重程度往往与代谢性障碍及血管神经系统病变的严重程度相平行。由于糖尿病一旦确诊意味着治疗的终身化，患者普遍存有恐惧心理，对疾病过分担忧，导致情绪低落、兴趣下降、消极悲观、自卑等抑郁表现，通常来说病程越长抑郁症状越重；而焦虑、烦躁、苦闷、紧张不安等焦虑症状则通常与血糖控制不理想有关。焦虑抑郁情绪的出现使患者对治疗的依从性下降，饮食管理及行为管理的有效性降低，从而使血糖更加不稳定，形成恶性循环。患者长期受尽疾病折磨,尤其是通过控制饮食、运动和口服降糖药物后,血糖仍不能得到很好的控制或者因严重的并发症而久治不愈,患者容易对治疗失去信心。患者常表现情绪低沉、悲观、消极、情绪不稳定,容易激惹,发脾气等,同时可伴有记忆力下降,注意力不集中,智力减退等认知能力下降症状。由于糖尿病是终身疾病,并易造成多器官功能损害和各种并发症,因此患病后容易出现紧张恐惧心理。当病情恶化或血糖水平明显升高时则可出现不同程度的意识障碍、嗜睡、反应迟钝,谵妄或精神错乱,以致陷入昏迷。这种昏迷称之为酮症酸中毒性昏迷,与其他疾病所致昏迷一样,属于浅昏迷或类木僵状态。

2.甲状腺功能亢进症状伴发的精神障碍　甲状腺功能亢进时伴发的精神障碍常表现为患者言语活动增多、情感不稳定、易激惹、冲动、攻击、抑郁或欣快等,伴有紧张、过敏、多疑等症状。甲状腺功能亢进患者由于情绪紧张度增高,常常处于一种焦虑或兴奋心境之中,言语增多,成天忙忙碌碌,做事虎头蛇尾、注意力不能集中,也有部分老年患者有时又可表现为情感迟钝、动作缓慢、少言寡语等类抑郁症样症状。而各种精神创伤、感染、手术等应激的诱发下出现甲状腺危象时,患者表现为谵妄或精神错乱状态。

3.甲状腺功能减退伴发的精神心理症状　当甲状腺功能减退时,其伴随的精神心理症状以活动的反应性降低、兴奋性下降、记忆力减退、兴趣减退、嗜睡、情感淡漠、面无表情、对周围漠不关心,所有的认知活动都变慢等,这通常是甲减引起的原发性的精神心理症状,在予以甲状腺素治疗后会迅速好转。而当治疗效果不满意或者由其他原因引起的焦虑、紧张、担忧、情绪低落症状则通常需要辅以抗焦虑抑郁治疗,包括心理治疗才能好转。

4.肥胖症的临床精神心理症状　肥胖症作为一个单独的疾病单位还没有引起医学界的足够重视,但是肥胖症患者的心理痛苦程度却不轻。患者在肥胖症患病之前多存在自卑、自我评价低、敏感、情绪不稳、焦虑抑郁等症状,因此多采取过度进食,快速进食或借酒浇愁等方式缓解焦虑烦躁情绪,有的则追求高质量高营养低膳食纤维饮食而导致肥胖。而在肥胖症患病后则常常加重抑郁、焦虑、多疑、强迫等情绪体验,影响其正视自身的问题。因身体的肥胖而经常被人讥笑,不被人认同,而逐渐感到烦恼自卑,不愿意参加集体活动,不愿意出门,害怕见人,少语,少动,情绪低落,兴趣下降,甚至出现轻生自杀念头;有时焦虑不安,紧张害怕,甚至怀疑自己患了什么大病,有些则出现强迫症状,如强迫性反复洗手,强迫禁食,暴饮暴食等。躯体因素与心理因素、不良行为方式交互作用形成恶性循环。

5. 心理行为问题　由于内分泌科大多数疾病的用药周期较长甚至是终身服药,患者不能很好地处理患者角色与自身其他社会角色之间的相互关系而出现各种各样的问题。一种情况是过分进入患者角色。患者在获知疾病诊断后,一门心思放在关注疾病相关信息上,如打听哪里治疗效果好、关注药物不良反应、关注疾病症状、认为生活第一件大事就是把病治好恢复到以前、认为自己是患者,家人朋友都应该让着自己照顾自己等,从而影响到日常人际关系及社会功能,最终又影响到患者的治疗。一般来说,具有依赖、敏感、关注细节等个性特征的患者容易过分进入患者角色。另一种情况是不能进入患者角色。患者否认疾病诊断,否认自己患病,尤其是症状不是很严重,对患者行动能力、基本生活没有多少限制的情况下更容易出现不能进入患者角色的情况;或者事务繁忙、经济拮据等情况也使患者难以进入患者角色。不论是过分进入患者角色还是不能进入患者角色,患者对医嘱的遵从性都比较低,表现为用药的规律性与系统性比较差。心理科会诊过程中发现患者医嘱依从性差时,需要仔细寻找影响患者恰当进入患者角色的相关因素,以便及时处理,提高患者依从性以更好地控制病情的进展。

【处理要点】

1. 临床心理科会诊　医师应与患者主管医师沟通了解患者的病情,申请会诊的理由、症状,个性特征、对躯体疾病的看法、对预后的期待以及对心理咨询的态度等资料,制定恰当的与患者面询、沟通及晤谈的方案。

2. 结合与患者进行心理晤谈时获得的资料,进行诊断与鉴别诊断,分类处理　仔细核查患者精神心理症状与内分泌疾病等躯体疾病之间的联系。不论患者精神心理症状与躯体疾病的关系如何,帮助患者树立信心并积极、科学、系统地处理原发疾病是很重要的措施。

3. 伴发或合并抑郁焦虑障碍的处理　内分泌科患者伴发或者合并抑郁焦虑障碍时,如不能及时有效处理,常使躯体疾病更加容易恶化和(或)不易控制。进行抗焦虑抑郁药物治疗既是治疗伴发或者合并抑郁焦虑障碍的主要措施,也对原发疾病的治疗大有裨益。

4. 心理治疗或干预　内分泌科患者由于基础疾病具有影响宽,临床症状复杂,治疗周期长,患者自身的力量常难以应对,对患者心理状态的评估、调整、干预、治疗是很重要的措施。而心理治疗或干预是一项长期性系统性的工作,不是一两次临床联络会诊就能完成的,这就需要建立合适的机制与平台来处理这些问题。通常来说,对患者进行心理治疗或干预的措施有以下几类。

（1）支持性心理治疗：支持性心理治疗是一种折中性心理治疗方法，对方法和理论的系统性、严谨性要求不高，对心理医师的个人素质与专业素质却较高。倾听患者诉说，恰当地共情，合适合度地解释病情，接纳理解的态度等基本技巧就能有效地缓解患者心理顾虑和负担，增强信心，提高治疗的依从性。

（2）认知疗法：认知疗法有严密的理论指导，成熟的操作方法，对于处理存在不合理信念、对疾病有不良认知的患者是一种很好的方法。通过帮助患者重新构建认知结构，改变其对自身疾病的不良认知和评价，消除紧张焦虑或悲观情绪，建立信心，通过对患者的不合理认知的纠正，引导患者采用积极的应对方式，改善情绪状态，有助于病情的长期稳定，改善疾病预后。同时运用认知疗法有关理论与技巧配合临床医师给患者介绍躯体疾病的有关知识，如病因、发病机制、临床表现、并发症及治疗措施，可有效地提高健康教育的效果。

（3）行为疗法：行为疗法是在行为主义理论指导下运用强化或弱化来塑造新行为或消除旧行为的方法。例如用来消除患者服药不规律行为，纠正患者的不良生活习惯和生活行为方式，戒除烟酒等不良习惯，嘱患者进行体育锻炼及放松训练等都属于行为疗法的具体运用。

（4）其他心理治疗方法：催眠治疗、音乐治疗、生物反馈治疗等治疗方法也能够帮助患者应对疾病的折磨，尤其是帮助他们放松情绪，体验到更多的正性的积极的轻松的情绪体验，从而有利于提高患者的整体生活质量。

第四节　肾内科

肾内科最常见的疾病包括各种原因所致的急慢性肾功能不全、各种肾小球疾病、泌尿系统感染。肾脏疾病的一个特点是除原发的疾病之外，更多的是继发的。这使得肾内科患者躯体疾病通常较复杂较严重，而且慢性化迁延化比较明显，疾病对患者的心理影响时限长且大，容易出现各种精神心理症状，精神心理科会诊时更加需要多角度的灵活处理。

【发生原因】

1.身心反应　肾内科疾病尤其是肾脏疾病通常起病隐匿，在出现症状后就医时，疾病已经发生发展了一段时间。患者在获知自己患有肾脏疾病后，会体验到后悔、焦虑、担心、怀疑、否认、接受等认知情绪体验过程。这些情绪体验通常会融合在患者的求医行为之中,不再表现为一个突出的需要处理的问题。

2.心理问题　不论是肾脏原发疾病还是继发疾病,一旦出现肾功能不全,患者就会被一些坊间传言"尿毒症就是不死的癌症""尿毒症是治不好的"等困扰。这类不合理信念使患者的治疗信心备受打击,从而出现各种情绪症状及不配合治疗的行为。另外一些患者尤其男性患者受传统文化的影响,认为肾乃先天之本,肾脏有病就是肾虚,不能过性生活,从而压抑自己的性欲望,处于矛盾冲突之中,产生焦虑抑郁症状,甚至出现性欲低下、阳痿等症,更进一步加重其不合理信念,形成恶性循环。一部分患者可能病前有不洁性生活史,出现后悔、焦虑、抑郁症状,胡乱就医使病情迁延,需要会诊医师能够在安全保密的环境中恰当地处理患者的心理问题才有可能使患者的治疗康复进入一个理想阶段。

3.躯体疾病伴发的精神心理症状　肾脏疾病中,肾功能不全或透析治疗最易伴发精神心理症状群。肾功能不全伴发精神障碍的发生、表现及严重程度与肾功能不全起病的缓急明显相关。急性肾功能不全患者,由于起病较急,血液氮质水平改变急剧,精神障碍出现迅速,病情严重;而慢性肾功能不全患者,由于起病缓慢,血液氮质水平变化平缓,精神障碍多以类神经症样症状为主,症状相对较轻,起病缓慢,呈进行性发展。患者在进行血液透析或腹膜透析后因血液尿素氮水平急剧下降造成脑内和外周血液渗透压失衡引起颅内压增高和脑水肿,从而出现精神症状。

【临床表现】

1.身心反应　患者在获知患急慢性肾炎等肾脏疾病后,通常会经历茫然、不知所措、不相信,焦虑、烦躁,不知如何应对等心理行为反应与情绪体验,随着时间推移及患者逐渐进入患者角色,心理症状会逐渐减轻与消失。

2.心理问题　如果患者有经济压力、家庭人际关系复杂、社会支持不够或者有与疾病发生发展有关联的隐私等心理问题,临床上的精神心理症状会更加复杂。如经济压力的存在可能使患者有意无意地忽视躯体症状;有与疾病相关的隐私存在时会显得犹豫不决,想询问发病的原因却又害怕知道发病的原因;社会支持不够时孤独感明显,或者特别地依赖医师,或者对医师也存在不信任感等。

3.心理障碍　肾内科患者合并心理障碍主要是抑郁症多见,合并焦虑症也不少见。焦虑症状多出现在躯体疾病初期,多表现为担心病情严重,害怕治不好,担忧医师是否尽心尽力治疗,随后泛化,对自身的各个领域都担忧,其至出现无名焦虑,影响社会功能,影响躯体疾病的合理治疗,达到焦虑障碍的各项标准。抑郁症状通常出现躯体疾病后期,开始表现为对躯体疾病治疗效果不满意,对继续治疗失去信心,对医师护士配合度下降,对生活抱怨,情绪低落、兴趣下降等抑郁症状反而不突出。随着时间推移,情绪低落,郁郁寡欢,兴趣减少,不愿意活动,无助无望感,甚至厌世等抑郁症状越来越突出,才会引起家人或医护人员的注意。

4.肾脏疾病伴发精神障碍的症状群 肾脏由于其特殊的生理作用,在其发生病变时的病理生理改变影响较广泛,这时的精神心理症状群是与疾病本身的严重程度相平行的,轻则精神心理症状也少而轻,重则精神心理症状也多而重。一般来说有如下3类精神心理症状群会出现在疾病的相应阶段。

(1)类神经衰弱症状:往往发生于急、慢性肾功能不全的初期和高氮质血症期,主要表现为头昏、头痛、易疲劳、乏力、表情淡漠、精神萎靡、活动减少、注意力集中和记忆力困难、思维反应迟钝、睡眠时相颠倒,即患者白天嗜睡、昏昏沉沉、夜间失眠。当血液中氮质上升至一定程度时,大部分患者可出现上述症状。类神经衰弱症状通常也是出现最早的症状群。

(2)意识障碍:意识障碍常是患者病情加重的标志,意识水平从嗜睡、昏睡至昏迷不等,且时深时浅,常有"夜重昼轻"的波动规律,随肾功能不全的发展,可出现进行性加重趋势。部分患者在意识模糊的基础上,可以出现谵妄或精神错乱状态,患者言语支离破碎、思维不连贯、注意力涣散、时间、地点、人物定向错误,如经常认错陪护或来探视之人,同时伴有内容恐怖的幻觉或错觉(以幻视多见)。

(3)情绪障碍:在疾病早期多表现为焦躁不安、心神不宁或精神活动抑制和迟缓,恢复期常出现情绪低落、抑郁寡欢、乐趣缺乏、对什么都不感兴趣,言语活动明显减少,偶尔消极悲观的言语或行为。通常是焦虑、抑郁症状混合存在,与躯体疾病严重程度有一定的平行性。

此外,少数患者可出现片段的幻觉、妄想等类精神分裂症样症状;偶见兴奋、话多、情绪高涨、表情欣快、激惹性增高等类躁狂样表现。

【处理要点】

(1)首先临床心理科会诊医师应与患者主管医师沟通。了解患者的病情,申请会诊的理由、症状、个性特征及对心理咨询的态度等资料,制定恰当的与患者面询、沟通及晤谈的方案,做到心中有数又要避免先入为主。

(2)结合与患者进行心理晤谈时获得的资料,进行诊断与鉴别诊断,分类处理。仔细核查患者精神心理症状与肾脏疾病或者导致继发性肾损害的原发疾病等躯体疾病之间的联系。

（3）对于肾脏疾病伴发的情绪反应，以积极治疗原发疾病为主，同时提供专家支持氛围。通过共情、内容表达、情感表达、解释等基本心理治疗技巧，消除患者对肾脏疾病的害怕、恐惧感，消除患者家属及病友等的消极影响，调整其对疾病的产生原因及后果等方面的不合理认知，指导患者采取想象放松技术、冥想、肌肉放松等方法来帮助患者放松情绪等。

（4）对于肾脏疾病同时合并有心理障碍的患者则在积极治疗躯体疾病的同时，对心理障碍的治疗也应予以高度重视。对其合并心理障碍的治疗以药物治疗加心理治疗的联合方案为佳。对于在住院期间首次获得心理障碍诊断的患者需要指导其区别躯体症状与情绪症状，学会基本的情绪调节技巧，提高患者对心理健康的重视程度，树立与疾病做斗争的信心，接受与疾病在一段时间内甚至很长一段时间内共存、共处的状态。肾脏疾病，尤其是进入慢性肾功能不全，长期接受血液透析或者腹膜透析治疗的患者，抑郁症的发生率比较高，需要早预防、早发现、早治疗。对于以前已经诊断过心理障碍，且已经在影响躯体疾病治疗的患者，在积极治疗躯体疾病的同时需要着重了解患者过去治疗心理障碍的经历，特别了解患者中断心理障碍治疗的原因，以及目前患者对心理障碍治疗的态度，患者的社会支持状况等资料，以系统科学地制定患者心理障碍治疗的方案。不论何种情况，对于心理障碍诊断的治疗都需要积极调动患者参与治疗方案制定的主动性与积极性，维护治疗的信心，巩固治疗同盟。

第五节　妇产科

【发生原因】

1.女性特殊生理特点的影响　妊娠到分娩是女性内分泌系统发生剧烈变化的时期，加上社会期望与社会角色的变换与调整使女性孕产期的社会心理活动变化也非常大，一般来说孕产期是女性一生中非常容易发生躯体和心理变化的阶段，是各种心理症状快速发生的时期，从母婴心理卫生的角度来说也是一个关键时期。从精神医学角度看，孕产期也是女性精神障碍的高发时期。McNeil 认为女性分娩 3 个月内精神障碍的发生率较正常时期高出 10 余倍，特别是既往有精神障碍史者会出现很高的复发率。同样的，孕激素和雌激素的周期性波动,以及大脑对这种波动的敏感与反应程度不一样可能是一些女性出现经前综合征、经期综合征或更年期综合征症状的原因。女性一生经历少年儿童期、青春期、青年期、中年期、老年期等人生阶段,各期的生理变化大,加上社会角色的变化也较大,生理不适与情绪波动容易形成恶性循环,如不恰当处理,容易出现各种心身障碍。研究发现女性抑郁症的现患病率及终身患病率均为男性抑郁症的近两倍,这是因为女性的雌激素和孕激素水平较男性高,其中雌激素有拟 5-HT 作用(稳定心境和抗抑郁效应),孕激素有拟 T-GABA 作用(镇静和抗焦虑效应),当经前、分娩和绝经时,这两种激素水平下降,引起心境不稳、抑郁、焦虑、失眠等症,轻则情绪不良,重则出现激越性抑郁。

2. 社会文化风俗因素的影响　性别的生理差异天然存在,而社会文化风俗等非天然存在的性别差异竟然一点也不比性别生理差异小或少。例如人们通常用富有冒险精神、雄心勃勃、有攻击性等词汇来描述男性,而用文雅、心软、温暖等词汇来描述女性。社会文化风俗的性别差异有时会给女性带来很大的心理压力,导致心理行为问题的出现,甚至精神障碍的出现。一个外向的女性如果不接受社会要求女性要文雅的观念,就有可能形成内心冲突,不能很好地整合与调整的话,就可能出现心理行为问题。再如社会对婚前性行为态度的性别差异,就会对女性造成更多的心理压力。作为强奸受害者的女性由于担忧失贞歧视等社会风俗影响而选择压抑、沉默、退行等方式处理导致身心健康受到损害。

3. 个性特征的影响　个性特征的影响在妇产科心理行为问题及心身相关障碍中的体现主要包括两方面内容。一方面,不同个性的人对躯体疾病的态度及症状的感知有不同,对疾病的进展及转归有影响。内向、敏感的女性趋向于将躯体疾病严重化,对症状敏感,与情绪变化形成恶性循环而促进疾病进展;外向、不拘小节的女性趋向于忽略躯体疾病的严重性,对症状不敏感,从而可能延误治疗时机。另一方面,性格不良的女性常常很难恰当处理患者角色,难以适应患病事件,易冲动,对预后有不现实的过高期望,难以与医师建立一致的治疗联盟而影响疗效。如依赖性个性的女性可能害怕承担生儿育女的责任及害怕怀孕的痛苦而出现焦虑、烦躁、不安等不良情绪。

4. 生活事件的影响　幼年不幸、父母离异、被遗弃、父母去世等,无单独住房、居住环境拥挤,家庭不和睦等生活事件对情感细腻的女性的负面影响大于情感相对粗放的男性,也更容易成为女性心理行为问题的导火索或是主要原因。在产科中,首次怀孕、首次分娩、既往流产史、非计划的怀孕、婚姻不和、婚姻不满意等对于孕妇来说是非一般的生活事件,会形成压力,处理不当就有可能出现心身相关障碍,容易促进产前、产后抑郁发生。

【临床表现】

1.妇科常见心理障碍　在妇科手术中,患者经常面临的问题有是否手术、手术后是否会出现后遗症或性功能方面的残留症状、影响性生活等,手术前会出现焦虑紧张情绪、担心手术能否成功、手术并发症、大出血、手术意外、麻醉意外、医院的条件、医生的业务水平等。Ramsay 研究发现62%的患者害怕麻醉,15%的患者害怕手术,23%的患者属于其他原因(怀疑手术效果、不信任医生、害怕疼痛等)。同时由于妇科手术主要是性器官切除或部分切除,许多女性认为子宫等性器官是产生性感和保持女性特征的关键性器官。一旦切除这些器官会改变女性形象、降低女性魅力、降低性欲、影响夫妻关系,心理上常存在丧失女性感,导致心理空虚,焦虑抑郁或心身相关障碍,手术后神经症。

(1)计划生育后的心理障碍:计划生育后尤其是输卵管结扎术后的神经症在临床多见,以宫内放置节育环及人流术后引起的心理障碍多见。常有食欲缺乏、心悸、头痛、乏力、失眠、多梦以及下腰酸痛不适等,甚至出现精神症状。其原因通常为生育功能得不到满足、对计划生育的误解、怕手术、怕后遗症等,因而有严重的心理负担和精神紧张。童年父母分离、遭他人虐待、工作生活中经历过挫折等更容易导致不良的心理反应。缺乏亲人照顾、经济困难等也会出现不良心理问题。

(2)更年期心理障碍:妇女进入更年期会感到极大不安和恐怖,以及莫名其妙的惆怅和忧心忡忡。这些担忧造成的不良情绪可能加重更年期的心理反应,使之变得易激怒、易疲劳以及自主神经功能紊乱和睡眠障碍等。严重者可表现为偏执状态、抑郁焦虑障碍等。

(3)经前综合征:反复在月经周期的黄体期出现周期性的躯体、精神以及行为方面的改变,严重者影响生活质量,月经来潮后症状自然消失。经前综合征患者常常情绪不稳定,有神经质、内向、焦虑抑郁、急躁易怒、自我评价过低、适应能力不良等。追溯生活史,常有较明显的精神刺激遭遇,如童年期的不幸经历和精神创伤、父母家庭不和、学习成绩低下、失恋等。

2.产科常见心理障碍

(1)未婚先孕、婚外恋、强迫婚姻及被侮辱:常会有来自社会和家庭的压力,内心紧张羞辱,自卑自责的心理反应,而这些严重的心理冲突往往和某些妇科疾病交织在一起,处理不当,可导致严重心身相关障碍。

（2）孕产妇的心理障碍：担心难产，害怕胎儿畸形，担心胎儿缺氧甚至以后智力障碍；由于产前过分紧张和焦虑，分娩时产生多种心身反应，失眠、厌食、焦虑紧张、低血压、脱水、体力和精力严重消耗等，这些可导致宫缩乏力、产程过长，难产或产后大出血。

（3）心因性不孕：指临床及病理检查不能确定病因者，其发生与不良情绪有关，具有可逆性，约占全部不孕症患者的20%。在焦虑、紧张、抑郁等不良情绪和心理因素影响下，通过内分泌-自主神经系统-性腺激素引起停经、输卵管挛缩、宫颈黏液分泌异常等变化而不孕。患者常有易焦虑紧张、情绪不稳定和依赖性强等倾向，还可具有多动、内向、孤独、不善交际、好担忧、缺乏自信等。个别患者具有异常性行为，手淫、性恐惧、性变态或性幼稚等。患者容易出现假孕体验、自责孤独感、耻辱感、家庭不安全感等症状。

（4）妊娠剧吐：孕妇在早孕期间出现择食，食欲缺乏，轻度的恶心、呕吐、头晕、倦怠症状，称早孕反应。一般不需要特殊治疗，在妊娠12周后自然消失。少数患者恶心、呕吐症状严重持久，食物摄入量减少，导致营养不良，体液和电解质紊乱、代谢症状，称为妊娠剧吐。与妊娠剧吐有关的神经因素可能为：①妊娠早期大脑皮质的皮质下中枢兴奋和抑制过程失衡，大脑皮质的兴奋性升高而皮质下中枢的抑制性降低，使丘脑下丘脑的各种自主神经活动紊乱，引起妊娠剧吐；②妊娠后随着子宫增大，子宫内感受器不断受到刺激，冲动传导大脑中枢，引起反射性呕吐恶心。

（5）心境障碍：无论妊娠期还是产后，心境障碍均是产科发生率最高的一种精神障碍。妊娠初期最显著的变化是情绪变化。例如，当初孕妇女得知已受孕时，会因他人的妊娠苦恼或难产而引起恐惧与焦虑。曾有妊娠经历的女性也会联想到既往妊娠时的各种不适感而产生不快。但随着孕期的延长，胎动的感受会使心境逐渐平复而直面现实。妊娠晚期也可出现对分娩是疼痛、新生儿体质、有无畸形而发生预期性焦虑。而产后据估计高达80%的妇女会出现一种被称之为"产后情绪不良"的综合征。这是一种程度相对较轻、自限性情绪问题，表现为哭泣、情绪不稳定、焦虑不安、失眠、食欲缺乏、易激动等。通常产后3d发生，1周内缓解。其原因可能是分娩后肾上腺功能下降有关，但未发现确切的激素危险因子。

（6）产后（产褥期）抑郁症：产后抑郁症是指在产后数周内呈现出明显的抑郁症状或典型的抑郁发作。发病率随研究者对产褥期时间界定的不同而有所差异，但比较一致的观点认为约全部产妇的13%，初产妇曾发生者在以后再分娩时复发率达30%。主要临床表现对婴儿健康过分焦虑，害怕婴儿患病,自责,担心自己角色转变不良,不能像好母亲一样去照顾婴儿,因心境不良和孩子的哭闹而造成的睡眠障碍,产妇可以认识到自己是不正常的,有自杀意念或伤害婴儿的恐惧,性欲丧失,对丈夫表现比较冷淡,担心会拒绝婴儿和不情愿地喂养婴儿,害怕孩子不是自己的,明显的情绪低落、悲观厌世,严重时会出现自杀行为,甚至出现杀死婴儿的观念及行为。Jennings 等(1999 年)研究发现存在想伤害新生儿念头的抑郁症患者占所有产后抑郁症的 40%,并认为产生该念头的产妇会给新生儿的发育带来不良影响,易导致婴儿长期的认知与情绪发育不良及社会适应性障碍。妊娠初期曾有过抑郁症状,产后初期又显示出焦虑、抑郁的现象时,应高度警惕产褥期抑郁症的发生。部分产后抑郁症是分娩后一段时间精神活动正常而滞后发病者,常与产后情绪不良有关。本症发生的危险因素包括社会心理应激、不良生活事件、婚姻不和、既往和家族心境障碍史等。由于产后抑郁症在复发、自杀、遗传等方面都明显低于其他情感性障碍,因此目前多认为产后抑郁症受生活事件影响较大。有报告认为孕前具有重大生活事件影响的女性在产褥期易发生抑郁症。

【处理要点】

(1)不论是在妇科或是产科,心理科会诊医师与患者主管医师沟通的重要性是不言而喻的。同时,与患者信任的人,包括亲人朋友等沟通的重要性同样有意义。女性容易信赖一个人,做决定却又经常摇摆不定,所以心理科医师需要建立一条由临床医师、患者信任的家属和患者本人参与的治疗联盟。会诊医师应仔细了解患者的病情,申请会诊的理由、症状,个性特征、对躯体疾病的看法、对预后的期待及对心理咨询的态度等资料,制定恰当的与患者面询、沟通及晤谈的方案。

(2)结合与患者进行心理晤谈时获得的资料,进行诊断与鉴别诊断,分类处理。仔细核查患者精神心理症状与躯体疾病等躯体疾病之间的联系的同时,对患者所描述的躯体症状所代表的心理意义也应加以探索与分析。不论患者精神心理症状与躯体疾病的关系如何,帮助患者树立信心并积极、科学、系统地处理原发疾病是很重要的措施,同时及早与患者家属建立治疗联盟,保持或促进患者社会支持系统的完善也非常重要,这在产科显得更为突出。

(3)妇科患者伴发或者合并抑郁焦虑障碍时,进行抗焦虑抑郁药物治疗既是治疗伴发或者合并抑郁焦虑障碍的主要措施,也对原发疾病的治疗大有裨益。而产科患者如伴发或合并抑郁焦虑障碍,药物治疗因为要考虑到对胎儿或哺乳的影响,选药问题大费周章,同时也会明显增加患者的额外压力。所以在产科,轻中度抑郁焦虑障碍一般以心理治疗为主,同时注意消除环境及家庭支持的不良影响,辅以音乐治疗等综合性方法。对于重度抑郁焦虑障碍,则需权衡利弊,谨慎选用对胎儿或哺乳影响小的药物,同时心理治疗等综合治疗方法在治疗计划中也很重要。

(4)心理咨询与治疗:女性的语言功能,如语言理解性与感受性似乎天然比男性好些,而其对言语交谈的需要也似乎比男性要强烈一些。与之相应的,在产科和妇科实施心理咨询所感受的抵触似乎比男科病房要轻一些。

1)一般性心理治疗:对患者进行有关孕期、经期、绝经期保健知识的宣教,告诉患者孕期、经期、绝经期出现的一些不适只是一个正常的生理过程,对三期可能出现的问题进行解释,消除患者不必要的恐惧、焦虑、担忧感。纠正患者不良的行为模式,教会患者对应激事件采取积极有效的应对措施,增强信心。

2)家庭治疗:不论哪种文化背景,家庭在女性心目中的地位是很重要的。不良的家庭环境与社会支持系统对女性心身健康有很深远的影响。针对家庭成员进行相应的家庭治疗,告诉其家庭成员尤其是丈夫和公婆应对患者宽容、谅解、同情、支持,改善家庭人际关系与沟通环境,使患者获得满意的家庭功能,有助于患者恢复心身健康。

3)放松治疗:指导产妇进行放松治疗可以有效地缓解疼痛感,减少剖宫产的麻醉药量,减少催产素的使用量。当然,放松治疗作为一种基础性的方法,对于妇科患者同样有益。

4)婚姻治疗:对婚姻关系不良的夫妇进行婚姻治疗,使患者夫妇懂得夫妻恩爱的重要性,夫妻之间应该互相关心,互相谅解,互相包容。良好的夫妻关系通常能给予患者很好的心理支持作用,有助于稳定患者的情绪,调整心态。所以对婚姻关系不良的患者实施婚姻治疗,随着婚姻关系的改善,患者的心理行为问题也会获得相应的改善。

5)心身预防:由于孕期心身障碍危害大,且怀孕通常来说是一个可以计划的过程,所以对孕期心身障碍进行预防很重要且有很强的可操作性,可以做到早期发现,早期进行干预。通常可以通过如下措施来预防孕期心身障碍。如建立完善的孕期保健计划,定期进行产前检查,确保孕妇及胎儿健康;定期向专业心理医生进行咨询,以保心情舒畅;参加相关的产前培训班,了解与分娩相关的知识及应对措施,避免盲目分娩;有明显生活事件的产妇应进行必要的咨询,给予及时的心理或药物治疗,使心理问题及早解决;对产妇及其父母、公婆、丈夫及其他成员在内的家人进行孕期精神卫生知识宣教,使他们懂得和重视孕妇在该时期可能出现的心理问题;有良好的家庭或社会支持系统,给孕妇创造一个轻松美好的孕期氛围;指导家庭成员如何做好产前物质及精神准备,使产妇减少负担。

第六节　儿　科

【发生原因】

1. 生理发育的影响　儿童和青少年处于生理功能的成熟及心理发展的阶段,神经系统的兴奋性过程与抑制性过程还不平衡。这种神经系统兴奋性过程占优势的特点,在儿童和青少年中表现为情绪、行为动作启动快,强度大,变化也快。正因为这样,当儿童多动、好动、情绪易波动时,不能轻易地诊断为多动症,而是需要加以仔细的鉴别。当家长不能很好地理解孩子生理发育的特点对其情绪、行为的影响时,就有可能出现亲子关系冲突,促发儿童和青少年情绪障碍、心理行为问题甚至更为严重的精神心理障碍的出现。这种不平衡现象还体现在生理发展与心理发展不平衡方面。不但人的智力发展有循序渐进的规律,人的喜怒哀乐、恐惧、痛苦、悲伤等情绪发展是有规律的。当儿童的运动功能增强,而认知能力与恐惧情绪没有相应的发展,就使儿童不能识别并处理危险情景,成年人在提供帮助的过程中就会对儿童的认知模式及情绪体验模式产生影响,为日后的情绪障碍、情感障碍、行为障碍埋下伏笔。在儿童和青少年的同伴交往中,一些人际关系冲突及障碍的出现就是因为没有很好地理解与处理生理发展与心理发展不平衡问题。进入青春期,性功能的发展与心理发展的不平衡成为一个突出的问题。一方面性生理等生理功能不可抑制的发展,另一方面性心理、性意识等心理功能发展滞后,再加上社会环境的各种影响交织存在,处理不慎就可能成为各种青少年情绪障碍、心境障碍甚至精神分裂症的诱发因素或是主要原因。

2. 亲子关系及家庭环境的影响　亲子关系的影响在儿童出生前就开始存在。父母在决定生育之际,就开始考虑想象自己要怎样抚养儿童,自己会喜欢什么样的儿童,同时祖父母辈也在踊跃加入儿童出生后会是怎样一幅蓝图的创造过程中。儿童在还未出生即被赋予有很多功能的社会角色。这种由儿童的直接监护人所赋予的期望对儿童的精神心理发展影响很大,尤其是当期望与实际的差距没有恰当协调处理时,表现更加明显。教养方式不当可以诱导或者加重儿童的心理行为问题。在受虐待、被忽视、照顾不好、家庭人际关系紧张不和睦等环境中的少年儿童容易产生情绪障碍。少年儿童进食障碍的成因中就有很多涉及亲子关系及家庭环境。有些父母过分注意儿童的饮食,反复诱导其进食或威胁强迫喂食,反可降低儿童摄食中枢的兴奋性,导致厌食行为;有的父母对孩子过度保护、过分溺爱,使小儿社会适应能力差,可表现偏食、厌食行为;还有的家长对儿童要求过高,限制过多,影响儿童的情绪也可导致厌食行为,最终可能进展为进食障碍。亲子关系的基础是依恋理论。依恋是人的先天特性与社会环境相结合的结果,在婴幼儿中体现为成人对婴幼儿感情的共鸣及对其生理与感情需要的满足,从而产生一种对成人的信赖感与安全感。通常有 3 种依恋方式:安全型、躲避型和矛盾型。研究发现婴幼儿期的依恋类型与青少年儿童情绪障碍、情感障碍等精神心理障碍有相关性。如在临床中,患儿对待疾病的态度和情绪反应方式是家庭亲子关系类型的晴雨表。患儿在病房中容易哭闹,除了病痛的影响外,就提示可能存在分离焦虑、亲子关系不良等问题。

3. 社会文化因素的影响 由于重男轻女的思想或风俗的影响,男孩可能得到更多的关注甚至溺爱,容易使儿童多动症被忽略或者促进多动症的发展,而且对于男孩,由于社会态度的影响,当有多动、冲动行为等多动症症状时,可能会被误认为是正常的顽皮而延误治疗;而对于女孩可能由于关注少,个性容易变得内向敏感,负性情绪体验增多,较易发生抑郁。

现代文化观念中把女性追求苗条而漂亮的身材视为时尚,媒体也大力宣传减肥,拥有苗条的身材受到女性的普遍推崇,可能诱导一些女孩即便体重在正常范围,但仍认为自己过胖,或者害怕自己发胖,主动有意识地限制食量,进而可能发展成神经性厌食。

4. 气质的影响 青少年儿童时期是人的个性塑造与形成阶段,个性的形成有遗传和环境两方面的影响。有孤独或抑郁气质倾向的神经质儿童,容易塑造出敏感、任性、自负、固执、爱打扮等不成熟性格特征,而这与神经性厌食患者的个性特征有很大的相关性。抑郁气质小孩通常也容易发展出内向个性,再加上儿童本身不善于描述内心情感体验,当有抑郁情绪时,可能不能及时向父母表达,最后可能让父母以其食欲下降、睡眠障碍等原因寻求医疗帮助;而有焦虑障碍时,就可能只是简单的当作脾气不好而被忽视,可能因为焦虑使其自控能力下降出现意外伤害时才寻求医疗帮助。

【临床表现】

1.注意缺陷多动障碍　注意缺陷多动障碍的核心症状是注意力分散、活动过多,其中注意力容易分散是最基本的症状。注意缺陷多动障碍患者多在专科医院就诊,综合医院多是合并躯体疾病入院,有少部分可能未经诊断。通常患儿由于注意力分散而对医护人员的配合度低,由于多动出现肿针而多次需要重新静脉注射,或者在病房活动多,甚至影响其他患儿的治疗等。

2.神经性厌食症　神经性厌食症是一种主要由社会心理因素引起的厌食,以自愿的饥饿和明显的体重丧失为特征,约85%发生于青少年期,多见于12岁以上少女,儿童亦可见。主要表现为主动性节食,每餐进食量很少,不能满足身体发育需要。在较小的儿童表现为拒食、逃避进食,较大的儿童多表现为不愿与家人一起进餐、隐藏食物或假装吃饱、吃后吐掉等。

3.情绪障碍

(1)青少年情绪障碍:主要有焦虑症、强迫症、社交焦虑障碍等,儿童时期最常见的焦虑障碍是分离性焦虑、强迫障碍和特定恐惧障碍。

(2)分离性焦虑障碍:表现为患儿与家庭或监护人等主要依恋对象分离时出现明显的焦虑。通常是不切实际的担心父母受到伤害,拒绝上学;在与主要依恋对象分离时表现出过分的苦恼,或是出现各种疼痛或乏力等各种躯体主诉。

(3)儿童广泛性焦虑障碍:表现为过分地、广泛地担心自己的学业和社交,常要求家人一再保证与安慰才能开始活动。儿童由于情感发展与经验相对简单,主诉可能没有成年人焦虑丰富,且自主神经症状也可能不突出。

(4)儿童期特定恐怖:其特征是对某些特定物体或场景表现出明显的害怕,如动物、黑暗、暴风雨等,表现为苦恼、惊恐、发脾气、发呆或依赖他人,并且由于回避特定对象而影响其正常生活学习功能。通常来说,儿童难以意识到其害怕与恐惧是过分的、不合情理的。

4.心境障碍　心境障碍中的躁狂发作由于外显性明显,容易识别并及时处理,而抑郁发作则由于症状的隐蔽性而常常被忽略,影响治疗与预后。患儿抑郁时可能表现为闷闷不乐,无精打采,不愿意活动,说话减少,易于被躯体疾病症状掩盖或者误认为是躯体疾病的正常反应而延误治疗。

5.亲子关系问题　临床中亲子关系问题主要体现在患儿父母及相关监护人对患儿疾病的认识与态度,以及患儿在其影响下的心理行为问题。

【处理要点】

1. 首先心理科会诊医师应与患者主管医师沟通,了解患者的病情,申请会诊的理由、症状,患儿成长经历,家庭环境、亲子关系特点等资料,制定恰当的与患者接触、沟通及晤谈的方案。

2. 结合与患儿进行心理晤谈时获得的资料,综合患儿的成长经历与家庭环境等因素,进行诊断与鉴别诊断,分类处理。仔细核查患儿精神心理症状与躯体疾病之间的联系。

3. 对注意缺陷与多动障碍、神经性厌食、焦虑障碍、强迫障碍、心境障碍等专科性质比较明显的情况,以转入儿童精神心理专科治疗为妥。

4. 亲子关系问题的处理要点:对于存在亲子关系问题的患儿,则重点应该放在指导家长树立正确的育儿观念,学习恰当的育儿方法,促进亲密关系的良性发展,从源头上治疗患儿相关心理行为问题。

5. 心理治疗或干预:儿童和青少年由于自身的生理心理发展特点,新知识掌握速度快,行为可塑性强,情绪的黏滞性弱,心理治疗与干预是心理行为问题的重要解决方法,且容易取得满意效果。

(1)支持性心理治疗:支持性心理治疗是一种折中性心理治疗方法,对方法和理论的系统性、严谨性要求不高,对心理医师的个人素质与专业素质却较高。引导患儿诉说,恰当地共情,接纳理解的态度、提供温暖可信赖的情景等基本技巧就能有效地缓解患儿心理顾虑和负担,增强信心,提高治疗的依从性,恢复患儿活泼可爱的天性。

(2)认知疗法:认知疗法有严密的理论指导、成熟的操作方法,对于处理存在不合理信念、对疾病有不良认知的患者是一种很好的方法。对于较大患儿由于言语理解能力及领悟力已经比较充分,认知疗法一样能够有好的疗效。

(3)行为疗法:行为疗法是在行为主义理论指导下运用强化或弱化来塑造新行为或消除旧行为的方法。行为疗法用于建立患儿良好的行为习惯或消除不良的行为习惯,在塑造遵医行为、消除病房破坏行为等方面有良好的效果。

(4)其他心理治疗方法:催眠治疗、音乐治疗、生物反馈治疗等治疗方法也能够帮助患儿应对疾病的折磨,尤其是帮助他们放松情绪,体验到更多的、正性的、积极的、轻松的情绪体验,引导其潜能发挥。

第七节　神经内科

一、卒中后抑郁

【发生原因】

卒中后抑郁是脑卒中患者的常见并发症,发病率为20%～50%。目前,多数研究认为,抑郁常出现于卒中急性期,但也可发生于卒中后1～2年。

关于卒中后抑郁的发生机制目前还尚未明了,有专家认为脑低灌注与卒中后抑郁的严重程度有密切的关系。脑卒中时,脑血流异常变化,额极与边缘系统遭受损害,引起神经内分泌改变,特别是神经递质5-羟色胺减少;多项研究表明,5-羟色胺的减少在脑卒中后出现睡眠障碍、焦虑、抑郁中起主要作用。

有研究发现卒中后抑郁与卒中病灶部位有关,皮质病灶发生率高于皮质下病灶,且额叶>顶叶>枕叶,越是接近大脑前部的皮质病灶,抑郁发生率越高,左半球病变抑郁发生率高于右半球;神经功能缺损严重者抑郁发生率高于缺损较轻者。

另外,心因性反应学说认为家庭、社会、疾病等多种因素影响导致病后生理、心理平衡失调,也就是说,由脑卒中带来的工作及生活能力的丧失所造成的负面影响对其导致抑郁有一定的作用。

抑郁的发生是严重影响脑卒中患者康复的主要因素之一。若临床上仅重视躯体功能的治疗,而没有改善患者的抑郁状态,常会导致治疗效果不佳,影响脑卒中患者的全面康复。而脑卒中后长期的抑郁状态亦会对躯体产生直接的影响,导致患者对疾病的心理调节功能的减弱,可以加重认知障碍和神经功能障碍,导致脑卒中再发生率增高。

【临床表现】

一般认为,卒中后抑郁的临床表现是脑卒中的临床表现加上抑郁的表现。多数患者有程度不等的抑郁情绪、情绪低落不稳定、对未来失去信心、情感脆弱、易伤感,部分患者感到绝望和恐惧,有自杀倾向。焦虑是卒中后抑郁症常见的伴发症状之一。患者担心再次脑卒中,担心病情无法康复,担心长期瘫痪在床。患者常常伴随一些自主神经系统症状,包括口干、胸闷、心悸、出汗、面部潮红、窒息感、呼吸困难、眩晕、眼花、腹胀、纳差、便秘等。有些患者表现为肢体疼痛、麻木、乏力,但无法用梗死部位来解释或者说与卒中本身病情无关。卒中后抑郁患者精神运动迟滞比较常见,可表现在很多方面,如行动迟缓,语言缓慢、犹豫,缺乏主动性,有时呆坐不动。常有记忆力减退、认知功能障碍、生活自理能力下降、社会活动减少。

【治疗】

脑卒中后抑郁是可以治疗的,这其中包括神经功能积极的康复治疗、抗抑郁药物的治疗及心理治疗等。

1. 功能康复治疗　肢体功能康复、言语功能康复治疗除有利于患者身体功能康复,而且也有利于患者自信心恢复,对抑郁的康复大有帮助。

2. 药物治疗　抗抑郁药物治疗是目前治疗脑卒中后抑郁的主要手段。服用抗抑郁药不仅可以缓解患者情绪上的症状,对于很严重的抑郁症患者还能提高其认知能力。此外,抗抑郁药最大的优点是,通过降低因脑卒中和心血管疾病的死亡率,延长脑卒中患者的存活期。第二代抗抑郁药与三环类抗抑郁药相比,耐受性相对要好,不良反应相对温和,没有心血管和抗胆碱能等方面的不良反应。SSRI(氟西汀、舍曲林、西酞普兰、帕罗西汀)、SNRI(文拉法辛)和 NaSSA(米氮平)类抗抑郁药都可选用。

3. 心理治疗　采用心理治疗及对原发病的积极治疗是治疗卒中后抑郁比较好的方法之一。在心理治疗方面,要对脑卒中后患者的心理状态做出正确的评估,针对不同个体,有的放矢地进行心理辅导,帮助患者正确地面对现实,改善不良心态,建立治疗信心,培养早期自我肢体康复的主动性,预防继发残疾;同时还应加强对患者家属的心理疏导,解除家属焦虑不安、悲观失望、抱怨等情绪,以免刺激患者。

4. 其他治疗　音乐疗法、经颅磁刺激、高压氧疗均是治疗卒中后抑郁的有效和安全的方法。

二、癫痫性精神障碍

【发生原因】

癫痫性精神障碍又称癫痫所致精神障碍,原发性及症状性癫痫均可发生精神障碍,各种导致癫痫的因素均可引起。癫痫患者在癫痫发作前、发作时、发作后或发作间歇期均可表现出精神活动异常,有的患者甚至表现为持续性精神障碍。由于新型病变累及的部位和病理生理改变的不同,症状表现各异。癫痫所致精神障碍者尚缺乏详细的流行病学资料,据调查,20%~30%的癫痫患者有精神方面的问题,其中约有一半患者被认为具有"神经症",7%曾住精神病院。

【临床表现】

1.意识不清醒时的癫痫性精神障碍　意识不清醒时的癫痫性精神障碍皆属于精神运动性发作。

(1)自动症:发作突然,目光呆滞,做出一些无目的的自动性动作,如咀嚼、咂嘴、吞咽、舔舌,或无目标的走动、跑步、玩弄衣物、搬动东西、喃喃自语等,发作持续数秒、数分或数十分,发作过后不能回忆。在此期间询问患者,无法获得迅速正确的答复。如果阻止患者,甚至会出现反抗的动作,但罕有攻击性的行为。

(2)朦胧状态:是常见的发作性精神障碍之一,发作突然,有不同程度的意识障碍,从心不在焉、反应迟钝到完全不认识周围环境、对外界刺激毫无反应。患者可表现对环境的认识能力降低,神志模糊,如处梦境。动作缓慢,表情呆滞,反应迟钝,并常伴有持续言语及重复言语。癫痫性谵妄状态可表现为较深的意识障碍,定向能力丧失,对环境完全不能理解,有丰富、生动鲜明的幻觉。患者可出现情绪紊乱,如恐惧、愤怒,或出现诸如杀人、自杀等危险行为。朦胧状态持续数小时至数日,有的达数周后突然意识清醒,对发作过程可能完全不能回忆。

(3)神游症:患者突然离开所处的环境,步行或乘车到处漫游,但其行为常常发生紊乱,不注意个人财物,表现呆滞和心不在焉,持续数小时至数日后意识清醒,对发作过程不能回忆。

(4)梦游症:患者从睡眠中突然起床活动,甚至离开住处漫游。但是呼之不应,不能唤醒。发作通常可持续数分钟,偶可数十分钟,然后自行入睡,醒后完全不能回忆。

2.意识清醒时的癫痫性精神障碍

(1)病理性心境恶劣:无明显原因突然出现的情绪低落、焦躁、紧张、恐惧、挑剔、抱怨、易激惹。有时激动、狂怒,伴有失去理智的攻击行为,这些情绪改变经过数小时至数日即可消失。

(2)短暂的精神分裂症样发作:患者在抗癫痫治疗过程中突然出现幻觉、妄想、躁动不安、动作增多,通常持续数日至数周。

(3)持久的精神分裂症样状态:癫痫发作 10 年左右起病,多呈慢性病程,可持续数月至数年。可出现精神分裂症的所有主要症状,但以慢性偏执幻觉状态多见。情感异常多为情绪易激惹、抑郁、恐惧、焦虑等,有意志减退、攻击行为或紧张症状。

(4)癫痫性人格改变:少数患者经过长期、反复的癫痫发作以后可引起进行性人格改变。有关癫痫特别是额叶癫痫患者出现人格障碍等症状相关关系的研究已有不少的文献报道。其特征性的临床表现包括智能及情感两部分,一般认为凡有癫痫性智能衰退者都有不同程度的人格改变。而人格改变以情感反应最明显,可带有"两极性",如一方面表现易激惹、残暴凶狠、固执、敌视、仇恨、冲动、敏感及多疑等;另一方面又表现过分客气温顺、亲切及赞美等。人格改变常给人际交往和就业带来困难,易发生司法问题。

(5)癫痫性痴呆:患者不能学习新的事物,原有的知识逐渐丧失,记忆、理解、判断皆发生障碍,思维贫乏。

【治疗】

1.药物治疗 癫痫性精神障碍的治疗,应首先审查或调整既往癫痫药物的使用情况或种类,剂量是否合理,有无药源性精神障碍的可能,故临床心理科医生必须熟悉抗癫痫药物,合理选择用药,防止癫痫的发作或减少其发作次数。

目前建议采用两类药物,即抗癫痫药物和调节精神的药物。抗癫痫药物最好选用对情绪有稳定作用的药物。对偏执状态及精神分裂症样精神病的治疗,不但需要从精神治疗方面,并且还要从积极控制癫痫发作频率方面努力。对癫痫发作已终止或发作频率已减少的精神障碍患者,治疗原则与非癫痫性精神障碍者相同,在应用抗癫痫药物治疗的同时,应合并使用抗精神病药物,但要注意选用不诱发癫痫发作的抗精神病药物,如氟哌啶醇、氟奋乃静、哌咪嗪,或非典型抗精神病药(奥氮平、利培酮、喹硫平),也可选用长效制剂如氟奋乃静癸酸酯。如果患者表现为严重的情感障碍,如抑郁焦虑等,可在抗癫痫药物的基础上加用相应的抗抑郁药、抗焦虑药,以帮助患者度过危险期,如文法拉辛(万拉法新)、舍曲林等不易诱发癫痫的抗抑郁药及苯二氮䓬类药物。

2.心理治疗 国内外资料均显示大多数癫痫在药物治疗的同时可配合心理治疗,心理治疗对提高患者对治疗的依从性和对改善患者预后都大有帮助。科学认识癫痫疾病,正确对待癫痫患者,以减少癫痫患者的社会压力,对降低癫痫所致精神障碍的发生很有必要。医务人员、患者,以及患者亲属、朋友等,必须强调和树立癫痫是一种可治性的疾病的概念,建立自信心,鼓励患者接触社会,并给予一定的康复指导。

三、颅内感染所致精神障碍

【发生原因】

颅内感染所致精神障碍是由病毒、细菌、螺旋体、真菌、原虫或其他微生物、寄生虫等直接侵犯脑组织引起的精神障碍。颅内感染根据受侵犯的主要部位,可分为两大类:①主要侵犯脑实质者,称为脑炎;②主要侵犯软脑膜者,称为脑膜炎。如果脑实质和脑膜两者均明显受损称为脑膜脑炎。颅内感染以散发性脑炎报道较多,目前认为是一组具有急性脑症状的多种病因所致的脑部疾病的总称。以下主要介绍散发性脑炎所致精神障碍。

散发性脑炎在综合医院中为常见病,但由于临床表现复杂多样,有些患者不易被早期识别。尤其是以精神症状为首发症状的散发性脑炎易被误诊为功能性精神疾病,据国内外统计以精神异常为主要症状的散发性脑炎占散发性脑炎的26.85%~95.02%,约15%病例因精神症状而收入精神病院。散发性脑炎症状、体征可不典型,相当一部分患者神经系统查体、脑脊液(cerebrospinal fluid,CSF)、脑电图、CT等检查均可无明显异常,其症状类似功能性精神疾病,临床诊断比较困难,单看精神症状有时难以与功能性精神疾病鉴别,极易误诊。据媒体报道有20%的散发性脑炎患者起病可不典型,误诊率高达30.8%。

【临床表现及诊断标准】

1. 临床表现　精神症状常是首发症状,精神运动性抑制症状较多见,表现为言语减少、情感淡漠、迟钝、呆板等,也可表现为精神运动性兴奋,如躁动、言语增多、行为紊乱、欣快、无故哭泣或痴笑等。精神障碍多与意识障碍并存。多数患者早期有意识障碍,以意识模糊、谵妄和精神错乱较多见。意识障碍在早期多呈波动性,其程度深浅不一,一天之中时轻时重,病情加重时意识障碍加重,可呈持续性昏迷。根据患者的主要精神症状可分为类紧张综合征、类精神分裂症、类痴呆综合征等亚型。在疾病的进展期中,精神障碍的表现常有变化,如从精神运动兴奋转为精神运动抑制。患者也可表现程度不一的智能障碍,从轻度记忆障碍、注意力涣散,到错构、虚构,甚至严重的痴呆均可发生。

2. 诊断标准

(1)症状标准:①符合器质性精神障碍的诊断标准;②躯体、神经系统及实验室检查证明是相关颅内感染所致;③无精神障碍由其他原因导致的足够证据;④尸检或大脑神经病理学检查有助于确诊。

（2）严重标准：日常生活或社会功能受损。

（3）病程标准：精神障碍的发生、发展、病程与脑内感染相关。

（4）排除标准：排除其他原因所致意识障碍、其他原因所致智能损害、精神活性物质所致精神障碍、情感性精神障碍或精神发育迟滞。

【治疗】

对散发性脑炎所致精神障碍的治疗，以治疗原发病为主，包括抗病毒和激素治疗、促脑代谢剂、中医中药、对症治疗（如物理降温及脱水治疗）。对精神障碍的治疗，使用抗精神病药应慎重，仅用于精神症状的对症处理，好转后停用，可用苯二氮䓬类抗焦虑药或小剂量抗精神病药。抗精神病药最好选用镇静作用较弱的药物，如奋乃静、硫利达嗪及非典型抗精神病药（奥氮平、利培酮、喹硫平），以小剂量为宜。对有精神症状的患者应加强护理，注意避免激发精神症状的各种因素。意识障碍兴奋躁动卧床患者，应加床栏，必要时可保护性约束，以确保安全。恢复期给予心理支持治疗和康复治疗。

第八节　老年科

一、老年性谵妄

【发生原因】

老年性谵妄是指在老年人中由各种因素引起的非特异性脑器质性综合征，是一组表现为广泛的感知障碍、显著的兴奋躁动，尤以意识障碍为主要特征的综合征。常因脑部弥漫、暂时的中毒感染或代谢紊乱等引起。随着社会人群老龄化，谵妄的发生率逐渐提高，一般认为老年住院患者中谵妄的发病率为4%～10%。国外有综合性医院进行流行病学研究发现，70岁及以上的老年人中出现谵妄迹象者为30%～50%。但因多数老年躯体疾病患者伴发轻度精神障碍时常留在家中治疗，所以老年人谵妄的发生率实际要比一般估计的高得多。

老年性谵妄发生的病因和影响因素：原发于脑部的疾病，如颅内感染、肿瘤、外伤、癫痫及卒中等可直接引起脑功能障碍而导致谵妄发生；脑组织本身的退行性变使中枢神经递质如乙酰胆碱、肾上腺素等的含量有所改变，下丘脑-垂体-肾上腺轴所形成的内稳态调节机制的减弱，如阿尔茨海默病患者易发生谵妄;老年人脑血流量减少,氧分压、血氧饱和度降低,对缺氧敏感,加上各种影响脑部缺氧的因素和疾病,如心肺部疾病,加重脑部的缺氧,导致脑葡萄糖代谢功能降低而致谵妄发生;影响脑部的各系统疾病,尤其是全身性感染、心血管系统疾病、呼吸系统疾病、代谢性疾病、尿毒症、水和电解质平衡紊乱均可加重或导致谵妄;与年龄有关的药物动力学和药效学的改变,使老年人对药物的耐受性降低,甚至可发生于常用药物的治疗剂量时发生药物中毒,尤其是具有抗胆碱能活动的药物;即使某些并不直接影响脑部的躯体疾病,如髋关节骨折、局部麻醉下进行小手术、轻度呼吸道感染及严重便秘亦可导致谵妄;各种心理社会应激(如亲人丧亡或迁移新的环境等)、睡眠剥夺、感觉剥夺等可以是谵妄的诱发因素。

【临床表现】

谵妄常起病急,临床特征以意识障碍为主。可能出现复杂多变的精神症状和各种异常行为,如定向力障碍、注意障碍、记忆障碍,对周围事物理解判断障碍,思维混乱、不连贯;可有视听幻觉及被害妄想等;可表现为不协调性的精神运动性兴奋,时有兴奋、不安、激惹,行为刻板、缺乏目的性等。睡眠-觉醒周期紊乱,常表现白天嗜睡、夜间出现异常活动,谵妄常常是夜间加重。需要注意的是,老年人发生谵妄时,不一定都有非常明显的意识障碍。已患有痴呆的老年患者,只要有些轻微的躯体功能失调,如严重便秘、轻度的上呼吸道感染即可导致认知功能障碍;老年人的感染常呈隐匿性,谵妄可发生在感染体征和症状出现之前,造成诊断困难;又如没有明显症状及体征的心肌梗死,由于心排血量及脑血流量的下降,同时伴有低血压及儿茶酚胺分泌增高,会突然发生谵妄。老年人常同时患多种内科疾患,可能用药种类多,药物之间的交互作用及治疗用药与疾病之间会产生相互影响,常导致不良反应,在进行老年谵妄的鉴别诊断时,应考虑药物中毒的可能。

【治疗】

老年性谵妄的治疗,在于首先寻找和治疗导致谵妄的基本病因。老年人应避免多种药物的合并应用,如正在服用多种药物,特别是抗胆碱能药物,则应予停药或减量。积极治疗引起谵妄的病因,如迅速纠正心力衰竭、控制感染、改善缺氧。谵妄症状往往随原来的疾病而起伏波动,原来疾病好转后,谵妄即可逐渐消除。为了防止加重心肺功能负荷,减轻患者体能消耗,保证睡眠与控制兴奋不安显得颇为重要。对于兴奋躁动或幻觉、妄想较严重者,可给予抗精神病药或苯二氮䓬类药,可应用小剂量氟哌啶醇或奋乃静,也可选用非典型抗精神病药,如奥氮平、利培酮、喹硫平。其他对症性和支持性治疗,如输液和电解质平衡、营养及适当维生素供给,均颇为重要。患者应置于安静、光线充足、陈设简单的卧室中,最好有亲人陪伴在侧,以减少其焦虑、激动和定向障碍。良好的护理是治疗中的重要环节,应给予安慰、解释、保证和防止意外发生,夜间医护人员对患者的观察尤为重要。谵妄是一种短暂的精神障碍,如其基本病因查清,并能及时处理,绝大多数患者经过数天到数周可以恢复。然而对于某些病例(如癌症)谵妄可能是疾病发展的晚期表现。在老年患者中,由于脑部原有变性或血管性病变或营养不良,谵妄的出现可能是一个预后不良的标志。

二、阿尔茨海默病患者精神行为症状

【发病病因】

长期以来,人们一直关注阿尔茨海默病患者的认知功能损害,如记忆障碍、智能障碍和语言障碍等,却忽视了其精神行为症状。实际上,正是这些精神行为问题影响了患者和照料者的生活质量,阿尔茨海默病患者的行为和精神异常往往会造成患者自身的伤害,增加照料者的精神负担,许多照料者为此而不得不将患者送进医院机构住院治疗。

引起痴呆患者行为和精神异常的原因主要有:①大脑本身病变,人的精神活动受大脑的支配,大脑相关部位的损害往往会引起相应的行为和精神异常;②痴呆患者的认知功能下降,领悟和判断能力受损,因此造成对周围发生事情的认识能力下降,容易产生对周围事物错误的认识而导致不恰当的行为;③患者自理能力下降,对周围环境的变化特别敏感,如环境变化过大超过患者的适应能力时,就会对患者造成压力,引起行为和精神异常;④痴呆患者往往不能很好地用言语表达他们的感受、想法和情感,只能用异常的言语、行为来引起家属和照料者的注意。

【临床表现】

阿尔茨海默病患者的精神行为症状非常常见,有70%~90%的患者可能出现这类症状。在阿尔茨海默病早期,人格和社会行为仍可能明显地完整,患者仍能有效地进行社交活动。情感淡漠常早期出现,精神症状也可见于早期,患者表现躁狂、幻觉、妄想、抑郁、性格改变、谵妄、睡眠障碍等。

人格改变主要表现为,一是原有个性特征强化达到怪异的程度;二是情感淡漠,主动性减少,不愿意从事任何新颖的事情,甚至于不能梳洗、穿衣。

抑郁情绪是阿尔茨海默病患者较多见的心理障碍,抑郁可发生于痴呆发病之前,并随疾病的进展而加重。在美国进行的一项长达 18 个月的阿尔茨海默病患者随访研究发现,研究期间抑郁症状的发病率高达 18%。抑郁症状往往不典型,大部分患者常有无精打采、抑郁寡欢、兴趣下降、孤独感。患者常用"没有精神""心里难受"等表达抑郁的体验。患者患抑郁症后会对患者产生负性影响,对痴呆患者和照料者来说,痴呆患者患有抑郁症后,患者日常生活能力下降,生活质量降低,护理和照料需求增加。抑郁可加重痴呆患者的认知功能减退,使患者自杀的危险性增加,并使患者死亡率增高。

此外,焦虑情绪也较常见,它既可与其他症状同时出现,也可单独出现。患者表现坐立不安,紧张、恐惧,伴有对光、响声过敏,易激惹。并常有自主神经症状,心悸、出汗、口干、恶心、腹部不适、腹泻、尿频、胸部不适、头晕等。

睡眠障碍在阿尔茨海默病患者中非常常见,患者夜间的睡眠紊乱常常是其照料者最不堪忍受的问题。研究发现,痴呆患者的睡眠节律和结构明显受损,在早期轻度痴呆患者中即有明显的睡眠障碍,患者觉醒时间和频率均增加,频繁的觉醒使片段化睡眠占较大的比重,慢波睡眠和快速眼动睡眠减少,总睡眠时间减少,白天嗜睡。晚期患者的睡眠-觉醒周期紊乱更为严重,有些患者出现完全的昼夜睡眠模式颠倒。目前认为,痴呆患者的睡眠异常与严重的认知功能障碍有关,也与快速的认知功能下降有关。

日落综合征是指痴呆患者在傍晚出现的一组更为明显的行为紊乱,表现为激越、对外界刺激注意力降低、思维和言语紊乱、异常运动(如踱步和游走)、知觉紊乱(出现幻视和幻听)以及情感紊乱(焦虑、惊恐、易怒)等。在痴呆患者中约 25% 的患者表现有日落综合征。越来越多的证据表明,日落综合征与认知功能障碍有关,也与睡眠-觉醒周期紊乱有关,对患者夜间睡眠障碍的治疗能够改善日落综合征症状。

幻觉、妄想在阿尔茨海默病患者中并非少见,幻觉、妄想多表现片段、零乱、不固定,持续时间较短,尤在夜间明显,而且可能过后无记忆。幻觉最常见的是幻视,如凭空看见家中有其他人进来等。妄想常表现有被窃妄想、被害妄想、怀疑配偶对自己不忠、怀疑家人被冒充等。这些幻觉、妄想与患者的记忆力下降及对周围事物的理解和判断力全面下降有关。

行为紊乱主要有患者经常做一些无目的的事情,如无目的地来回走动,或者半夜起床到处乱摸、开门、关门、搬东西、反复翻抽屉,甚至可出现一些不文明的行为,如随地大、小便等。

【治疗】

阿尔茨海默病治疗包括药物治疗和非药物治疗。药物治疗应与非药物治疗相结合,尤其与心理社会因素的调整相配合,非常有必要强调综合治疗的重要性。治疗除了针对痴呆主要症状,即认知功能障碍的治疗,针对痴呆的非认知功能障碍如情绪、行为症状的处理也非常必要。阿尔茨海默病治疗原则为:治疗精神行为异常,治疗痴呆的基本症状,减缓痴呆进展速度,延缓痴呆的发生。

1. 药物治疗

(1)胆碱酯酶抑制剂:痴呆突出的病理表现是脑胆碱神经元的退化,出现胆碱能功能的原发性缺损,这与痴呆的智能缺陷高度相关。胆碱酯酶抑制剂阻止神经元之间乙酰胆碱的代谢,是目前经国际多中心随机对照验证的仅有的治疗痴呆药物,是治疗痴呆的一线药物,尤其在改善痴呆的认知功能的重要性已被广泛接受。另有证据表明,胆碱酯酶抑制剂可减少痴呆的精神行为症状,也能够促进睡眠模式恢复正常。目前这类药物有多奈哌齐、卡巴拉汀、加兰他敏、石杉碱甲等。

(2)抗精神病药:对患者的睡眠问题,催眠药和精神抑制药的效果可能很差,而在临床医疗中对痴呆患者使用催眠药物却非常普遍。然而对于痴呆患者,使用镇静药来控制睡眠-觉醒节律紊乱反而可能增加睡眠紊乱和认知功能障碍,所以使用时应谨慎考虑。对于有严重激越的患者,可以使用小剂量的抗精神病药,如睡前使用氟哌啶醇或非典型抗精神病药。苯二氮䓬类对日落综合征有所改善。

(3)其他药物:脑代谢激活剂、脑血循环促进剂、钙通道阻滞剂等,如吡拉西坦、阿米三嗪-萝巴新、胞磷胆碱、氟桂利嗪、银杏叶制剂等,被认为对减缓痴呆的发展有帮助。

2. 非药物治疗　非药物治疗包括心理辅导、音乐治疗、光疗、体育锻炼、康复训练和护理等。加强护理和康复训练对减轻患者认知功能衰退和防止和减轻患者的行为和精神异常均很重要。医护人员和家属、照料者应对患者的情况有一个全面的了解,识别和避免可能引起患者异常行为的原因。营造一个安全、温馨且患者熟悉的环境,对待患者要有爱心和耐心,努力与患者之间建立一种相互信任的关系。多与患者进行交流,帮助患者认识和表达他们的想法和情感。根据患者的实际情况,制订合适他们的日常活动计划,鼓励患者积极参与日常活动。

第九节　皮肤科

皮肤具有防御功能、感觉功能、情绪接受功能、情感表达功能。目前皮肤病的病种已超过千种，但近年来皮肤病种类有所变化，如神经性皮炎、皮肤性瘙痒症、慢性荨麻疹、斑秃、白癜风等患病率明显增高，一些如系统性红斑狼疮等以前较少见的自体免疫性疾病也比过去常见。

过去对皮肤病的认识与治疗主要依靠单纯的生物医学模式指导，结果发现有些疾病的治疗效果反反复复，究其原因，有专家认为是对皮肤病患者的心理问题认识不足和采取的措施不力有关，应该用生物-心理-社会医学模式的观点来重新认识某些皮肤病的发生、发展和转归。Rook 研究后发现，忽视心理精神因素对皮肤病的影响，则至少有40%的患者得不到有效治疗。

【发生原因】

1.社会因素　包括自然环境和社会环境。地理、生态、气候等自然灾害对人的健康影响较大。由于皮肤是人体适应外界环境的第一道防线，最易受损。对暴露部位的皮肤（特别是面部）影响最大的是日光中的紫外线，过量可使皮肤变黑、老化，引起晒伤、日光性皮炎等。因此心理会诊时应注意询问患者这方面的情况。

社会环境包括工作环境、生活环境、家庭环境、人际关系等因素。接触化学物质、植物、生物等人员，以及处于高温、潮湿、放射线等环境的工作人员易发生皮肤色素改变等职业性皮肤病。生活环境中的许多致敏物质也会对皮肤造成不良刺激，导致皮肤过敏，引起荨麻疹、湿疹、皮炎等皮肤病。阴暗潮湿、卫生条件差的生活环境下，也易导致皮炎、疥疮、虫咬皮炎、毛囊炎、接触性皮炎等。这些社会环境情况也是临床医生容易忽略的问题，心理会诊时也需追问患者有关工作、生活环境状态。

家庭环境因素是许多皮肤病发病的诱发因素。夫妻冲突、亲子关系紧张或过度关心依赖都是值得关注的问题。人际关系因素与皮肤病发病之间互为恶性循环影响，严重皮肤病易使患者紧张、焦虑、敏感、多疑、愤怒、敌对情绪，这些不良负性情绪容易造成患者的人际关系紧张，而紧张的人际关系也会加重患者的不良情绪发生，使原有的病情加重。在临床中常常观察到人际关系紧张是心因性皮肤瘙痒、心理性荨麻疹的重要原因之一。

2.心理因素　心理因素与社会因素很难分开，它常常受社会环境的影响。人的心理行为也会受到家庭环境、教育环境和社会经济文化水平的影响。

心理因素中,人格作用是首位的。不同的人格特征与皮肤病的发生、发展和预后关系密切,甚至是因果关系,某些性格更易使患者处于应激状态。性格急躁的患者对瘙痒耐受程度较差,因搔抓表现的瘙痒症状和皮疹要重一些,而且不能坚持系统治疗,寻找民间偏方的行为也表现突出。性格孤僻、脾气倔强的患者,容易急于治疗,没有耐心、敏感多疑、情绪不稳的患者常就诊多家医院又不拿药,对医生不信任,不遵从医嘱,依从性差,治疗效果可想而知。

有学者研究后认为癔症型个性与人工皮炎关系密切,强迫型个性与瘙痒症关系密切,不安型个性与慢性荨麻疹、酒渣鼻关系密切,自恋型个性与神经性皮炎关系密切。许多研究者发现,银屑病合并高血压和冠心病的比例比合并其他疾病的要多些,提示银屑病和心血管疾病患者有类似的 A 型性格特征。

另外,不良情绪与皮肤病发病、发展、转归关系密切。一般来说,患了皮肤病后会产生情绪上的变化,变得紧张、焦虑、恐惧。消极的情绪不利于皮肤病的康复,如果保持乐观开朗,正确对待疾病等积极健康情绪可促进患者皮肤症状的康复。

3. 生物学因素　由于人体是一个完整的有机体,各系统、各器官相互制约又相互统一。皮肤病引起的一些心理障碍,具体表现如咬甲癖、拔毛癖、人工皮炎及疑病症等也表现为皮肤病症状,另一些皮肤病则可引起神经病变与精神障碍,例如系统性红斑狼疮、皮肌炎、系统性硬化病、白塞病、恶性皮肤肿瘤等易引起幻觉、妄想、兴奋、痴呆状态等神经精神症状,以及一些药物治疗,例如应用糖皮质激素也可导致患者出现焦虑抑郁、恐惧、话多、兴奋躁动等心理精神方面的症状。

总之,个体的情绪反应与皮肤的生理变化密切相关。社会心理、生理应激因素可以引起个体心理精神、生理紧张状态,影响中枢神经系统的功能,导致自主神经功能紊乱,从而影响皮肤汗腺的分泌、微血管舒缩功能、皮肤黏膜及毛发的营养功能等,进而引发各种皮肤病。

【临床表现】

1. 皮肤科患者的一般心理特征

(1)情绪的变化:是皮肤病患者在患病的过程中最常见的、最重要的心理变化。患病期间,患者的消极情绪往往多于正常人,持续时间长,情绪不稳定、情感脆弱、易激惹突出,一般心境比正常人要差许多。情绪反应主要表现为焦虑、抑郁、恐惧、愤怒、怀疑、孤独感、被动依赖、否认、侥幸、同病相怜等。最需要关注的焦虑、抑郁占皮肤科门诊的12%~36%。过度的焦虑可使患者过分敏感,行为失控,要求过多,妨碍患者执行医嘱,显然不利于患者的康复。长期且严重的抑郁会妨碍医患之间的合作,增加皮肤病的诊治难度,对患者的长期康复不利。

(2)感知觉变化:患者进入患者角色后,对躯体变化的感受性提高,敏感性过强,对自身的呼吸、血压、心跳、胃肠蠕动、体位、姿势等异常敏感,总觉得什么姿势都不舒服。他们常认为周围的环境对皮肤病的恢复不利,要求住院以求得重视和保护。但到医院新环境后,对病房周围的声、光、温度、湿度又特别挑剔与不满。

(3)认知的变化:皮肤病患者常常对疾病的性质、严重程度及后果等产生不符合实际情绪的认识,例如过高估计疾病严重程度,就会丧失治愈的信心和勇气,也有误信江湖医生或偏听周围人诈传而害怕,常常住院治疗的同时还偷偷进行迷信治疗等。也由于可能影响升学、就业、晋升、结婚等,部分患者讳疾忌医,也有的为摆脱责任、获得同情、获得公费医疗、获得营养补贴等而拒绝出院的情况。

(4)意志行为变化:疾病削弱了患者的意志,他们产生过度依赖的心理反应,缺乏毅力,缺乏自制力。由于患者产生了这些认知偏差,常影响医患关系和遵医行为,导致治疗依从性下降。

(5)人格变化:在患病过程,患者的人格也会发生一些变化,例如变得感情用事、要求过多过分、缺乏自控力等,易产生无助,自尊心和自信心也下降,使患者难以应对外界的挑战。

2.各种皮肤病的不同精神症状表现

(1)系统性红斑狼疮伴发的精神障碍:症状发生率可高达40%,各种精神障碍均可出现,最多见的是器质性精神病综合征,其次是情感障碍、分裂样精神障碍、人格改变和神经症。主要症状为幻觉、妄想状态、躁狂状态、抑郁状态、痴呆状态及意识障碍等。精神症状可随疾病的控制而缓解,也可随疾病的复发而再现。

(2)皮肌炎伴发的精神障碍:发生率大约为10%,表现为以情绪低落等为表现的抑郁状态,以幻觉、妄想为表现的精神分裂样状态,以谵妄、意识模糊等为表现的器质性精神病综合征,以头痛、全身不舒适、睡眠不佳等为表现的神经衰弱综合征等。

（3）白塞综合征伴发的精神障碍：发生率为 10%～25%，主要表现为情感障碍，抑郁状态，幻觉、妄想、精神分裂样症状，以及精神错乱、痴呆状态及意识障碍等器质性精神病综合征。

（4）干燥综合征伴发的精神障碍：最突出的是认知功能障碍，有注意力缺损，有时表现为智能障碍；另外情感障碍，例如抑郁也比较突出；也有患者表现为癔症型人格，少数患者可有被害妄想等精神病性障碍。

3. 肾上腺皮质激素所致精神障碍　在皮肤科，比如泼尼松、泼尼松龙、地塞米松等激素类药物使用比较普遍，且用量大、时间长。这些药物常可引起精神症状，一般文献报道认为这类药物引起精神障碍的发生率为 6%～7%，其用药剂量的大小及给药方法对精神障碍的产生有一定影响。其发生机制可能与它影响糖、脂肪和蛋白质代谢，从而引起脑功能改变有关。此外，它对液体和电解质平衡的影响，以及增加神经系统的应激性也起了作用。当然，个体易患素质也是不容易忽视的。

一般呈急性起病，在服药数天后或头 1～2 个月内便可出现精神症状，症状轻重不一，早期表现为欣快、活动增加、失眠、躁动不安。进一步发展可出现躁狂抑郁状态（以躁狂多见）、类精神分裂症状态（以紧张综合征、幻觉妄想多见）、意识障碍（对时间定向不完整，对外界反应迟钝）、假性脑瘤状态（多见于儿童，出现头痛、呕吐、痉挛发作、意识障碍等颅内压增高症状）。长期大量服用可产生依赖，突然停药可发生戒断症状。

一般预后良好。停药 1～3 个月精神症状即可缓解，但有个体差异。值得注意的是系统性红斑狼疮等皮肤病，本身亦可发生精神障碍，对这些患者，若在激素治疗过程出现精神症状时，可实行减药以至停药办法。若精神症状趋于缓解，则精神症状可能与激素有关，否则考虑疾病本身所致，并可加大剂量并注意观察，以便进一步鉴别诊断。另外，也要考虑精神症状是不是激素诱发了精神分裂症或躁抑症的表现。但有时鉴别诊断非常困难。

Goolker 和 Glark（1953 年）提出激素所致精神症状有以下 4 个特点：①症状来得急，消失也快，在程度上起伏波动性大；②症状容易变化，而且变化较迅速而突然；③情感症状如欣快、激惹、情绪不稳定等比较常见；④可出现不同程度的意识障碍。

【心理会诊处理要点】

1. 一般心理特点的处理　对于表现一般性心理特点的皮肤科患者，一般采用支持性心理疗法等方法，有关沟通技巧与心理治疗的有关方法见有关章节。避免不良刺激，树立战胜疾病的信心，保持乐观的情绪，将有利于疾病的恢复。

2.皮肤科需要心身相关障碍联络会诊的患者类型　有以下5种类型：①有恐惧、焦虑、抑郁等严重心理问题的皮肤病患者；②神经性皮炎、皮肤瘙痒症、银屑病、斑秃等心理因素起主要作用的心身性皮肤病患者；③由社会心理因素引起的表现为性病恐惧症、艾滋病恐惧症、麻风恐惧症的各种神经症患者；④伴有神经质的皮肤科患者或患有皮肤病的神经症患者；⑤与行为障碍、人格障碍、社会适应不良等有联系的，表现为人工皮炎、拔毛癖、咬甲癖、皮肤行为症等情绪源性皮肤病。

明确病因及疾病诊断后，可采用相应的心理行为方法加以干预。同时，这类患者如焦虑、抑郁严重程度需要药物治疗时，也配合抗抑郁、抗焦虑药物治疗。由于新一代抗抑郁药物具有抗强迫、控制冲动等作用，常用于拔毛癖、咬甲癖等患者的治疗，效果较好。对于某些暗示性高的病也可采用一些安慰剂方式，也能达到治疗效果。

3.皮肤病所致精神障碍的处理　有关皮肤症状的治疗按皮肤科常规治疗处理，例如采用激素、免疫抑制剂等。如出现明显精神症状，为了减少精神消耗，有利于患者的配合治疗，应适当使用抗精神药物治疗，可选用氯丙嗪、氟哌啶醇、舒必利、利培酮、喹硫平等药物，用药时间不宜太长，剂量宜小，药物剂量相当于氯丙嗪100 mg/d左右即可，症状控制后应尽快减量至停用。

如出现严重的兴奋躁动者，可注射小剂量的氟哌啶醇以控制兴奋躁动；如有明显躁狂症状，可配合碳酸锂等情绪稳定剂，必要时配合小剂量的抗精神药物治疗；有明显抑郁症状，可选用氟西汀、舍曲林、西酞普兰等新一代安全性较好的抗抑郁药物治疗。

激素所致精神症状的处理首先确定病因，如果确定精神症状与激素有关，而此时皮肤症状好转，可考虑激素减量或停用。如果皮肤疾病需要继续用药，不要急于停用激素类药物，可在严密观察下继续使用激素类药物，同时合并使用抗精神病药物、抗抑郁药物治疗。此时抗精神病药物、抗抑郁药物剂量一般用量宜小。另外，对一些需要长期使用的患者可减少激素用量或换用其他种类的激素。

第十节　肿瘤科

【发生原因】

科学研究表明,除了环境因素与癌症关系以外,心理因素与癌症同样存在着密切的关系。人类在同癌症斗争过程中发现,抑郁悲伤的心理、紧张的情绪、应激的反应和沉重的精神压力,可以成为癌症的诱因。近50年的资料发现,忧郁、焦虑、失望和难以解脱的情绪变化时间大多数在癌症前1~2年。心理障碍与两大因素密切相关。一是癌症恶性程度,二是患者的心理素质。肺、肝、胰患了癌症,临床治疗仅是一个方面,更重要的在于克服不良心理,构筑起抗癌的心理防线,这对强化自身免疫力,阻止和延缓病程的进展至关重要。

1. 生活事件与癌症的发生　国内外不少研究发现,癌症患者发病前的生活事件发生率较高,其中尤以家庭不幸等方面的事件,例如丧偶、近亲死亡、离婚等为显著。Leshan(1966年)指出,肿瘤症状出现前的最明显心理因素是对亲密人员的感情丧失。调查发现,癌症患者发病前的家庭不幸事件发生率比对照组普通患者高。类似的研究报告还非常多。在一组接受心理治疗的癌症患者中,大多数患者在发病前半年到8年期间曾遭受过亲人(配偶、父母、子女)丧亡的打击,而对照组则少得多。此外,寡妇的肿瘤发病率相对较高、独身妇女乳腺癌发生率较高等。这些都证明,负性生活事件与癌症的发生有联系。

2. 应对、情绪反应与癌症的发生　进一步的研究还证明,生活事件与癌症发生的关系,取决于个体对生活事件的应对方式。那些不善于宣泄生活事件造成的负性情绪体验者,即习惯于采用克己、压抑的应对方式者,其癌症发生率较高。例如,Grossarth(1980年)指出,不愿表达个人情感和情绪压抑是癌症发病的心理特点。高北陵(1989年)等也证明,癌症患者对挫折的消极情绪反应比对照组明显。

3. 个性特征与癌症的发生　某些个性特征例如过分谨慎、细心、忍让、追求完美、情绪不稳而又不善于疏泄负性情绪等,往往使个体在相同的生活环境中更容易"遇到"生活事件,在相似的不幸事件中也容易产生更多的失望、悲伤、忧郁等情绪体验。这些个性特征被证明与癌症的发生有联系。例如通过EPQ测查发现癌症患者的E量表分较低和N量表分较高,这与上述个性特征有一致性。近年,行为医学界已将上述个性特征概括为"C型行为",并正在探讨C型行为与癌症发生的关系。

4.心理社会因素与癌症的发展　前面讨论的关于生活事件、应对、情绪、个性特征等因素与癌症发生的关系,其资料大多来自回顾性研究。能否肯定这些因素就是癌症发生的原因而不是结果(即因为患癌症才报告较多的消极因素),目前尚难定论。相比之下,关于肿瘤的生长和扩散过程及癌症的发展和转归是否受患者的心理行为特征的影响问题,则结论比较肯定。不少作者(如Stoll B,1982年)证明,具有以下一些心理行为特点的癌症患者,平均生存期明显延长:①能始终抱有希望和信心;②能及时表达或发泄自己的负性情感;③能积极开展有意义的和有快乐感的活动;④能与周围人保持密切联系。相反,消极的心理行为反应则加速癌症的恶化过程。因此,结合癌症患者具体的心理行为问题,及时给予必要的心理干预提高其生活质量,增强其信心,改善其心身反应过程,具有重要的临床意义。

5.心理生物学机制　人的心理、情感、精神、情绪对疾病的产生、治疗和康复有一定的影响。在50多年以前,就有人做动物实验,使小鼠中枢神经发生紊乱,促进了用甲基胆蒽诱发的肉瘤生长。研究发现,在相同的饲养条件下,小鼠单独饲养时患癌症的较多,而在群养环境下患癌的较少。另一项实验是将10只狗中的6只关起来,设法使之长期惊恐不安,无法休息,另外4只生活在平静的环境里。经一定时间后,前面的6只狗中有3只狗患了癌症而死亡,后面的4只都安然无恙。研究认为郁闷、孤僻、嫉妒、忧思、多愁、急躁、易怒、长期忍气吞声、因丧失亲友哀痛而不能自慰、蒙受打击而不得解脱、精神长期紧张等情绪变化都能促使癌症的发生发展。此外,心理和情绪也影响治疗和康复的效果。究其原因,心理和情绪密切影响人的免疫功能与内分泌,使抗病能力降低,内分泌失去平衡。心理神经免疫学研究证明,心理社会因素主要通过免疫中介机制而影响癌症的发生和转归(Baker,1987年)。例如,紧张刺激使人陷于抑郁、沮丧时,促肾上腺皮质激素(adrenocorticotropic hormone,ACTH)及肾上腺皮质激素分泌增加,乃至抑制免疫系统的正常功能。调查表明,丧偶者的淋巴细胞转移功能明显低下,说明经历不幸事件者的免疫备用状态不良。动物实验也证明,在紧张的回避条件反射实验环境中,小鼠多项免疫功能受损,致使皮下接种6G3HED淋巴肉瘤细胞的成功率和生长率提高。

【临床表现】

由于肿瘤属于严重的、危及生命的疾病,通常患者在知道自己得了肿瘤后,会发生强烈的心理反应,产生严重的心理问题。

所有患者几乎无一例外的有心理障碍,根据生病之前的性格、文化修养、病情轻重而定,表现为多样化,约 70% 的癌症患者有焦虑、抑郁等症状;约 30% 有恐怖、压抑、愤怒、绝望等症状,这些主观上的恐惧及焦虑不良心理状态常常是癌症的催化剂。一般来说,癌症在不同的阶段有不同的心理反应,其中一些反应是正常的、适应性的,而另一些可能是异常的,适应不良性的。有关资料显示,近 80% 的晚期癌症患者由于自身对疾病过度恐惧,而被"吓"死。相反,能够坦然对待晚期肿瘤、积极配合与癌魔战斗的患者,不仅可以延长生命,而且面临死亡时大多平静而安详。

患病后患者的心理变化归纳为以下 5 期,但应注意这种分期不是绝对的,各期之间可有重叠或反复。

1. 震惊否认期　当患者突然获知患有癌症时,会出现短暂的震惊反应,表现为暂时性休克,知觉消失,目光呆滞,沉默不语,甚至晕倒;继之否认事实,怀疑诊断,拒绝治疗,并多方求医确诊。否认心理,是患者面对癌症困扰的自我保护反应,如过分强烈,可能延误治疗。

2. 愤怒期　当癌症成为不可否认的事实时,患者认为极不公平,感到愤怒,并常迁怒于亲属及医护人员,甚至表现出过激行为。出现这种心理反应,表明患者已开始正视现实。

3. 磋商期　又称"讨价还价期"。患者祈求能延长生存时间,以便了却未了的心愿,能主动配合治疗,并寻求名医,使用秘方、偏方,希望长期生存的奇迹能在自己身上出现。患者在是与不是之间摇摆,存在侥幸心理,假设自己没有生病,会成为什么样的人,因为疾病而觉得恐惧、焦虑、害怕、担忧,这些心理反复出现,患者可表现为失眠、紧张。

4. 抑郁期　当治疗开始后,如效果不佳、症状加重或癌肿复发,患者会感到无助和绝望,甚至意志消沉,产生轻生念头,表现为沉默、哭泣、拒绝进食。此期自杀倾向明显增高。

5. 接受期　经过一段时间的激烈内心挣扎,患者心境变得平静,能够接受事实,并能理性地对待治疗和预后。此时的心情随着病情的变化而变化,疗效好的时候心情也好,并且感觉到很有希望;疗效不好则有严重的紧张、恐惧和抑郁的情绪反复出现。

癌症虽然不是不治之症,但确是难治之症。随着医学科学的发展,癌症治愈率也在不断提高,当前先进国家癌症最好的总治愈率已超过 60%。癌症患者经治疗后有 3 种可能的结果:①永久性治愈;②治疗后经过一段明显的缓解期后,肿瘤复发、转移或出现新的病灶,经再治疗病情控制、稳定或带瘤生存或被治愈;③癌症继续不可遏制地发展而导致死亡,治疗没有能消灭癌肿,此类患者在发现癌症时或就诊时多为中晚期。第一、二类患者因各种治疗带来的躯体功能损害、毒副作用和高额的治疗费用常给他(她)们造成肉体和精神上的痛苦,在社会人群中形成一个特殊的群体。老年患者,除了老人的一般心理特征,还易由孤独感发展为与世隔绝、抛弃感,由衰老感发展为绝望感和濒死感。他们普遍希望得到尊重和重视,怕遭嫌弃等。中年患者多为家庭生活的支柱,工作的主力,牵挂和顾虑多,患病后不仅对个人,而且对家庭发生决定性的变化。因此心理障碍重,发生率高。青年患者,担心学习、工作、前途和婚姻等问题,产生痛苦忧虑、紧张急躁、悲观失望的心理。其特殊性主要表现如下。

(1)心理问题突出。大多数患者具有心理状态失常,诸如抑郁、焦虑、紧张等情绪。更为严重的表现为悲观、绝望,甚至出现轻生的念头。这必然影响一个人的精神状态和病情变化。

(2)在相当长的时间内,随时受癌症复发或转移的威胁,一有不适、风吹草动就疑为肿瘤复发或发展,忧心忡忡。

(3)相当一部分癌症患者,在接受手术治疗后留有终生的残疾,如截肢、造口、无喉或乳腺癌治疗后的上肢水肿和功能障碍等,势必影响生活质量。

【处理要点】

心理治疗包含在心理行为干预之内,是指治疗者运用心理学的理论和方法,通过医患之间语言、行为的交流以及治疗性人际关系的交往,帮助患者克服心理障碍,达到改善心理状态和行为方式的治疗过程。当一个人患了癌症时往往是精神最脆弱的时候,人的尊严最敏感也最容易受伤。对肿瘤患者进行心理行为干预是一项通过教育性的和心理治疗性的途径,影响患者应对疾病行为的系统工程;其目标是提高患者战胜疾病的斗志,增强自尊心,提高应对能力,减少疾病带来的困惑,以及增加患者与疾病做斗争的控制感,帮助患者更好地解决实际碰到的问题。由于恶性肿瘤本身及其治疗和因此而带来的躯体功能、身体形象、社会地位、经济地位、家庭关系等的变化,会使患者产生多维度的不良心身反应。因此,对肿瘤患者而言进行心理行为干预是十分必要的。通过心理行为干预,如错误认知矫正、康复患者的示范作用、一定程序的行为训练、负性情绪的表达等可以帮助患者改善心身紧张状态,减轻各种治疗带来的不良反应,提高自身免疫功能等。心理干预可以有效地提高患者生活质量,生活质量包括心理状态、躯体功能、社会支持和影响、经济状况。而生活质量的优劣则与远期生存密切相关。

1. 教育性干预　教育性干预是指通过提供有关化验、诊断、治疗、治疗不良反应、预后、医疗费用等信息；向患者解释疾病可能引起的强烈负性情绪反应；介绍不同的应对方式、不同的社会支持利用状况等对癌症适应的影响等知识；澄清患者的一些错误认识，并给予一定的保证、支持，使患者减轻因癌症及其治疗而出现的适应不良。

2. 治疗性干预　治疗性干预主要有3类。①进行心理药物治疗：是通过使用抗焦虑药、抗抑郁药、抗精神病或麻醉药等减轻那些因癌症诊断或治疗继发的适应障碍、严重焦虑障碍、严重抑郁障碍、谵妄、精神分裂样症状、疼痛、恶心与呕吐、失眠等。②认知-行为干预：是通过帮助患者建立正确的认知方法及教会一定的行为训练程式，帮助患者改变癌症诊断、治疗、康复期间的不良认知和不良行为。认知-行为干预的具体方法有许多，包括认知疗法、行为疗法、暗示和催眠治疗等。③支持-表达式干预：是通过提供患者讨论的场所，如癌症患者康复俱乐部等，使患者表述所有他们关心的有关疾病的问题及表述与疾病相关的害怕、悲伤、愤怒等情绪。

3. 认知疗法　何谓"认知"与"认知矫正"？所谓"认知"是指一个人对某个对象或对某件事情的认识和看法，如对环境的认识、对事件的见解，对自己、对他人的看法等。个体认知的产生总是离不开自身的情感、意志、动机、行为；同时它又反过来强有力地影响着个体的情绪、行为等。其基本观点是人在生活中总是以自己独特的认知方式来感受、理解、评价和预测周围事物和自身，同时做出相对固定的行为反应方式。如果个人的认识评价中存在错误和歪曲的成分，就有可能产生各种不适应行为和不良情绪，进而导致或加重心身症状。因此，帮助患者改变认知不合理成分，调整其错误、歪曲的思维、想象、信念，摆脱消极观念，接受新的、正确的思想，以消除不适应行为和不良情绪反应，是认知疗法的着眼点。对于患者处于突发的生活事件中情绪不稳定时，给予认知疗法，往往能收到事半功倍的效果。

第十一节　外　科

【发生原因】

1. 心理社会因素与外伤　一般认为，外科疾患的发病基础与心理因素关系不大。但据调查，外科中常见的外伤发生率，仍与心理社会因素有一定关系。调查车祸肇事者的心理特征发现，多数人有轻率、任性、积极、热情，不愿受约束，有强制性、偏执性和攻击性等特点，即所谓"事故倾向个性"。调查还发现，心理社会刺激与车祸的发生关系密切。有研究报道，在 214 名因车祸受伤的司机中，伤前有较多的心理社会刺激；97 例车祸致死的司机中，20% 在事故前 6 h 内有急性情绪障碍，如与家人争吵等。在其他伤亡事故的发生中，同样存在这一情况。用社会再适应量表调查证明，骨折的发生与生活事件有关，因此，也有人将骨折看作是与心理社会因素有关的疾病。而不良行为如酗酒与外伤之间的关系，则是尽人皆知的。

2. 心理社会因素与外科感染疾病　外科感染性疾病的直接原因是致病菌，但是致病菌往往只有在躯体防御功能低下时才繁殖致病。心理应激能降低机体的免疫功能，这就在外科感染疾病中起了间接的致病作用。在史籍中，有因强烈精神刺激后而"疽发背死"之说，项羽的谋士范增就是一例。许多外科患者来自内科，由于病情发展的需要而求助于手术治疗。诸如消化性溃疡的胃切除术、冠心病的冠状动脉搭桥术、高血压及脑血管病的脑部手术、肝癌患者的肝叶切除术等，其原发病就属于心身相关障碍，因而心理社会因素在其发病中的作用是不言而喻的。

3. 心理社会因素与外科手术　个性特征、情绪状态、应对能力、社会支持、生活事件数量等心理社会因素对外科手术患者的心理应激强度、手术顺利程度及术后康复状况都有影响。C. D. Jenkins（1994 年）对 463 名接受心脏冠状动脉搭桥术或心脏瓣膜手术的患者进行研究发现，术前所测量的下述指标可以预示患者在术后 6 个月时的彻底康复：低水平的焦虑、抑郁、敌意，生活事件很少，高水平的自尊、活力，大量的活动和爱好，较多的社会参与，高水平的社会支持。B. Bunzel（1994 年）通过对 50 名心脏移植手术患者及其配偶的追踪研究，指出下列心理社会因素可以成为预示手术成功的指标：配偶的同情、关心和支持，情感表达频繁，对付应激的能力，情绪的稳定性，挫折耐受力高，攻击性低。B. C. Enqvist（1995 年）对上颌面手术患者的实验研究发现，接受术前指导的患者与对照组相比，术中失血量减少 30%，而接受围手术期指导的患者与对照组相比，术中血压较低，术后康复较快。因此，他认为，情绪因素不仅影响术中的出血量和血压，而且影响术后康复。A. C. Manyande（1995 年）对腹部手术患者的实验研究表明，实验组患者由于在手术前运用有指导的想象，增进了能应对手术应激的感觉，因而与未接受术前心理指导的对照组相比，他们在手术后疼痛体验较少，要求用的止痛药较少，且自我感觉能更好地对付疼痛。此外，实验组在手术开始前和术后下午所测量的肾上腺皮质激素水平也均比对照组低。Ray 和 Fitzgibbon（1979 年）在手术住院的男女患者中检查了由不同角色提供的不同形式的社会支持对降低应激的效应。当外科医生向患者提供信息、保证与方向时，患者体验不到焦虑，护士、配偶及病友在提供方向、消遣与自我增强时，患者的焦虑评分也降低。可见社会支持有利于减轻术前焦虑、改善手术应激效应，而且社会支持可以通过广泛的角色形象从许多途径来提供。

4. 心理因素影响手术预后　许多因素可以影响手术患者预后，除了疾病的严重程度、手术操作技术、术后护理及有无并发症等因素外，心理因素也可直接或间接影响手术预后。这些心理因素主要包括：对手术不了解；智力水平低，难以与医护人员进行有效沟通；消极应对方式；焦虑过高或过低，情绪不稳定，抑郁，缺乏自信心；治疗和康复动机不足；对手术的结果期望不切实际等。

【临床表现】

1. 一般外科手术出现的心理状态

（1）手术前患者的心理状态

1）恐惧：手术对患者无疑是一种严重机体创伤，必须经受重大的心理压力，患者必然会产生不同程度的恐惧心理。恐惧心理反过来又能加重病情影响麻醉及手术的进行。

2）焦虑：多数患者对自己的病情心中无数，对手术能否治好自己的病半信半疑，或者对手术是否会发生意外、术后疼痛以及经济负担等问题都会使患者产生焦虑心理。传统的观点认为术前焦虑的程度与术后效果之间存在着倒"U"字形的函数关系。即术前焦虑水平很高或很低者，术后的心身反应大而且恢复缓慢，预后不佳；术前焦虑水平适中者，术后结果最好。这是因为焦虑水平高，往往能降低痛阈及耐痛阈，从而在手术中或术后感受到更强烈的剧痛和痛苦，因而对手术效果自我感觉不佳。术前焦虑水平低的患者，由于在心理上采取了回避和否认的应对机制，过分放心，缺乏应有的心理准备，故而容易将实际的手术痛苦体验视为一种严重的打击。只有术前焦虑水平适中的患者，在心理上能够对手术和手术带来的种种问题有正确的认识和充分的准备，故而能较好地适应手术和术后各种情况，结果术后感觉较好，躯体恢复较为顺利。

3）孤独不安：患者来自不同的地方、职业、家庭，有自己的生活习惯和兴趣爱好，来到这陌生的医院，受到患者之间相互干扰及医院制度约束，加上疾病的煎熬必然感到孤独不安。

4)紧张:紧张心理多出现在决定手术日期后,紧张可引起失眠、血压升高等而影响手术进行。

(2)手术后患者的心理状态:术前焦虑水平高的患者,一般术后仍维持较高的心身反应。一般重大手术均有可能引起部分生理功能丧失、体象改变如留下明显瘢痕,以及许多心理问题如愤怒、自卑、焦虑、人际关系障碍等。反复手术而久治不愈者术后心理反应强烈,有的患者可能因术后一时不能生活自理、长期卧床、难以工作、孤独等原因,继发严重的心理障碍。

常见的术后严重心理障碍有以下3种。

1)术后意识障碍:常在手术后 2～5 d 出现,表现为意识混乱,一般在 1～3 周消失,少数可继发抑郁。伤口疼痛、失血缺氧、代谢障碍、继发感染等生物因素均可诱发术后意识障碍的发生。

2)术后精神病复发:常因心理压力过重所致。

3)术后抑郁状态:表现为悲观失望,自我感觉欠佳,睡眠障碍,缺乏动力,兴趣丧失,自责想死,甚至出现自杀行为。

2.截肢手术后的心理状态

(1)原因:各种创伤、感染、肿瘤等疾病需要截肢,以挽救生命。

(2)主要心理表现

1)悲观心理:是普遍存在的心理特征,尤其是青年人。由于截肢变成残疾人,正常的工作、学习及社交活动受到一定影响;恋爱、婚姻常处于被动地位;个别患者的自卑心理导致悲观、孤僻,不愿意参加社交活动,甚至产生轻生念头。

2)挫折心理:多见于意外事件,如车祸、坍塌等恶性事故导致肢体残疾的患者。这类患者在瞬间对突然发生的意外遭遇失去心理应付能力,行为异常,稍冷静后即表现为痛不欲生、茶饭不思、拒不见人。

3)疑虑心理:患者敏感多疑,爱曲解别人的意思,听到医务人员或同室病友之间低声细语,就以为在议论自己的断肢。对实行的治疗措施持勉强或不信任态度。对术中或术后出现的细微变化都猜测怀疑,或主观做出不准确的判断。

4)恐惧心理:多见于手术后的患者。截肢对患者是一个重要的心理刺激,于手术近期,患者会忧心忡忡,轻者疑惧,重者惊恐。

5)应激障碍:严重的可产生急性应激障碍,长期得不到解决可迁延为创伤后应激障碍。

3. 美容手术患者的心理状态

(1) 整形外科患者分类:大致可分为两类。第一类是患者身体受到了严重的创伤,影响生活质量,对生活丧失了信心。这类患者主要有大面积撕脱伤、烧伤后瘢痕、爆炸伤等患者。第二类患者主要是身体并没有什么伤害或器质性病变,只是为了整形美容,提高生活质量,这些人不进行治疗和正常人没什么区别。这类患者主要有黑痣去除者、割双眼皮者、隆鼻者、隆胸者、先天性唇裂畸形者等。

(2) 主要心理表现

1) 焦虑:这种心理表现主要发生在第一类患者。这些患者由于外观上受到了严重的创伤,对正常的生活失去了信心,不知道今后该怎么办,甚至有的会产生轻生念头,心里常常焦虑、烦躁不安。

2) 疑虑:两种类型的患者都会产生这样的心理,不同类型疾病产生不同的疑虑心理。第二类患者怀疑治疗后是否会造成后遗症,是否达到好的效果;第一类患者则怀疑治疗后能否像正常人一样。

3) 非患者角色:主要为第二类患者。由于他们来住院仅仅是为了重塑美的形象,身体或者根本就没有任何器质性病变,所以他们并不把自己当作患者。

4) 躲避的心理:由于在整形外科,绝大多数患者存在外观上的缺陷,故他们害怕被别人议论,害怕别人看不起,害怕受到歧视,故常常深居简出,终日躲在病房不敢出来,躲避见人。

5) 期望变美:两类患者都有这样的心理。第一类患者期望自己能恢复到正常外观,至少比现在要好。第二类患者尤为突出,如割双眼皮、隆鼻患者,他们期望自己变得更漂亮、更美,期望自己像电影明星一样。

6) 害羞的心理:主要是第二类患者有这样的心理,他们不愿与别人谈自己的情况,觉得不好意思,不愿让自己的亲朋好友知道。

4. 肿瘤手术患者的心理状态

(1) 悲观与失望:肿瘤手术患者与其他疾病患者的心理问题不尽相同,由于癌症尚未被彻底攻破,许多患者把癌症与死亡等同起来,觉得生命就快结束,而且要忍受癌症带来的躯体上的痛苦。因此,对生活失去信心,对疾病的治疗也失去了信心,尤其是肿瘤手术后患者,已经受了手术的创伤,现又需后续化疗,其心理感受极其无助、失望。

(2) 忧虑与怀疑:在患者内心难以接受肿瘤化疗的同时对化疗的预期效果也怀有疑虑。因此,接受化疗的决心不坚定,加之对化疗带来的未知痛苦、容貌的残缺等感到忧虑,自尊心也受到一定程度的伤害。

(3)对后续化疗的困惑:患者害怕化疗药物对身体影响大,本身已经受手术的创伤,难以适应化疗药物引起的痛苦。另外,化疗药物多数价格昂贵,使患者对化疗药物产生困惑心理等,表现出情绪低落,意志消沉,丧失与疾病做斗争的信心。

(4)对化疗药物的依赖:患者经过一段适应过程后心情较平静,把希望寄托在各种治疗上。于是对化疗药物产生盲目的依赖性,单纯追求用量,较少考虑营养与精神疗法和身体的整体免疫状况,在进食困难、身体虚弱的情况下,还一再要求加大化疗药物的剂量,容易产生较严重的并发症。

5.手术刺激癔症发作 临床实践证明,由于受外科手术带来的疼痛刺激和对手术本身的恐惧心理影响,外科手术后的患者比正常人更容易患上癔症。癔症,也称歇斯底里,目前医学界将癔症的产生归因为重大生活事件、内心冲突、情绪激动、暗示或自我暗示,这些因素作用于个体引起精神障碍。外科手术患者本身在就医前就已经遇到外伤刺激,再经过手术台上的一番"刀光剑影",巨大的恐惧和紧张情绪骤然凝聚在患者心里无法排解出来,于是导致癔症的发作。

【处理要点】

1.一般情况的处理

(1)手术前患者心理状态的处理

1)了解患者病史情况:首先要了解患者的发病情况以及患者的既往史、家庭史、发病特点、病情现状和病情的演变规律等。熟悉医生的诊断、治疗方案、手术特点及用药情况。与患者接触时,侧重于了解患者目前的心理状态,探明产生的原因和机制。

2)消除患者对手术的恐惧紧张心理:耐心细致地向患者讲解手术方式、施行手术的必要性,向患者及家属解释手术治疗的各种意义、大致过程、配合及注意事项、术后可能出现的不适、并发症及对应方法,消除其恐惧心理。并请患者及家属向有此种手术经验的患者了解情况,让患者增强对实施手术的信心,鼓励患者振作精神,增加战胜疾病的勇气。

3)增强患者的信任感:通过认真观察、耐心询问、了解患者心理情况,制订出合理的心理治疗与咨询计划,宣传相关手术知识,消除患者不信任的心理障碍,对患者健康的恢复起到了事半功倍的效果。因此,医护人员应利用良好的服务态度感染患者来取得患者的信任。

4)积极消除患者心理压力:用一些鼓励性语言和一些暗示性的动作,如拍一拍患者肩部、握一握患者的手等这些轻微的动作,会使患者感到极大的心理安慰,增加其战胜疾病的勇气。同时注意自身行为修养,用端庄的体态、和蔼可亲的笑容、诚恳热情的态度与患者沟通,以增进护患之间的关系,让患者感到虽然身在医院却能体会到家的温暖,达到精神愉快、心情舒畅,减轻心理压力,安心手术、治疗的目的。

5)家庭的沟通:手术前患者的情绪波动大部分取决于家属,家属对患者的态度,可直接影响患者的心理。做好家属的工作,争取家属的理解和支持。让家属从生活上、精神上给予患者更多的关心和体贴,为患者创造出一个良好的外部环境,唤起患者对美好生活的向往,增强其战胜疾病的信心,使患者放松地接受手术治疗。为成功地完成手术奠定了基础。

不良心理过重会直接影响手术效果及手术后病情的恢复,所以要针对患者心理状态进行正确评估,了解患者的心理情况及需求,使其保持最佳心理状态,轻松地接受手术,达到预期的治疗效果。

(2)手术后患者心理状态的处理:手术中创伤对患者心身的影响都是极大的,所以应积极鼓励患者树立战胜疾病的信心,尽快恢复健康。患者术后,因麻醉效果逐渐消失,使患者产生恐惧心理,担心回到病房后疼痛加剧,难以忍受,这种不良心理会刺激内分泌系统,产生血压升高、烦躁不安等。如果稍不注意,就会造成引流管脱落、输液针头滑出或刺破血管壁而影响治疗效果。根据患者具体病情和心理反应,着重在以下3个方面进行。

1)及时反馈手术完成情况:术后患者一回到病房或麻醉苏醒后,应立即告知手术已顺利完成,达到了手术的目的,让患者放心。向患者多传达有利信息,给予鼓励和支持,以免患者术后心理负担过重。

2)正确处理术后疼痛:患者手术后,应及早告诉患者术后几天刀口疼痛较甚,让患者先有心理准备。鼓励患者运用术前训练的放松技术如深呼吸技术。暗示是一种减轻疼痛的有效心理学手段。让患者听自己喜欢的音乐有时也可以起到意想不到的效果。并告诉患者一些减轻疼痛的技巧,如采用正确的咳嗽吐痰、翻身和四肢活动方法,不仅不会使伤口裂开,而且也可以减轻疼痛。

3)帮助患者克服消极情绪:术后患者出现焦虑、抑郁等消极情绪原因很多,针对不同情况给予疏导。

2.截肢患者心理问题及其护理措施

(1)焦虑、恐惧心理的处理:对有焦虑、恐惧心理的患者,首先应给予鼓励和支持,根据不同的年龄、职业、文化程度和家庭社会背景进行心理疏导。

对青少年患者讲述张海迪、桑兰等身残志坚的故事,激励他们勇敢面对生活,将来同样能为社会做出贡献;对中老年患者,用坦诚的态度与之交谈,对他们遭遇的灾难深表同情和理解,阐明精神因素对疾病预后的重要性,鼓励他们振作精神,争取早日康复,重新挑起家庭生活的重担;对经济困难的患者,通过以捐款、捐物的社会资助方式,帮助他们渡过难关。

(2)悲观失望心理的处理:精神崩溃、一蹶不振,甚至有轻生念头的患者,我们应有足够的耐心和毅力,运用大量的事实反复宣教,关心、鼓励、动员同类患者现身说法,讲明肢体残疾并不等同于生命就没有价值;动员家属一起劝说,同时也给予更多的支持和关爱;及时指导今后自理生活的方法,给予其心理和体力上支持,用体贴的语言安慰、鼓励患者战胜疾病获得康复。切忌批评、训斥和表现出不耐烦。一例地震中失去双足的 16 岁女孩,发生地震之前是学校的骄子,学习成绩好,文娱、体育方面也多次获奖,面对突来的灾难,一时难以接受,常常在病房又哭又闹。通过及时的心理疏导和干预,最后也振作起来,积极地配合治疗与锻炼,并康复出院。

(3)害怕与人交往心理的处理:截肢术后的日子里生活习惯会有所改变。以前喜欢热闹的人,术后沉默寡言,受不了亲戚朋友们怜悯的眼光,不想出去散步,不想见任何人。通过与患者交谈,帮助他们摆脱害怕社交和自卑、孤独等困境是十分重要的。一方面,可以使其倾泻烦恼和苦闷;另一方面,也可以指导患者主动寻求有效的社会支持,提高社会支持利用度,从而提高截肢患者的社会适应能力。

(4)担心今后的生活和学习受到影响的心理:年龄较小的截肢患者,今后的生活自理问题成了首要难题。面对这样的一个灾难,心理承受了很大的痛苦。我们应鼓励并倾听他们说话,允许他们哭泣,尽量不要唠叨他们,告诉孩子担心甚至害怕都是正常的,条件允许的情况下鼓励孩子玩游戏,同时要鼓励他们看到希望。

(5)对义肢的维护和调节表示担心的心理:很多患者在装义肢之初,对残端的疼痛很敏感,多训练几次还不见好转就会有泄气甚至想放弃的念头。很多患者担心今后义肢出现问题怎么解决,尤其是孩子,他们还涉及成长后义肢的更换。我们应该多抽时间陪患者谈心,听他们倾诉,默默地给予细致的关怀,鼓励其努力训练适应用义肢生活。截肢患者因突然失去身体的一部分而非常痛苦,面临新的生活、心理、社会问题而感到悲观、失望,对以后的生活工作能力顾虑重重。对这类患者的心理障碍是一个比较棘手的问题。加强针对性的心理疏导很有必要,有目的地与患者谈心,让患者诉说苦衷,理解患者的痛苦,生活上给予帮助,心理上理解支持。使患者感到受尊重,有价值,正确认识自己在家庭社会中的作用,树立残而不废的正确人生观,能主动与护士沟通,参与制订和实施康复措施,有效地提高了患者的生活质量,缩短了住院时间使患者能面对现实,振作精神,重新鼓起生活的勇气,以良好的姿态回归到社会。

3. 美容患者心理状况的处理

(1)第一类(见前文所述)患者易出现焦虑、疑虑、躲避等,我们可以主动与其交朋友、与其交谈,鼓励其树立正确的人生观、正确对待疾病,认识疾病,增强战胜疾病的信心。我们还注意做好家属及其周围人员的思想工作,嘱咐家属多陪伴患者,不要显示出焦虑情绪,避免因他们的态度、语言不当给患者带来精神压力。患者对治疗有疑虑,我们就应主动给患者讲治疗的具体措施、讲注意事项、讲这类疾病治疗成功的案例。患者有躲避心理,我们就拿出以往类似这种患者治疗前后的照片让患者亲眼看治疗后的情况,给患者讲目前最重要的是积极配合治疗,要对生活充满信心,不要怕别人的议论,要大胆地走出去。我们还指导患者做好放松训练,如做深呼吸、听音乐等。患者出现的害羞退缩心理,帮助保护其隐私很重要,并使患者对其疾病有了重新的认识,不再表现害羞的现象,并积极配合治疗,以利于术后的康复和痊愈。

(2)第二类(见前文所述)患者主要的心理表现是非患者角色,以及期望变美等。对于这些患者,我们首先要讲明来院手术,本身是对身体的创伤,也有一定风险,不能对变得更美期望太高,避免达不到目的而产生失落感,同时还鼓励他们积极配合治疗,争取达到最佳效果。经过这样的心理教育过程,使患者对自己的手术有了重新认识,改变了自己的看法。

4. 肿瘤患者术后心理问题的处理

(1)建立良好的互动关系:通过有一定临床经验的心理咨询师进行临床会诊,聆听患者的心理感受和现阶段面临的困惑,肯定患者再次入院的求医和求助动机,并与经治医师联系,对患者的治疗和心理给予支持,尽最大努力为患者创造温馨舒适、安静优雅、温度适宜的治疗环境,使患者在轻松、愉快的气氛中积极配合治疗。并鼓励患者主动寻求心理咨询。

(2)情感支持与科学指导:患者由于缺乏相关医学知识,对化疗期望值过高,内心难以承受化疗带来的不良反应。针对患者突出的心理问题并结合个人特点,首先深表同情和理解,鼓励其倾诉内心感受并宣泄压抑在内心的痛苦,减轻心理压力。然后,从不同的角度给予患者心理安慰,减轻患者不良情绪,从而巩固化疗前心理介入的效果,坚定患者对化疗的信心。另外,向患者解释化疗与其他治疗的区别,帮助患者正确地认识化疗,明确化疗的必要性,从而由被动化疗状态转为主动配合化疗的良好心态。

(3)及时解决疑虑和困惑:当患者对化疗过程及化疗后情况提出一些问题时,客观科学地给予积极回答;同时让患者对化疗过程、化疗治疗后和护理措施的及时性、安全性、有效性有一个比较全面的了解,并给予相关的饮食、营养等方面的健康指导。

(4)帮助患者建立良好、有效的社会支持系统:在给患者做心理介入的同时,寻求患者家属及亲朋好友的支持和配合,安排家庭成员和亲朋好友定期看望患者。

5. 癌症治疗方法多样　由外科手术引发的癌症治疗方法与普通癌症大致相同。心理治疗主要包括解释性心理疗法、暗示疗法、催眠疗法等。药物治疗可使用氯丙嗪或地西泮,使患者深睡,也可服用中药进行辨证施治。

6. 放松治疗　对于外科手术患者,过度紧张不利于伤口的手术愈合,放松训练可以帮助患者放松肌肉,调节整个机体活动水平降低,消除紧张,达到心理上的松弛,从而使机体保持内环境平衡与稳定。放松训练的形式多种多样,有渐进式放松训练、印度的瑜伽术、日本的禅宗,以及中国的气功。放松训练的基本要求是在安静环境下,教会患者心情安定,注意集中,肌肉放松。在做法上要注意循序渐进,放松训练的速度要缓慢。对身体某部分肌肉进行放松时,一定要留有充分时间,以便让患者细心体会当时的放松感觉。放松训练能否成功,决定于患者对此项训练的相信程度,是否密切配合。放松成功的标志是,面部无表情,各肌肉均处于松弛状态,肢体和颈部张力减低,呼吸变慢。患者若处于仰卧位置,则出现足外展。

7. 帮助患者做好心理上的出院准备　有的患者手术后带来部分生理功能丧失(如子宫、卵巢切除)或残缺(如截肢),引出患者心理上重大创伤。对这样的患者,术前要解释清楚,同情和支持患者,使患者接受现实;术后更要进行心理支持,尽最大努力为患者提供克服困难和适应新生活的手段,使患者勇敢地走向新的人生道路。

第十二节 口腔科

口腔科临床心身相关障碍联络会诊通常处理两类疾病,一类为有明确的口腔器质性病变患者,出现了一些心理方面的问题或者出现了精神症状,需要临床心理医生联络会诊。这类患者的处理可以参见前面相关章节。另一类患者以口腔症状为主诉,而往往是以心理因素为主的心身相关障碍,需要有临床心理医生参与治疗。本节重点介绍第二类疾病的处理。口腔科心理疾病的刺激源,常常与日常生活中的生活工作压力、人际关系和睦与否、婚姻家庭状况、意外事故等有关,特别是不愉快的口腔治疗经历会持久而深远地影响患者的心理状态。有时,这些不愉快的经历只需发生一次就能产生重大的影响。另外,患者可从电视、媒体、朋友等间接经历受影响,当然,个性对口腔患者的心理状况也有很大的影响。而有心理疾病的口腔患者的主要问题是主诉与临床检验往往不一致。其主要临床特点是敏感、多疑、多虑、多症状、多要求、主次难分,同时,会表现出以自我为中心、固执己见。由于对精神心理疾病抱有偏见,就诊于口腔门诊的心理障碍的口腔患者往往非常抵制心理疾病的诊断。即使一时接受诊治意见,日后也容易反复。另外,患者往往有某些心理或精神创伤史,以及多家医院诊治不愈史。口腔医生在对患者的躯体状况完全明了后还不能做出诊断,才可以认为患者可能存在心理问题,而临床心理医生建立心理诊断时也要仔细分析患者的躯体主诉,以免遗漏某些器质性疾病,这一点相当重要,临床上必须严格把握。下面将分述几个常见的口腔科心身相关障碍。

一、灼口综合征

灼口综合征(burning mouth syndrome,BMS)是一组以口腔黏膜烧灼样疼痛感觉为主的综合征,其特点是不能查出明显的临床体征,也无特征性组织病理学变化。以舌部为主要发病部位,更年期或绝经后期妇女常见。

【发生原因】

灼口综合征病因尚不明确,仍无统一观点,可能与下列因素有关。

1. 口腔局部因素

(1)过敏因素:充填材料、义齿材料、微量元素、食物(如烟草、酒精、薄荷、槟榔等)均可能是 BMS 的病因。

(2)口颌功能改变:残根残冠刺激、义齿的形态改变可能是 BMS 的病因,义齿形态缓慢改变等因素导致的慢性口颌肌动力功能异常值得关注。

(3)感染:亚临床的念珠菌、HIV、幽门螺杆菌感染也可能是 BMS 的病因。

(4)唾液:唾液流变学特性、理化及生物特性对于维持口腔状态平衡有关键作用。

2.系统因素　目前认为性激素异常、糖尿病、维生素和微量元素包括铁、叶酸、B 族维生素等缺乏、微循环改变也可能是 BMS 的病因。降压药、苯二氮䓬类药物的长期应用也可能是 BMS 的医源性病因。

3.精神心理因素　BMS 往往有精神心理状态的异常,如个性及人格改变、伴发恐癌症、焦虑症、抑郁症,并受失业、车祸、离婚、亲人离故等重大社会生活事件的影响。

4.外周及中枢神经因素　有疼痛感的 BMS 患者的痛阈降低,三叉神经传导潜伏期缩短;有麻木感的 BMS 患者却有相反的倾向。有疼痛感的 BMS 患者痛觉敏感,易为各种因素诱发;而有麻木感的 BMS 患者可能存在部分或完全传导阻滞。

【临床表现】

(1)口腔主要症状口腔黏膜烧灼样疼痛,具体表现为针刺感、异物感、胀痛感、粗糙感、麻木感、发痒感。其好发部位依次为舌、义齿承托区(腭)、颊。

(2)口腔伴随症状主要为口干、嗜饮、味觉异常。

(3)口腔症状的特点主诉部位与阳性体征部位分离。

(4)全身症状表现多样,如失眠、易怒、疲乏、头痛、发热、多汗、注意力分散、性欲降低等。

(5)BMS 患者缺乏可检出的阳性黏膜病损,但往往发现患者有对镜自检、过度伸舌、紧张性咬合、反复求医等不良行为习惯。

【处理要点】

(1)戒除对镜自检和过度伸舌习惯。

(2)解除恐癌心理状态,适当运用认知行为疗法。

(3)尽可能对病因治疗。

(4)伴有明显的情绪症状时可以使用抗抑郁、抗焦虑药物。

(5)疼痛明显时可以适当地给予止痛药物治疗。

二、颞下颌关节紊乱病

颞下颌关节紊乱病(temporomandibular disorder,TMD)是口腔科的一种

常见病和多发病。该病部分病例病程迁延,反复发作,严重影响咀嚼和言语功能,而且本病的诊断和治疗涉及多学科的知识,应引起临床医师重视。该病是一种综合征,是一组病因尚不完全清楚的临床症状和疾病的总称。一般认为有颞下颌关节区的疼痛、下颌运动异常、弹响和杂音三大症状,无风湿和类风湿等病史,而又不属于其他临床或病理上诊断已很明确的颞下颌关节疾病者,可确定诊断。

【发生原因】

1. 社会心理因素　社会、心理因素对 TMD 的发生、发展起着重要的作用。大量的研究报告证明 TMD 与患者的个性、情绪、不良习惯、应激性生活事件、"继发获益"等密切相关。70% 的 TMD 患者有个性异常,TMD 患者的个性可以表现为依赖、自恋、强迫、顽固、追求完美、情感不稳定等。焦虑和抑郁可能是某些 TMD 患者的致病因素,TMD 患者常合并存在一定程度的焦虑抑郁症状。"继发获益"是指患者安于疾病或不正常的角色。因此而获得各种利益,如引起家人和朋友的关怀、逃避工作、获得赔偿等。应激反应或应激性生活事件可以改变人体中枢神经递质活动,体内儿茶酚胺类物质增多,引起肌肉收缩。长期慢性应激则可以导致肌肉痉挛和颞下颌关节内压力增高,结果出现 TMD 的临床症状。

2. 解剖因素　颞下颌关节的解剖结构与牙尖的高度、斜度及黏膜关系是协调一致的,因此,解剖关系的改变理论上要求颞下颌关节也应有相应的改变,否则就会造成颞下颌关节的微小创伤。而微小创伤的积累最终导致 TMD 的发生。

3. 其他因素　单侧咀嚼、夜磨牙、紧咬牙造成关节负荷过重,关节本身抗原暴露引起的自身免疫反应,外伤、寒冷等因素,其中有些可以直接引起 TMD 的发生,有些是 TMD 的促发因素。

【临床表现】

1. 疼痛　颞下颌关节紊乱病患者一般表现为关节区或关节周围肌群持续性钝痛,可以放射至同侧耳颞部及头部。疼痛多为继发性,少数也有自发痛。

2. 下颌运动异常　表现为:①开口度过大,下颌下降速度加快;②开口度过小,严重时可能只有 0.5 cm;③开口型出现偏斜、曲折或绞锁样歪曲口型。

3. 弹响和杂音　常见的异常声音有 3 种。①弹响音,即开口或闭口运动时发出的"咔、咔"样声音,多为单声,有时为双声,响度较大,能被患者自己或旁人听见。②破碎音,即开口或闭口运动时发出的"咔吧、咔吧"样声音,多为双声或多声,响声反小,必须借助听诊器才能发现。这种杂音常提示关节盘有破裂或穿孔。③摩擦音,即开口或闭口运动时发出的连续的似揉玻璃纸样的声音,为多音。这种声音的出现常提示颞下颌关节发生了骨质改变。

4.其他　TMD 还常常伴有许多其他症状,如头痛、各种耳症、各种眼症,以及吞咽困难、语言困难、慢性全身疲劳等,其中头痛十分常见。

【处理要点】

1.心理治疗　心理治疗首先必须建立良好的医患关系,帮助患者了解自己,了解疾病发生发展的有关知识,建立自信。医生通过对患者的指导、劝解、安慰、鼓励,使患者能正确对待工作或精神紧张,逐渐改变自己的性格特点,克服压抑、悲观的情绪,积极配合治疗。运用生物反馈训练自我控制,从而缓解局部疼痛、张口受限和关节弹响等症状。

2.局部封闭　部分颞下颌关节紊乱病患者可以进行关节或关节周围肌肉的局部封闭。

3.理疗　红外线、超短波、钙离子导入、蜡疗、按摩等物理治疗方法具有改善局部循环及缓解疼痛的作用,临床上可以根据不同的需要进行选择。

4.药物治疗　可以用抗焦虑药、抗抑郁药(如口服阿普唑仑片、SSRI 类抗抑郁药、SNRI 类抗抑郁药等)、止痛药(如肠溶阿司匹林)、维生素(如维生素 B_1)、中草药等。

5.使用各种口腔治疗方法　可以缓解或者改变不正常的解剖关系。

6.关节镜和手术治疗　对有顽固性疼痛或器质性病变经保守治疗无效的 TMD 患者,可以选择关节镜下或常规手术治疗。

三、复发性口腔溃疡

复发性口腔溃疡(recurrent aphthous ulcer, RAU)为常见的口腔黏膜疾患,是专指一类反复发作,但又有自限性的、孤立的圆形或椭圆形溃疡,临床上根据溃疡表现的大小、深浅及数目不同又可分为复发性轻型口腔溃疡、复发性口炎型溃疡、反复性坏死黏膜腺周围炎。发病因素较多,至今尚无统一看法。

【发生原因】

1.RAU 是一种自身免疫性疾病　在患者的血液中有对口腔黏膜致敏的 T 淋巴细胞和抗口腔黏膜抗体,RAU 复发时,淋巴细胞转化率升高,缓解时转化率降低,溃疡发生前,淋巴细胞出现快速增殖,溃疡最严重时,淋巴细胞增殖达最高峰,溃疡愈合时,淋巴细胞增殖迅速下降。

2. RAU 有明显的遗传倾向　夫妇双方或其中一方患 RAU,其子女患 RAU 的概率明显升高,同卵双生的 RAU 发病的一致性明显高于异卵双生。

3. 感染因素　RAU 患者大部分白细胞明显升高,炎症可能是 RAU 复发的前提。RAU 早期损害可见毛细血管明显扩张、充血、黏膜红润,最终出现黏膜溃破。临床上,RAU 患者都有这样的体验,若不慎损伤口腔黏膜,即使极其轻微,几乎均可导致 RAU 复发,这可能与局部口腔黏膜因机械刺激和继发感染而发生炎症反应有关。上呼吸道感染患者易复发口腔溃疡,所以 RAU 患者复发也可能与病毒感染有关。

4. RAU 与内分泌有关　部分女性患者口腔溃疡发作与月经周期有关。有的在排卵期前后,有的在月经前后;有些一直复发的口腔溃疡患者在怀孕后即停止发作,而在分娩后又随之复发。

5. RAU 与情绪变化、精神紧张有关　部分 RAU 患者发怒激动、情绪不稳定后,易复发口腔溃疡,学生在考试前,工作人员突击任务后易患口腔溃疡,因此心理社会因素越来越受到关注。有研究者用 A 型行为型式问卷对 124 名患者及 86 名正常人对比测定其行为类型,结果表明,复发性口腔溃疡患者的分值高于常人。从而提出,A 型行为型式可能在多种病因中起"增益效应"。

【临床表现】

1. 轻型口腔溃疡　该型占 80%,最多见。溃疡较小,数目不多,1~5 个,好发于唇、颊等处非角化区黏膜。持续 7~14 d,不治而愈。

2. 重型口腔溃疡　又称腺周口腔溃疡。溃疡大而深,一般都发生 1 个,好发于颊、咽喉、软硬腭交界处等口腔后部黏膜,持续月余或数月,愈合后留下瘢痕。

3. 疱疹样口腔溃疡　溃疡小而多,像天上的星星,数也数不清,以舌腹、口底多见,也有自限性。重型口腔溃疡和疱疹样口腔溃疡占复发性口腔溃疡的比例达 20%。

【处理要点】

治疗应针对病因,局部和全身配合用药,以便减轻局部症状,促进溃疡愈合,提高机体对损伤的修复力。

1. 应用免疫调节剂　提高机体免疫力,平时也应加强营养,不能偏食,以提高身体的抗病能力。

2.抗生素的应用　如青霉素、林可霉素等。有病毒感染可能的患者,适当加用抗病毒药。

3.内分泌制剂　如果患者的口腔溃疡与月经周期有关,适量应用内分泌制剂进行治疗,临床效果较好。

4.维生素的应用　如维生素 E、维生素 C 或 B 族维生素等,以利于创面的愈合。

5.中药的应用　辨证论治如益气健脾,滋阴清热,泻火通便,久不愈合者,可佐以收敛生肌药物。如为肠胃实火型,应清胃泻火,方剂为清胃散加减;如为阴虚火旺型,应滋肾阴、降虚火,可用知柏地黄汤加减;局部可用锡类散、冰硼散等。

6.心理治疗　支持性的心理治疗及认知疗法均可用于该类患者。

四、口腔焦虑症

口腔焦虑症(dental anxiety,DA)是指患者对口腔疾病的治疗怀有不同程度的害怕和紧张心理,以及在行为上表现为敏感性增高,耐受性降低,甚至逃避治疗的现象。据资料统计,大约 80% 口腔疾病患者存在一定程度的口腔焦虑,有 5%~14% 的患者因严重焦虑而逃避治疗,儿童更为多见。因此,口腔焦虑症在接受口腔治疗患者中发生率较高,这些人常常因得不到最佳的口腔保健治疗而延误了病情。

【发生原因】

1.牙科医源性创伤　长期以来,口腔医疗行业中主要强调治疗过程中的口腔内注射和牙钻的使用是引起 DA 的两个最重要因素。越来越多的研究表明,口腔医生对患者口腔卫生的态度以及患者对口腔医疗业和口腔医生的感受是两个重要的原因。口腔医生对患者的轻慢和患者害怕被嘲笑、指责的心理是增加 DA 的原因。

2.个体素质　某些患者具有较高的焦虑度,焦虑主要来自神经质和内向型人格。焦虑度与神经质型人格呈正相关,而与外向型人格呈明显负相关。

3.治疗经历　患者的口腔治疗体验及间接经验是一个很重要的因素,多数 DA 患者至少有过一次创伤性口腔治疗经历,间接经验主要来自父母和他人。尤其是母亲对口腔治疗的高度畏惧,可以使孩子的这种畏惧心理一直持续到成年期。患者通过与他人,包括朋友、亲戚等的交流也会获得一些口腔治疗的负面体验。

4.其他因素　女性更易紧张,与教育水平和自我抑制力有关。

【临床表现】

1. 情绪表现　如焦虑不安、恐惧表情、反抗或拒诊行为。

2. 生理反应　如面色苍白、肌肉紧张、出汗、呼吸急促、胸闷、头晕、心率加快、血压上升、胃肠不适甚至呼吸困难。

【处理要点】

1. 建立良好的医患关系　医生在治疗时要根据首次和多次求治患者的不同心理特点,礼貌、诚恳、自然、友好地与患者进行交谈,帮助患者正确认识疾病,解除顾虑,增强战胜疾病的信心,并以乐观、开朗的情绪去感染患者,使患者对医生树立起信任感、依赖感和安全感。让患者了解牙齿的治疗过程及相关信息,并主动参与治疗过程中,增进医患之间的沟通,消除其焦虑及误解,使医疗行为正常进行并取得良好的效果。

2. 心理治疗　运用心理学知识和技巧,排除与改变患者因疾病和治疗带来的心理障碍,从而改善患者的心理状态和行为,达到最佳身心状态,接受治疗,恢复健康。可以运用认知疗法、系统脱敏治疗、放松训练、催眠疗法等进行治疗。

3. 药物治疗　包括镇静和麻醉,最好避免镇静药与麻醉药的联合应用。常用的药物包括苯二氮䓬类抗焦虑药、水合氯醛衍生物、笑气氧气混合物等。地西泮和阿普唑仑半衰期长($20 \sim 60\ h$),在短时程治疗中很少采用,咪达唑仑吸收快(经鼻 $10\ min$、经口 $1\ h$)、持续时间短且不良反应小因而效果较好。氧化亚氮(笑气)/氧气吸入镇静(nitrous oxide/oxygen sedation)可迅速有效地提高患者痛阈和耐受、减少呕吐反射并发挥镇静作用。

4. 特殊人群　对于儿童患者,应提醒父母勿过度疼爱,让孩子自己与医生交谈。若孩子拒绝合作,也切勿强制执行(紧急情况例外),因一次强制执行将给下一次的治疗带来极坏影响,从而可能形成口腔焦虑症。在治疗的前、中、后如能正确使用言语对患儿进行心理影响,可使多数儿童减轻甚至消除对牙病治疗的恐惧心理,这在 $4 \sim 6$ 岁儿童中收效最大。榜样示范作用有利于降低儿童对牙科的恐惧,故有提倡设立儿童口腔专科门诊,集中治疗。对于部分符合临床心理科广泛性焦虑症的患者,可以按照广泛性焦虑症的治疗原则进行。

五、牙周病与其他口腔心身障碍

牙周病与心理社会因素关系较为密切。心理紧张、精神障碍可促使牙周病的发生,病情的严重程度与个体体验焦虑的程度有关。例如 MMPI 的

Sc 量表分值和焦虑与牙周病相关;也有报道称牙周指数的得分与应激呈正相关。有报道,军队群体中的牙科急诊(包括牙周病)在战争期间增加,认为这是应激和口腔卫生不良相结合的结果。

此外,考试及人际关系紧张等可引发急性坏死性齿龈炎(acute necrotizing ulcerative gingivitis,ANUG),该病也是一种与应激有关的疾病。

其他口腔疾病,如口腔白斑和磨牙症等都属于非感染性病变,且均具有心身相关障碍的特点。口腔白斑患者多具有心理创伤的既往史。磨牙症,人们认为主要是由情绪紧张使肌肉张力增加所致,发生在夜间者则是由于患者入睡后大脑内仍有局部兴奋点未受到抑制,甚至较白天更为亢进。

第十三节 眼 科

临床工作中眼科患者需要邀请临床心理科会诊的情况也经常出现,一类是患者就诊于眼科,以眼科的症状作为主诉,但实质上是精神疾病所致,如癔症性失明、精神分裂症的视物变形症、焦虑症的视物模糊感等。一类是有眼科的疾病,但发病及治疗过程中出现了精神症状,如伴随出现了焦虑抑郁症状、疑病症状,使用激素治疗及手术后出现了明显的精神异常。还有一类即眼科疾病本身也是属于心身相关障碍范畴,如原发性青光眼、眼睑痉挛、眼部异物感、心身性溢泪、视疲劳、飞蚊症等。

一、癔症性失明

癔症(hysteria),又称歇斯底里。是一类由精神因素,如重大生活事件、内心冲突、情绪激动、暗示或自我暗示,作用于易病个体引起的精神障碍。主要表现为各种各样的躯体症状,意识范围缩小,选择性遗忘,失明,失聪或情感爆发等精神症状,但无相应的器质性损害作为病理基础。本症多于青壮年期发病,起病突然,可有多次发作,尤多见于女性。

【发生原因】

1.遗传因素 国外资料表明癔症患者的近亲中本症发生率为1.7%~7.3%,较一般居民高。女性一级亲属中发生率为20%。我国福建地区报道患者具有阳性家族史者占24%。提示遗传因素对部分患者来说比精神因素更为重要。

2.癔症性病态人格 癔症性病态人格是指癔症患者的情绪与性格表

现,这种病态人格特征于病后显得更加突出。

(1)高度情感性:平时情绪偏向幼稚、易波动、任性、急躁易怒、敏感多疑,常因微小琐事而发脾气或哭泣。情感反应过分强烈,易从一个极端转向另一个极端,往往带有夸张和戏剧性色彩,对人对事也易感情用事。

(2)高度暗示性:患者很轻易地接受周围人的言语、行动、态度等影响,并产生相应的联想和反应时称暗示;当时自身的某些感觉不适产生某种相应的联想和反应时称自我暗示。暗示性取决于患者的情感倾向,如对某件事或某个人具有情感倾向性,则易受暗示。

(3)高度自我显示性:具有自我中心倾向,往往过分夸耀和显示自己,喜欢成为大家注意的中心。病后主要表现为夸大症状,乞求同情。

(4)丰富幻想性:富于幻想,其幻想内容生动,在强烈情感影响下易把现实与幻想相互混淆,给人以说谎的印象。

3. 精神因素　一般多由急性精神创伤性刺激引起,亦可由持久的难以解决的人际矛盾或内心痛苦引起。尤其是气愤与悲哀不能发泄时,常导致疾病的突然发生。一般说来,精神症状常常由明显而强烈的情感因素引起,躯体症状多由暗示或自我暗示引起,首次发病的精神因素常决定以后发病形式、症状特点、病程和转归。再发时精神刺激强度虽不大,甚至客观上无明显原因,因触景生情,由联想激起与初次发病时同样强烈的情感体验和反应,而出现模式相似的症状表现。

4. 躯体因素　在某些躯体疾病或躯体状况不佳时,由于能引起大脑皮质功能减弱而成为癔症的发病条件。如颅脑外伤、急性发热性疾病、妊娠期或月经期等。

【临床表现】

1. 癔症躯体症状(转换性癔症)　表现为麻木,感觉过敏,突然发生完全性听力丧失;失声或喉部梗阻感;肢体瘫痪、不能站立或不能步行,但无肌肉萎缩;痉挛发作,倒地、抽搐,常常是手足乱舞,有时扯头发、咬衣服。癔症性视觉障碍,可表现为视力降低、失明和视野变小等。发生突然,经过治疗可突然完全恢复正常。

2. 癔症性心理障碍(分离性癔症)　表现为突然情感爆发,哭笑不止,撞头、扯头发、咬衣服、捶胸顿足、满地打滚,常伴有情绪的急剧转变和戏剧性表现。还有的心因性遗忘患者,表现为有选择地遗忘那些与心理创伤有关的内容或某一阶段的经历;神游症患者,突然离开原先的活动,外出漫游,可历时数日。

【处理要点】

1. 关于诊断　对于癔症性失明的确认应十分慎重,要注意 4 个要点:一是它不属于器质性躯体疾病,虽失明但检查瞳孔反射、眼球运动良好,眼底亦无异常;二是该病是由精神刺激突然引起的疾病;三是该病的症状具有表演性、夸张性,患者虽声称失明,但单独行走时却能避开障碍;四是症状可因暗示而消失,好转具有突然性、戏剧性。一般而言,因神经系统损害而失明的患者对光反射消失,然而顶、枕叶病变引起的皮质盲则可保证正常的瞳孔反射。此时较难与癔症性失明相鉴别。对于一个失明而对光反射正常的患者,我们可用一个有垂直条纹的滚筒,在患者眼前慢慢转动。若患者有不自主的眼跟踪运动(运动性眼震)便可认为是癔症。

2. 药物治疗　癔症患者多有情绪上的焦虑或抑郁,也有情感不稳定、情感爆发的表现,可以使用抗焦虑抗抑郁药物,如阿普唑仑片、氟西汀等;以及情感稳定剂或小剂量的抗精神病药物,如丙戊酸盐、奥氮平等。

3. 心理治疗　治疗癔症性失明首先要掌握患者的思想和心理状态,以及容易接受暗示的性格,注意患者病后的不良情绪,病变过程中渴望复明的复杂心理。注意分析患者发病的原因和来医院有治疗希望的自我安慰的心理,注意引导和启发患者,使患者首先得到眼病可以治疗的安慰,注意及时坚定患者的信念,从各方面积极开导患者,逐步给患者解释。医生解答问题要果断、清楚和具有权威性,打消患者的顾虑,使患者信任医生。暗示治疗和催眠治疗经常会有很好的效果。

二、精神分裂症的视物变形症

其实视物变形只是一组症状,而不是疾病,该症状可见于多种疾病,如中心性视网膜的病变,黄斑的变性、出血,以及视网膜脱离、视网膜血管病、脉络膜的肿瘤、癫痫、精神分裂症等,这里只谈精神分裂症。精神分裂症的视物变形属于感知综合障碍,即患者在感知某一客观事物或人体时,作为一个客观存在的整体来说,是正确的,但是对这一事物或人体的某些个别属性,如大小、形状、颜色、距离、空间位置等,却产生与该事物或人体的实际情况不相符合的情况,是错误的认识。它也属于一种歪曲的知觉,歪曲的是事物的部分而不是整体,感知综合障碍可分为时间、空间、运动、体形等方面的感知综合障碍。

【发生原因】

精神分裂症的发病原因复杂,病因不明,有多种理论假说,故在此不再

——陈列,可以参见相关章节内容。

【临床表现】

1.视物变形症　患者看到物体或人体的形态发生改变,又称视物畸变症。如有的患者看到自己丈夫的头上长了羊角;有的患者称自己父亲的脸变长了,鼻子变得高了;有的患者看书上的字凸出书面等。

2.视物显小症和视物显大症　患者看到的人体或物体比实际的人或物要小而远或大而近,常伴有恐惧、紧张不安情绪。如有的患者看他的父亲变成了巨人,头顶着房顶;有的患者把老虎看成猫一样大小。

3.视物错位症　患者感知客体与自身距离发生了歪曲,变得不合实际的远或近。有的患者不能准确地确定周围事物与自己之间的距离,感到有的东西似乎不在它原来的那个位置上。如患者放东西时以为未到桌面而碰及墙上,或感到已到桌面但实际上还有距离,因而物体坠落到地上;患者在候车时汽车已驶进站台,但患者仍觉距离自己很远而把汽车错过。

4.非真实感　指患者对客观事物的感知不真实、不生动,如隔轻纱,虽可看见但又不清晰的体验,但事物的本质和属性除清晰度外,无任何改变,故有人称其为现实解体。

【处理要点】

1.关于诊断　此类患者通常不会只有单一的感知觉综合障碍,往往还会伴随其他的精神病性症状,如幻觉、妄想、情感不协调、行为异常等,当临床医生怀疑有精神分裂症可能时,应及时请临床心理科或精神科医生会诊,详细精神检查,明确诊断。

2.药物治疗　目前的观点,精神分裂症治疗主要是通过药物治疗,而一线的用药主要是非典型的抗精神病药物,如奥氮平、喹硫平、利培酮等。

三、焦虑症的视物模糊感

视物模糊可以见于多种疾病,在排除器质性疾病后需要考虑有无焦虑症的可能性,事实上,焦虑症的患者中主诉有视物模糊的比例不少。

【发生原因】

1.心理社会因素　部分患者有明确的心理社会因素,部分患者无明确的发病因素。一部分患者在病前具有易于紧张、恐惧、警觉性高等人格特点。精神动力学派认为,患者的急性焦虑发作是压抑在无意识领域中的创伤(与父母分离、躯体和性的幼年创伤等)经过外在情境因素的促发,通过应用反应形成、消除、躯体化和外在化等防御机制而造成的;而慢性焦虑患者为避免其他更令自己不妥的内心无意识冲突的侵扰,持久的焦虑反而起到一种保护的作用。行为学派认为焦虑症是焦虑、恐惧反应与某中性刺激结合,通过学习的结果。认知心理学派认为,焦虑与患者存在的对躯体症状或情境因素的非理性观念有关。

2.生物学因素　现有的研究提示,遗传因素、大脑内神经递质 NE 能系统,GABA 能系统、5-HT 系统可能与此症的发病有关。焦虑症发病可能与脑干(主要是蓝斑)、边缘系统以及额叶前部的功能异常有关。

【临床表现】

1.精神性焦虑　紧张不安、有恐惧感、坐立不安、总觉得不安全、注意力不集中、记忆下降、夜间失眠、难以入睡、对细小的事情关注等。

2.躯体性焦虑　头晕、胸闷、视物模糊、眼睛酸胀、心悸、呼吸急促、疼痛、出汗、消化不良、肠胃功能紊乱、手脚发麻等。

【处理要点】

按照焦虑症的治疗方案正规治疗,详见相关章节。

四、视疲劳

视疲劳是目前眼科常见的一种疾病,患者的症状多种多样,常见的有近距离工作不能持久,出现眼及眼眶周围疼痛、视物模糊、眼睛干涩、流泪等,严重者头痛、恶心、眩晕。

【发生原因】

1.眼睛本身的原因　如近视、远视、散光等屈光不正、调节因素、眼肌因素、结膜炎、角膜炎、所戴眼镜不合适等。

2.全身因素　如神经衰弱、身体过劳、癔症或更年期的妇女。

3.环境因素　如光照不足或过强,光源分布不均匀或闪烁不定,注视的目标过小、过细或不稳定等。

4.心理因素　视疲劳症状较重时,其人格结构与正常人有明显差异,具有内向不稳定型人格特征,表现为情绪不稳定,容易激怒、焦虑、紧张、急躁易怒,对各种刺激反应过于强烈,担忧、抑郁、多疑,所以可以认为,心理因素也是视疲劳重要的致病因素,会加重视疲劳症状,尤其是内向不稳定型人格特征的患者在同样的条件下,更易出现视疲劳症状。

【临床表现】

(1)眼部有灼热的感觉,困倦欲睡,眼内发痒、干燥、不舒适,眼睑呆滞沉重,有时怕光、流泪、疼痛等。

（2）头晕目眩,食欲缺乏,甚至恶心、呕吐等。

（3）视力大大减退,甚至看不清文字。

（4）经常有轻度的结膜充血或慢性结膜炎发作,反复发生睑腺炎、睑板腺囊肿。

【处理要点】

（1）矫正屈光不正,佩戴合适眼镜。

（2）视轴矫正,眼外肌训练提高双眼协调运动能力,增加融合功能,扩大融合范围,以补偿集合力不足或上隐斜的缺陷,使双眼视觉功能得以维持。

（3）治疗眼病与全身疾病,取得患者的信赖与合作,解除患者对视疲劳的精神压力,增强患者的自我调节能力,切断视疲劳的恶性循环,并要求患者注意改善生活和工作环境。

（4）药物治疗作为对症疗法。

（5）结合心理治疗往往可收到良好的疗效。

五、原发性青光眼

青光眼是致盲的主要原因之一。其中的原发性青光眼目前已被确认为一种心身相关障碍,也有称之为心身性青光眼,它又分为闭角型、开角型两类,低眼压性青光眼也属于它的范畴。

【发生原因及表现】

1. 闭角型青光眼　此病多见于女性,发病率为男性的 2~4 倍,是老年期常见的眼疾。目前发现,该病在原发性青光眼中所占的比例有逐渐增高的趋势。本病的发病原因十分复杂,从体质解剖学角度看,它属于一种遗传性眼病,患者出生后眼部就存在着患病的解剖学基础;从发病的个性心理因素看,患者个性偏于内向,对外界社会环境适应能力差,并且偏于忧虑、抑郁、情感稳定性差。而开角型青光眼患者在个性方面与正常人却无任何区别。另有报道,闭角型青光眼患者的 A 型行为占优势。从环境因素看,患者大多是长期在暗处工作,或持续看电视、电影的时间太长,由于瞳孔大而使周边部虹膜增厚、向前,阻塞了原来就较窄的房角,导致青光眼的急性发作。至于社会生活事件影响作用则更为明显,一些患者常因偶发生活事件引起情绪剧烈波动而使眼压升高,症状发作。一旦情绪稳定下来,有时即使未用降眼压药物,眼压也能自然回落。故在本病治疗中,心理疗法有特殊意义,尤其是正确的情绪调节,对本病的预防有良好的作用。

2. 低眼压性青光眼　本病在临床上也不罕见,其病因一般认为是因供应视神经与视网膜中神经纤维层的血管发生硬化引起供血不足所致。但从发病情况看,许多病例与心理社会因素关系十分密切。文献报道,这类患者的个性特征多偏于内向,情绪稳定性较开角型和闭角型者更差,情绪评定的焦虑及抑郁分均偏高。在发病因素中,约有 56.3% 的患者以慢性持续性心理紧张为其主要原因,而导致心理紧张的主要因素是人际关系冲突、政治性冲击以及工作压力太大等。治疗上,一般以保守治疗为主。

【心理治疗原则】

心理治疗虽不能取代手术及药物治疗,但通过对青光眼患者的心理支持、疏导和宣泄,对于稳定情绪,缓解症状确有重要作用。心理治疗的方法很多,医生应根据患者的具体情况适当选用。

六、其他

(一)眼部异物感

这是眼科患者的常见症状,在诊断时,应先排除眼部器质性疾病。有些患者在眼部炎症消退后仍有明显的异物感存在,这也许与心理因素有关。另有一些无原因的眼部异物感,如有心理社会因素存在,则为心因性眼部异物感,这种患者常常长期应用滴眼药,治疗时若采用心理疗法,并适当停用滴眼药,常可获得意想不到的效果。

(二)飞蚊症

这是眼科临床上常碰到的一种主观症状,绝大部分属生理性的,但对于缺乏医学知识的患者来说,常会由此产生许多顾虑。特别是个性内向,平时情绪压抑,常有焦虑忧郁、疑病心理严重者,该症的出现会给他们带来许多烦恼。对这样的患者,详细解释就是一种不可缺少的治疗方式。在提高患者对飞蚊症的正确认识之后,要求患者尽可能地不去注意它,转移注意力,这种飞蚊幻视就会慢慢消失。但是,在诊断时,一定要首先排除病理性病变。

(三)眼科应用糖皮质激素诱发严重精神失常

肾上腺糖皮质激素及促肾上腺皮质激素在眼科领域使用较广泛,如视神经炎使用泼尼松治疗,但激素有时会诱发神经精神症状,严重影响患者的治疗,经常邀请临床心理科或精神科医生会诊。临床表现可以出现失眠、多梦、情绪紧张、烦躁、抑郁,严重时可以出现幻觉、妄想、躁狂、冲动、易激惹,亦可以出现消极行为,毁物、伤人、外跑行为、不配合治疗等。处理原则:首先需要减量激素或停用激素,其次根据病情选择使用抗精神病药物或苯二氮䓬类药物,必要时需要床边约束,防止意外的发生。

（四）眼科手术患者精神问题

由于人体主要信息通过视觉获得,因此眼科手术患者的心理压力很大,常感紧张、压抑和忧虑。医务人员要体察患者的情绪,充分重视语言的作用,安抚患者。患者在行眼科手术时,非常害怕手术失败,惧怕眼睛失明,医务人员要通过语言做好耐心细致的解释工作,以解除他们的焦虑,给予心理上的支持。术后换药,要搀扶患者,使其获得安全感。在给双眼包扎患者换药或检查时,首先触摸患者的手给以亲切感,然后触其前额,配合言语,打开敷料,这样可减少患者的惊恐心情。在处理复明手术后的患者时,更应充分说明手术可能发生的各种结果,使患者有充分的心理准备以配合治疗的全部过程。有部分患者术后可以出现谵妄状态,将会严重影响患者的治疗及护理,则需要果断采取必要的保护措施,以免患者伤及术眼,同时进行适当的抗精神病药物治疗,大多数患者的预后良好。

第十四节　耳鼻喉科

在耳鼻喉科就诊的一些疾病,其本质上属精神心理疾病,但表现为耳鼻喉症状,例如突然的失声、突发的耳聋,以及咽喉部不适等,许多常被误诊为躯体疾病。此类疾病常见的有急性心理应激引起的心因性耳聋和癔症性失声,慢性心理应激引起的咽喉部不适感以及伴有严重心理反应的耳鸣等。

一、癔症性失声

癔症性失声亦即非器质性失声,是由心理因素而致的暂时性发声障碍,多见于青年女性。

【发生原因】

该病属于心身相关障碍,心理社会因素在发病过程中起主要作用。该病患者多为青年女性,在人格层面上多具有癔症性性格、自我中心、暗示性强、行为幼稚等特点。该病多由情绪激动或心理精神刺激诱发,例如过度悲痛、恐惧、忧郁、激怒、紧张等。发病前有明显生活事件:①生活事件的长期积累,如生活挫折、人际关系紧张、精神疲劳等;②突发的生活意外事件,如失恋、离婚、高考落榜、亲人死亡及突然的意外伤害、打击等。

【临床表现】

(1)发病突然,亦可突然恢复,可偶发,也可反复发作。

(2)患者于受到精神刺激后,立即失去正常发声功能,或只能发耳语声,但咳嗽、哭笑的声音仍正常,呼吸亦完全正常。

(3)全身检查无特殊发现,间接喉镜检查可见声带的形态色泽均无异常,吸气时声带能外展,声门可张开,但在发"衣"声时声带不能向中线合拢,嘱患者咳嗽或发笑时,可见声带向中线靠拢。

(4)某些患者有突发与骤愈的既往史。

(5)该病患者的心理特征:①由于发声障碍影响患者的思想表达、易产生焦虑、恐惧等不良情绪反应;这些不良情绪反应又会加重其癔症表现,造成恶性循环。②患者及家属有"重病感"。发病后,患者常觉得自己的病十分严重,拒绝与别人交谈,强烈要求医生用最好的药物和方法为自己治疗。③患者对治疗缺乏信心,多疑。一旦治疗方案实施,又常怀疑其疗效是否可靠。对年龄大、语气肯定的医生较信任,对年轻医生常怀疑其能力。这些多疑的心理反应影响该病的治疗。

【处理要点】

该病诊断为排除性诊断,首先排除躯体疾病所致发声障碍,耳鼻喉科医生无法找到失声的客观证据时,请临床心理科或精神科会诊,通过询问患者是否有心理精神刺激诱发因素、既往是否有类似发作,结合患者性格特点及其他癔症性表现可考虑该病诊断。该病的治疗以暗示疗法为主,该病同其他癔症性疾病一样容易复发,为防止复发巩固疗效,要配合认知疗法、支持治疗,并解决病因及诱发因素。

1. 暗示疗法　一般于操作前先告知所施用的方法是最有效、最先进的方法。还可通过别人告知其治疗医生的权威性,然后进行操作。常用的暗示疗法有颈前注射蒸馏水、间接喉镜和直接喉镜检查、针刺疗法、双耳冷热试验、静脉注射葡萄糖酸钙等。对情绪紧张而激动者可口服镇静剂。

2. 认知疗法　了解患者心理状态,因势利导,使其纠正对自己病症的不正确观念与误解,消除紧张,打消顾虑。

3. 支持疗法　用鼓励、解释、同情、保证等方法动员患者的积极力量,达到治疗的目的。发声恢复后应解决病因问题,并采用支持疗法给予较长时间的巩固,否则易复发。

二、咽喉异感症

咽喉部感觉异常又称为"癔球症",是耳鼻咽喉科门诊最常见的疾病症状之一。患者咽部有异物感,但检查起来却不见器质性病变。祖国医学称之为"梅核气"。虽然器质性和功能性疾病均可催发,但心理、社会刺激引起的种种不良情绪,如焦虑、悲伤、抑郁及恐惧等是诱发该病的首要原因。该病以中年人发病居多,尤其是 30 ~ 40 岁的女性,大多数患者伴有恐癌的情绪。

【发生原因】

1. 生物学因素　①呼吸道慢性炎症:鼻炎、咽炎、喉炎等。②神经肌肉痉挛性疾病如咽肌或食管肌痉挛。③颈部疾病如茎突过长、颈椎骨质增生。④反流性食管炎及胃病。

2. 心理社会因素　①患者往往有内向、胆小、疑病倾向、敏感多疑等性格特征。常多愁善感,有神经质倾向,易受暗示。②神经症、癔症、疑病症、疑癌症、更年期内分泌紊乱、外伤后精神创伤等均可致病。③另外还有生活事件的积累,如个人处境不佳、家庭困难、生活压力大、工作与生活受挫、家庭纠纷、突然意外的打击等,导致情绪波动,长期过度紧张、焦虑、抑郁、惊恐而诱发。

【临床表现】

患者常感到中线位置胸骨上窝与口咽部之间有团块阻塞。感到吞咽唾液时出现或更为明显,而进食并无阻挡感。阻塞位置常固定,也有呈移动性者,有的感到团块自下而上升到咽喉形成阻塞。有时表现为咽部有贴叶感、虫爬感、僵痒感、痰黏着感。一般无疼痛或仅有咽部轻微疼痛。症状的轻重往往与情感变化有关。其中心理表现如下。

1. 患病后心理病理学体验　因久治无效使患者产生"恐癌症"或"重病感",从而产生强烈焦虑心理,患者往往把腭扁桃体、舌扁桃体甚至会厌当成了"肿瘤",增加了"恐癌"的心理因素,惶惶不可终日。

2. 患者常采用的心理行为对策　高度重视、紧张。到处求医,审慎择优耳鼻喉科,再就诊于消化科。以为自己患食管癌,医生或亲人对自己隐瞒病情。

3. 情绪反应　多处就诊未达到认真正确检查的治疗者出现焦虑等心理反应,这样心因与体因交织,使病情日趋加重,形成恶性循环。

【处理要点】

该病病因复杂,误诊率较高,耳鼻喉科多诊断为"慢性咽喉炎"和"慢性扁桃体炎"。在治疗上有小病大治、滥用抗生素的误区。治疗上长期使用抗生素和其他中西消炎类药物,甚至进行扁桃体摘除、茎突截短等手术。事实上,有些病例的某些症状是由不良的饮食和卫生习惯或者纯粹是由"恐癌"所造成的,不是药物治疗所能解决的。该病是一种主观症状,必须排除任何明显的器质性病变,始可做出诊断。

1.认知及支持疗法　改善认知,向患者说明病情,耐心解释,消除疑虑,恢复其心理平衡。

2.暗示疗法　认真仔细检查,使其相信无严重疾病,肯定排除癌症。对心理因素引起的经治疗无效的患者,用食管镜、咽喉镜及胃镜检查暗示往往能收到很好的效果。

3.松弛疗法　可让患者学会自我训练的方法,长期练习,恢复心理状态的平衡。也可参与正常工作,参加各种有趣的文体活动,如听音乐、打球等。使患者注意力从疾病转移到工作或活动中,从而达到消除不良情绪、缓解症状的作用。

4.药物疗法　在患者焦虑反应较严重时,还可给予抗焦虑药物,另外文拉法辛等抗抑郁药也有一定效果。

三、耳鸣

耳鸣是一种常见的临床症状,在人群中的发病率较高。患者主观感觉耳内或颅内有声音,但外环境中并无相应的声源。耳鸣的病因甚多,也比较复杂,本病的发病与心理因素有很大的相关性。心理因素可以是耳鸣的原因,也可以是耳鸣的结果。有时这种因果关系不易区分,但心理问题却是重要的。因大部分耳科医生没有系统的心理学知识,故在耳鸣的诊断和治疗中,仅仅强调了躯体疾病方面的原因,忽视了心理和社会因素的影响与作用。

【发生原因】

耳鸣的病因很多,也比较复杂。它是许多全身性疾病及局部疾病表现的一种症状,且激发和影响因素极多,仅有约 5% 的耳鸣患者找到明确的病因。

1.生物性因素　全身性疾病(高血压、脑血管病、贫血、糖尿病、毒血症、颈椎病及颅脑外伤等)、耳疾病(外耳道炎、中耳炎、咽鼓管阻塞、鼓室积液、梅尼埃综合征、听神经瘤、噪声性耳聋、中毒性聋、老年性耳聋等)、耳毒性药物

（庆大霉素、链霉素）。

2. 心理社会因素　心理因素在耳鸣发病的过程中起着重要作用，耳鸣神经生理心理学模式在国际上得到了较为广泛的认同，耳鸣的感受会自动产生紧张、心烦和害怕的情绪，而不良情绪状态又会再次诱发对于耳鸣的感知，造成耳鸣和不良情绪之间的恶性循环。耳鸣与心理因素紧密相关，耳鸣可使患者产生一系列心理障碍，心理障碍又可以反过来使耳鸣加重。目前国内已有学者对耳鸣患者进行心理调查，发现225例耳鸣患者中因心理因素引起的耳鸣患者约占总患者数的21%。另外，长期处于噪声环境中生活或工作也会引起耳鸣。

【心理表现】

耳鸣影响了患者的工作、生活、睡眠、娱乐，往往注意力不集中，这些症状不同程度地影响与外界的接触，导致患者紧张、焦虑、烦躁，甚至导致严重心理障碍，耳鸣严重到不能忍受，不能进行正常的工作和生活，并有自杀行为或倾向。他们的认知、情感、意志、人格等心理活动都发生了畸变，这时需要心理或精神科会诊处理。

（三）处理要点

耳鸣的治疗是耳科三大难题之一。临床上一般采取个体化治疗方案，主要采用病因治疗和对症治疗相结合的方法，对症治疗更为重要，尤其是对那些心理反应较重的患者。

药物治疗主要有局部静注麻醉药（利多卡因）、扩张血管和改善微循环的药物（前列腺素 E_1、氟桂利嗪等）、抗惊厥药物（卡马西平）、情绪反应较重的给予抗抑郁药和抗焦虑药。

目前治疗耳鸣最有效的方法包括不全掩蔽法和习服疗法。

1. 不全掩蔽法　以低强度宽带噪声掩蔽耳鸣，音量以刚刚听到为准，不全掩蔽耳鸣。每天的掩蔽次数在6次以上，每次持续1 h。根据后抑制效应决定每2次之间的间隔时间。

2. 习服疗法　耳鸣习服疗法又称再训练疗法，是促进患者对耳鸣的适应和习惯。心理咨询和治疗是本疗法的重要内容。具体来讲在耳科医师及心理科医师共同指导下，帮助患者树立正确的"耳鸣观"，改变患者对耳鸣的错误认知，增加对耳鸣及其原发病的心理认同和心理适应，消除"耳鸣情绪"，配合全身松弛训练（或借助生物反馈疗法）、转移注意力（听音乐、读书、运动等）和自我心理调适等方法，争取忽略和习惯耳鸣。通过分析普遍现象和恰当的例子，让患者明白耳鸣习服疗法的道理并自觉进行习服训练，争取快速适应和习惯耳鸣。再者,医务人员和家属、朋友不要给予任何负面意见,例如"耳鸣不好治""没有好办法"等,应要求患者树立耳鸣能治好的信心,不断强化自己战胜耳鸣的意志。习服疗法需每天进行,患者应长期(1 ~ 2 年)坚持训练。

四、心因性耳聋

心因性耳聋也称为转换性耳聋,和癔症性失声一样属于转换障碍疾病,患者从内心感觉到的听力下降,是通过心理防御机制无意识地将心理冲突转换成躯体疾病的一种表现。其特点为无法用神经耳科或其他器质性疾病所解释的耳聋症状,伴有心理应激事件,耳聋不是故意或有目的性的。

【发生原因】

该病发病主要为社会心理因素:①突然遭受意外事件(生活遭受挫折、婚恋失败等)的打击,导致情绪过分忧虑、激动、抑郁等。②过度疲劳、月经期、青春期及更年期等。③多数患者具有癔症或神经质特征。④社会竞争加剧、生活压力增大、人际关系紧张、家庭矛盾增多等都是诱发因素。

【临床表现】

(1)常呈单侧或双侧重度聋或全聋,无耳鸣、眩晕,可突然发作或突然恢复。可伴缄默症或其他癔症症状。语音不因聋而改变。学习唇读的进步很快。睡眠时耳聋仍继续存在。前庭反应正常。主观行为测听结果(如纯音测听、言语测听等)与客观测听结果(ABR、DPOAE、声反射等)不一致。

(2)心理特征:患者易激动,喜欢接受或极易受暗示影响,喜欢引人注目,熟练的自我欺骗。听力障碍会影响患者的日常生活,产生紧张、焦虑、抑郁等反应障碍。发病时常强调自己病重,要求医生尽快医治。

【处理要点】

该病治疗同癔症性失声,以暗示疗法为主,该病要配合认知疗法、支持治疗,并解决病因及诱发因素。暗示疗法:①冷热试验法(耳内灌药);②轻度麻醉法(注射硫喷妥钠);③乳突部使用感应电流法;④静脉注射 5% 氯化钙法。为提高疗效,不能告诉患者其听力下降是心因性的,而是明确告诉患者他们目前的听力下降是一种疾病,需要及时治疗,经过药物治疗后一定能够恢复,所用的药物及方法都是目前最好的,增强患者治愈的信心。同时治疗患者伴发的紧张、恐惧等情绪,可采用放松训练或给予抗焦虑药物。心因性致病因素的识别是治疗的关键,暗示治疗的同时,尽量解除其心因。同时医护人员及家庭成员给予积极支持与关注。

第十五节　康复科

康复医学是新兴学科,虽然大部分三级以上医院都设有康复科,但发展程度参差不齐,收治的患者也五花八门,一般康复科的服务对象为各种功能障碍性疾病患者、老年病患者、残疾人等,有些康复科也收治肿瘤患者。综合医院康复科的患者是以神经系统疾病、外伤后功能障碍为多,患者在其他临床科室度过急性期后,转来康复科进行功能康复。国内综合医院康复科最常见的是脑卒中患者,其中大部分由神经内科转入,此类患者年龄大,患者有多种疾病,多合并有高血压、糖尿病、冠心病或高血压性心脏病、退行性骨关节病等。

从生物-心理-社会医学模式角度讲,康复医学就其目的来看不仅要解决患者躯体功能障碍,还要解决患者心理功能、社会功能的恢复或适应,所以心理康复是康复医学的重要内容,也就是帮助患者正视伤病的现实,在此基础上重新认识自身价值,培养积极的人生态度,合理的情绪,更好地适应社会并创建自己的新生活。目前康复心理学早已形成一门学问,本节借助于目前康复心理学研究成果对康复科常见的卒中后抑郁及骨折后心理障碍的会诊要点进行详细介绍。康复科老年患者还多伴有认知功能下降,甚至处于痴呆状态,对于这类患者心理治疗效果有限,一般要借助药物对症治疗。

一、脑卒中后抑郁

脑卒中患者除偏瘫外,出现不同程度的认知和语言功能障碍,并产生一系列情感行为的变化,其中抑郁障碍是最常见的心理障碍,称之为脑卒中后抑郁(post-stroke depression,PSD),脑卒中患者抑郁症状的发生可早在脑血管病后 2 周开始,在脑卒中后 6~24 个月发生为最常见,其发生率为 20%~60%。PSD 对卒中患者的身心健康和康复产生极大影响,它不仅使患者的神经功能缺损恢复时间延长,生活质量下降,甚至可以使病死率增加。

【发生原因】

PSD 的发生是生物、心理、社会等多种因素作用的结果,主要原因包括:①脑卒中后额极与边缘系统遭受损害引起神经内分泌改变,特别是神经递质 5-羟色胺减少;②卒中突发事件产生应激反应;③脑卒中后瘫痪失去活动能力、失去独立生活能力、社会和家庭地位的改变等因素,从而产生忧虑、绝望等心理障碍。另外脑卒中前个人性格因素、社会因素及脑卒中导致的社会功能下降、情感脆弱、智能障碍、离婚独居及既往有抑郁症史等也影响发病。

【临床表现】

PSD 以轻度抑郁为主,主要表现为情绪低落、悲观、失望、睡眠障碍、精神活动减退、主动性差、不配合康复治疗、负罪感或有自杀念头等。在 PSD 患者中,抑郁症所具有的三大核心症状有时并不明显,而表现出以下特点。

1. 焦虑易激惹　患者中焦虑、恐惧比较常见,患者终日担心自己或家人将遭遇不幸,以致捶胸顿足、坐卧不安、尿液频数、惶惶不可终日。在与家庭成员相处过程中,患者往往变得比以前小气,容易发怒,因而无法与他人和睦相处。

2. 躯体化症状　有部分 PSD 患者以诸多躯体不适为主要表现,自诉头痛、头晕、全身酸痛、乏力、胸闷、气短、恶心、呕吐等,经反复检查均无器质性疾病发现。失眠(尤其是早醒)为抑郁可靠和早期的表现。一般来说,患者身体不适和无法解释的体征越多,越可能为抑郁。

3. 认知功能障碍　PSD 患者常伴有明显思维能力下降,注意力、记忆力减退,严重时甚至出现抑郁性假性痴呆。

【处理要点】

脑卒中患者的康复不仅包括躯体功能恢复,还包括心理社会功能的恢复,正规的康复科应当包括心理康复医生,或者康复医生懂得心理康复理论和技能,但是情况是大多数综合医院康复科医生对卒中后抑郁的处理不甚了解。PSD 一旦诊断明确就要进行积极治疗,一般需要抗抑郁药物治疗结合心理社会治疗等的综合治疗。

1. 康复期教育　康复期教育患者重新建立病后的学习、生活和工作内容,多鼓励患者参加学习力所能及的社会、家庭活动,分散他们对疾病的不良情绪和注意力,并对患者康复过程中每一点进步给予鼓励,以促使其树立回归家庭和社会的信心,这一工作主要由康复科医生及护士完成,会诊医生提供指导性方案,最好能以团体心理辅导的方式,或请已经康复成功的患者现身讲述自己康复经历。

2. 家庭社会支持治疗　家庭成员关系和社会支持程度直接影响卒中患者的情感和治疗信心,家庭关系和睦和社会支持力度大,使患者能够面对现实,无后顾之忧,对治疗充满信心,有利于疾病的康复。家庭成员应对患者关怀爱护,积极配合治疗,社会支持也有利于患者重返社会,重建人与人之间的良好关系,减轻抑郁症状。

3.药物治疗 如果患者抑郁情绪较重,可给予抗抑郁药,一般选取安全性较好的,如舍曲林和西酞普兰,如患者伴有较强的焦虑症状,可选用帕罗西汀,如患者睡眠障碍较重,则选用具有镇静功能的,如米氮平,或给予中短效苯二氮䓬类药物。

二、骨折后心理障碍

康复科骨折患者并不多见,主要是老年髋关节骨折或脊椎损伤的患者,这类患者往往住院时间长,康复不理想,花费比较高。

【临床表现】

这类患者的心理特点是抑郁及焦虑都比较严重,大多对自己的身体恢复功能和以后生活表示悲观失望;担心自己不能完全康复而留下后遗症;担心事事要依赖别人,失去社会、家庭地位;由于长期住院而康复进展缓慢,从而变得急躁,易发脾气,对治疗不配合,有的甚至有自杀倾向。后期此类患者具有强烈的依赖心理和孤独感,一切都希望得到照顾,包括日常生活能自理的部分也需要别人代劳,对家人和医护人员形成了强烈的依赖情绪;不愿与其他病友交流,只希望自己熟悉的人每时每刻地陪在他身边。

【处理要点】

对于长期住院骨折伤残患者首先要评估其心理状态,对于重度抑郁伴有自杀倾向的及时采取干预措施,加强防护,并予以抗抑郁药物治疗。对于轻度抑郁、焦虑的患者以心理治疗为主,这主要依赖于康复科护理人员进行。

针对病例中患者不信任的心理状态第一步要做的就是建立良好的医患关系,取信于患者:要尊重、同情患者,认真、耐心倾听患者诉说自己的痛苦、积怨和愤懑,使其不良心理得到宣泄,同时应用恰当的语言给予解释和疏导,使患者得以解脱,以此建立良好的护患关系,取得患者的信任。

(1)在取得患者信任的基础上改变患者不良认知,重建生活信心。在沟通过程中,不要顺着患者的自我评价,把他定位成需要完全照顾的对象,不要进行以病情为中心的沟通,而是要以情感和生活为中心进行交流,可通过看以前照片等方法让患者的思维回到正常生活中,从而把患者从患者的角色中解放出来,只有这样才能使患者忘记自己的伤痛,从骨折痛苦的阴影里走出来。调整患者期望程度,接受伤残的事实,努力消除各种负性情绪,运用积极心理学原理鼓励患者从积极的角度看问题。

（2）消除患者依赖心理。有的患者依赖心理很强，一切都希望得到照顾，所以要正确分辨患者的真实需求，同时鼓励患者适度自理，使患者能看到自己的进步，从而树立康复的信心，使其积极配合治疗。坚定患者的康复信念，康复过程是漫长而痛苦的，要想使患者有持之以恒的康复信心，医护人员也要拿出持之以恒的耐心来不断地引导、鼓励患者。

第十六节　感染科

传染病是一组由特定病原体致病，具有相应的传播途径和易感人群的传染性疾病。有史以来，感染性疾病就是威胁人类生命的主要疾病。致病的病原体包括细菌、病毒、真菌、寄生虫、支原体、衣原体等。烈性传染病如鼠疫、霍乱，传染性强、流行面广、迅速致命；慢性传染病如麻风、结核，也使大批人病残或死亡，长时间受病痛折磨；有些感染性疾病尚未得到有效治疗，如慢性乙型肝炎、慢性丙型肝炎；还有一些严重威胁生命、难以治疗的艾滋病、疯牛病等；COVID-19、SARS、甲型 H1N1 流感等，对全球人民的健康、社会的稳定都带来深远影响。每种病原体引起不同临床表现，预后也非常不一样。传染病患者不仅仅要承受疾病给生理上带来的痛苦与折磨，而且为了避免疾病的传染和蔓延，患传染性疾病的人都要实行隔离治疗。由于传染病本身的这种治疗特征，患者更承受着心理上的考验。本节结合细菌性痢疾、慢性乙型肝炎等阐述常见感染科患者伴随的心理模式及相应联络会诊要点。

一、细菌性痢疾

【发生原因】

细菌性痢疾（菌痢）是由志贺痢疾菌属引起的，以发热、腹痛、腹泻、里急后重、脓血样大便为特征的一种急性肠道感染性疾病。主要病理改变为结肠黏膜溃疡、化脓性炎症。多发于夏秋季节，人群普遍易感，儿童多于成人且中毒症状显著，发病率无性别差异。

【临床表现】

1.感染所致的精神障碍　是感染性疾病中全部症状的一部分，多发生在疾病急性期和（或）恢复期。急性期发病多以意识障碍为主，恢复期发病多以类神经症样为主要临床表现。①意识障碍:表现为意识范围和清晰程度的降低,从轻度的意识模糊到意识混沌、谵妄、精神错乱状态,甚至陷入昏迷状态不等。感染所致的意识障碍往往有昼轻夜重的波动性变化规律,中间出现持续数分钟至数小时的完全清醒期。②精神病样症状:常见在意识清醒的基础上出现幻觉、妄想,称之为感染性幻觉、妄想。幻觉以幻听多见,内容较固定,接近现实,存在时间较长,多能自行消失。感染性妄想内容有一定现实情境,并不荒谬离奇,且无精神分裂症患者典型的情感平淡或不协调,情感反应保持良好,症状缓解亦较彻底。部分患者对幻觉、妄想有一定自知力,行为受其影响小。③类神经症样症状:多在后期或恢复期出现,表现为躯体和精神的虚弱或衰弱状态。多表现为全身乏力,肌肉酸痛,头昏脑胀,睡眠障碍,注意力集中困难,自觉记忆力下降,心悸,出汗多等。上述症状一般随全身躯体症状的好转而好转,此为与神经症不同之处。

2.认知活动特征　担心疾病治疗,希望能有最有效的药以最快的速度康复;疾病来得突然,被迫停止学习或工作,但内心依然惦记,即"患者角色冲突";时有身边人责怪自己饮食不注意卫生或不懂得节制,自觉尴尬难堪;因反复于亲朋好友或工作人员在场时排脓血便,为此腼腆羞涩;担心家庭经济负担加重;自责因需要家属照料而影响家属正常工作、生活和休息。

3.情绪变化特征　主要表现为焦虑,患者对发热、腹痛、脓血便等症状高度关注,烦躁、坐立不安、愁眉紧锁、容易激惹,略有不如意则有情绪波动;中毒型痢疾常因起病急、进展快、病情危重而紧张、惊恐不安;昏迷者经抢救脱险后对自己发病前的不当饮食行为产生后怕、自责或迁怒他人,变得谨小慎微,注重细节,对疾病诊治的各个环节予以强烈关注及高标准要求,强烈渴望医生能有更多时间与自己交流病情,并能向自己允诺康复。要求高,慢性病例因反复发作或迁延不愈,心理波动较大,喜忧常随症状消长而起落,部分人出现沮丧、失望、生活乏趣、无助等抑郁症状。

4.行为变化特征　主要表现为对医护人员依赖性大,常处于被动状态,无主见,大小事情反复地跟医生或护士强调,经常按呼叫器,渴望医护人员关注。

【处理要点】

(1)为患者安置清静病房,减少不良因素的刺激。病室宜安静,光线柔和,离厕所近,便于患者随时大便。

(2)医护人员注意自己的言语表情,切勿流露出怕脏、厌恶、蔑视等心态,以解除患者不必要的顾虑。

(3)积极对症治疗,及时解除患者痛苦,使患者能充分休息。

（4）支持性心理治疗。帮助患者澄清和表达自己的尴尬、焦虑、紧张等情绪；对患者的羞愧和自尊要善加维护，尤其对自尊心强、情感细腻敏感者。

（5）用通俗易懂的语言介绍疾病相关知识，其中包括临床表现，药物的用法、剂量、不良反应，服药的注意事项，不良反应的应对方法及疾病传播途径等，并鼓励患者增强战胜疾病的信心。

（6）识别合并的抑郁发作、神经症等，予以合适的药物治疗。

（7）认知疗法。识别患者的焦虑、低落、紧张不安、尴尬等情绪，使患者认识出现这些症状和情绪反应是普遍的；明确情绪伴随的负性自动思维，适当的面质等以扭曲不良认知模式。

（8）音乐疗法、暗示疗法及松弛疗法等亦可选用。

（9）组织好恢复期患者的疗养及日常生活，调动积极情绪，为康复出院做好必要的心理准备。

二、慢性乙型肝炎

【发生原因】

传染性肝炎是由病毒引起的一种常见的感染性疾病。根据所患病毒种类的不同，临床至少可分甲、乙、丙、丁、戊 5 型。病毒感染后可表现为急慢性肝炎、肝功能衰竭，同时是肝硬化、肝癌等疾病的重要诱发因素。慢性乙型肝炎（下称慢性乙肝）目前尚无特效药。乙肝病程迁延，乙肝患者的患病行为变异也很大：有的患者照样生活工作；有的患者则每天跑医院，中医、西医、遍览网上的灵丹妙药；有的人整天愁眉苦脸，见人就诉各种身体不适。这些差别中，患者的人格因素占据重要位置，同时应注意筛查患者合并的精神疾患。专科医生应做到不被患者的人格特质、精神症状模糊了对躯体症状的观察和评估。

【临床表现】

乙肝目前尚无有效治疗办法，由于本病的传染性、迁徙性、较严重的危害性及药物疗法的局限性，患者必须学会接纳"患有乙肝"的事实，与"乙肝"长期共存。与之而来，患者需面对很多现实的问题，主要包括与乙肝治疗相关方面的问题和相应的社会生活方面的问题。

1. 乙肝治疗相关方面的问题　症状多样，病程迁延，难以彻底治愈，而疾病相关知识专业性强，患者感到难以理解把握，缺乏"控制感"，故对预后忧虑；需不断权衡各种药物的使用效果及不良反应，产生"趋避冲突"；知行未能完全合一，患者相信戒酒及良好的饮食、心理能促进健康，防止病情复发,但部分患者未戒酒,无法做到合理用药及劳逸结合,同时又担心疾病复发或加重,于是或对疾病置之不理采取"否认"防御机制,或迁怒他人采用"投射"防御机制;治疗肝炎用药昂贵,因经济负担带来的生活拮据或因为经济条件限制而延误治疗。

2.社会生活方面的问题　反复治疗带来的时间、精力的消耗,降低生活质量;担心对亲密的人带来不利影响;乙肝歧视引起的社会压力,尤其在婚恋、学业及工作变动时期,担心他人对乙肝患者的歧视、不接纳;出于"健康第一"的态度,因疾病控制需要不能参与劳累的工作,一定程度上限制了对工作种类和强度的选择,影响个人社会价值的实现;内心的不平和,影响生活中和他人的交往。

以上问题的长期困扰成为持续应激源,而使患者受着不同程度的心理压力。较多的患者不能保持乐观平稳情绪面对疾病,不同程度地影响了工作、学习和家庭生活。

【常见应激反应】

1.情绪障碍　平时身体健康的人,一旦得病,对自身健康估计不足,对肝炎知识缺乏了解,担心此病传染、病情突变及治不好,情绪变得紧张、焦虑,随着病情的波动、症状加重而害怕担忧;常因一知半解的片面知识而恐惧,担心癌变、肝硬化;迫切需要住院者,住院后常因对隔离措施及病房环境不适应,情绪容易波动;一些人则对周围反应迟钝、消极乏趣、懒散、呆坐或卧床不起,但对医护人员的表情举止十分关注;病情迁延不愈者渐渐失去信心,自卑消沉。

2.类神经症样症状　参考细菌性痢疾相关内容。

3.患者持久担心或相信存在但不能由器质性疾病解释的各种躯体症状　患者对自己的健康状况表现不信任,敏感多疑,对身体过多关注、受惊、劳累等内感性不适亦会被认为是病态,稍有不适就认为病情加重,甚至对自身正常的生理现象也会产生病理性的异常体验。全身某一部位或多处不定位不定时的疼痛(尤肝区痛)最为常见。

4.行为方面的改变　关注身体健康,对许多内感性不适如受惊、劳累等亦认为是病态,迫切要求医治;关心乙肝方面的信息包括其进展情况,盲目的"对号入座",媒体怎么讲他就把自己摆进去,越对照越像;一些患者因治病心切,经常听信不实广告或宣传,胡乱用药;误以为药品愈贵愈好。

部分患者,尤年轻人多见,怕影响自己的工作和前途,往往隐瞒自己的真实病情,或否认疾病、逃避现实;还有一些人缺乏防治常识,不重视自己的病情,没有自我保护意识,大大咧咧、纵欲痛饮,生活无序,不配合治疗和护理,不遵守消毒隔离制度,不考虑对别人的影响;个别患者病情稍有好转,就盲目乐观,不再认真执行医疗护理计划,不按时吃药等。

晚期常因病情反复多次,对治疗和生活失去信心,一些患者变得更为内向、孤僻、消沉,回避社交,甚至有人会嗜烟、酗酒、滥用药物等。

【处理要点】

(1)识别合并的抑郁发作、焦虑障碍等精神疾病,予以合适的药物治疗。

(2)心理干预内容,主要包括健康教育、提供社会支持及应对方式指导等。

慢性乙肝病的健康教育涉及面广,且阶段性强。在肝损伤的不同阶段,临床表现、饮食和治疗等都有所不同,故应结合患者具体状态选择教育内容。

教育患者了解乙肝的病因及诱发因素、慢性乙肝症状及综合征、发展、转归、检查治疗的程序、治疗的可靠性和安全性、复查时间等;做好传染病知识的宣传工作和注意事项,使患者懂得阻断疾病传播的方法、必要的隔离的重要性,以减轻或消除对住院不适应而产生的焦虑、孤独、抵触等不良情绪反应,促进患者适时完成角色转换;对健康人群与携带者相处的风险要作恰如其分的描述,既不要夸大,也不要试图隐瞒;对恢复期患者做好卫生保健指导,恰当安排自己的作息时间,合理饮食,防止过度劳累,少抽烟,终身戒酒和含有酒精的饮料,保持心情舒畅,适当地进行体育锻炼,选择恰当的婚育时机。

良好的社会支持有利于健康。社会支持一方面对应激状态下的个体提供保护,即对应激起缓冲作用;另一方面对维持一般的良好情绪体验具有重要意义。患者最希望得到来自医护人员的支持,希望能得到良好的生活照顾,满足被了解、被尊重、被接纳而不被歧视的需求;病友间的相互支持,使患者了解更多相关疾病的知识信息及身边人乙肝治疗的故事,从中得到安慰和鼓励,从而减轻心理压力,增加康复的信心,提高生存和生活质量。

指导患者有效地利用心理防御机制,以更有效的应对方式解决各种应激源带来的困扰。

(3)心理干预形式,可以采用个体治疗、医生领导的团体治疗及完全由患者组成的自助成长团体等多种形式。

个体治疗,强调良好的倾听、共情、无条件积极关注,常采用认知行为技术通过帮助患者正确认识疾病、角色转换等,有针对性地进行心理干预。

认知行为理论认为,人的情绪主要根源于自身的信念以及他对生活情境的评价与解释。对同一个问题从不同的角度思考,会导致不同的情绪体验;诱发事件只是引起情绪及行为反应的间接原因,人们对诱发事件所持的信念、看法才是引起人的情绪及行为反应的更直接的原因。肝炎患者可能需面对很多生活事件,同时因为对这些事件没有客观合理的解释,导致产生不合理的情绪和相应的不合理行为。在治疗中,最核心的内容是找到不合理情绪,对不合理的信息提出挑战、分析,与头脑中不合理信念进行辩论、挑战、分析,以合理的思维取代不合理的思维,以合理的内部语言取代不合理的内部语言。

团体心理辅导与个别咨询相比,能提供更为典型的社会现实环境,更实用,更简捷,效率更高。团体咨询可以是在咨询师的引导、训练、促进下进行,也可由病友自发组织进行。团体设置人数应在 6 人左右最佳,以不超过12 人为宜;每周 1~2 次,每次 2 h。团体结构可以是开放的,也可是封闭的,应依据该团体的方案而决定。

在团体中大家围绕着一系列主题,掌握疾病相关知识,学会应对生活中常见的社会问题。团体干预能够提供一种温暖的团体氛围,在这个同质性团体中,增加病友间交流的机会,大家发现每个人都有着和自身类似的病情和烦恼,这种普遍性本身就可以缓解患者的焦虑情绪,并更愿意与成员一起分享自己深层次的忧虑。成员在团体中适当的自我表露,能增加他人对自身的接纳程度,能得到组员的支持与鼓励,获得较为满意的归属感,提高自尊,避免社会隔离。团体干预鼓励患者及时分享其他病友对疾病的认识和成功自我管理的经验,"榜样"的作用可以增加康复信心,促进培养健康生活习惯。

三、散发性病毒性脑炎伴发的精神障碍

【发生原因】

(1)致病病毒不明,发病无地区性,无季节性,无性别差异,以青壮年为多,本病约有 2/3 患者有轻重不等的精神症状,以精神症状为主要临床表现患者占 1/3,且很容易误诊为精神分裂症或其他精神病。

(2)病毒分离与血清学研究表明,病毒性脑炎的病原体包括埃可病毒、单纯疱疹病毒和腺病毒。脱髓鞘性脑病可能是病毒感染损害了患者的免疫功能,从而导致脑的变态反应脱髓鞘改变,与急性播散性脑脊髓炎的发病机制大致相同。

【临床表现】

(1)起病较急,部分患者病前有上呼吸道或胃肠道感染症状。

(2)意识障碍为本病的基本症状,见于大部分患者,但意识障碍的程度轻重不一。典型表现为发热、头痛、呕吐,并迅速出现意识障碍,表现为昏迷或谵妄状态。

(3)较轻的病例表现为精神萎靡、思睡、呆滞、少语、理解困难、注意涣散、定向不良、记忆障碍、不能完成日常熟悉的家务或工作,可有大小便失禁。

(4)部分患者出现紧张症的表现,如缄默、违拗、木僵、刻板动作等,或出现思维散漫、一过性幻觉和妄想、行为怪异等。

(5)多数患者出现一种或几种神经症状和体征,如癫痫发作、失语、失读、不自主运动、肌张力增高、步态不稳、肢体瘫痪、锥体束征、多汗等。少数患者出现掌颌、吸吮、强握和摸索等原始反射,以及脑膜刺激征和颅内高压等。

(6)部分患者脑电图出现弥散性慢波。脑 CT 显示可有散在软化灶。脑脊液改变多不明显,为轻度细胞和蛋白增加。

【处理要点】

1.肾上腺皮质激素 一般用氢化可的松 200～300 mg/d 或地塞米松 10～20 mg/d 静脉滴注,症状改善后可逐渐减量,7～10 次后可改为每次 25～50 mg,一日 3 次,口服,或泼尼松 30 mg,一日 1 次,口服。皮质激素类药物不宜过早停用,以减免出现后遗症。

2.硫唑嘌呤 为具有免疫抑制作用的抗代谢剂。成人一般剂量为 2.5 mg/(kg·d),分 3 次服用,也可与皮质激素合用。用药期内应观察血象,如红细胞、白细胞、血小板下降至正常水平以下,应及时停用,并予对症处理。

3.抗病毒治疗 干扰素,一般成人用 α-干扰素 300 万～500 万 U/d,肌内注射,可连续用 3～4 周。不良反应如头痛、口干、手足麻木或疼痛、粒细胞减少等,常见于两周之后。如出现嗜睡、癫痫发作,应及时停药。

4.对症治疗 如用呋塞米、甘露醇降低颅内压。用胞磷胆碱、维生素 B₆、维生素 E、吡拉西坦(脑复康)、泛酸等改善脑代谢,对有癫痫发作的患者应用抗癫痫药。

5.合用抗精神病药物 对精神运动兴奋的患者可合用抗精神病药物等。如氟哌啶醇或奋乃静 2.5～10.0 mg,立即肌内注射,或者 2 次/d 肌内注射。

四、乙脑伴发的精神障碍

【发病原因】

乙脑伴发的精神障碍是由乙型脑炎病毒(为一种嗜神经性病毒)经蚊媒介传染而引起的中枢神经系统急性传染病。脑实质的广泛性急性炎症为主,尤以大脑皮质、中脑、脑桥、基底节和延髓较重。肉眼可见软脑膜大小血管的高度扩张与充血,并由于充血、水肿与颅内压增高,可出现海马沟回疝或小脑扁桃体疝。显微镜下可见神经细胞的退化变性和坏死,胶质细胞增生及血管周围炎症细胞浸润。

【临床表现】

1. 躯体症状　经过 10~14 d 潜伏期后。初期表现为急起发热,伴头痛、恶心呕吐,腹痛、腹泻及轻度意识障碍。极期表现为高热、抽搐、昏迷、呼吸衰竭等。神经系统体征通常 1 周内达高峰,可见震颤、痉挛、各种不同的瘫痪、腱反射消失,脑神经障碍、脑膜刺激症状以及自主神经障碍尿失禁或尿潴留等。后期可遗留有迟钝、流涎、失语或口齿不清、震颤、共济失调、不同程度的瘫痪或表现单纯性意识障碍,手足徐动症、癫痫大发作或杰克逊癫痫,此时患者可伴有癫痫性格。帕金森综合征的表现较轻,并可好转。有些患者有言语障碍,表现为不会说话、口吃或拼音不清楚等。

2. 精神症状　一般来讲,精神症状随躯体症状恢复而日趋好转,少数可持续 1~2 年;或随疾病后遗症出现而呈慢性期精神症状表现。

早期或急性期症状如下。①意识障碍:可见各种不同程度(由混浊到昏迷)的意识障碍,此时定向力不完整。可有运动性兴奋等。②幻觉妄想状态:思维迟钝或不连贯,表情呆板,动作少而慢。妄想多在幻觉基础上产生,以成年人多见,而且多在轻度意识障碍时出现。③感知综合障碍:有些患者有明显的视物显大、视物显小、视物变形及体形感知综合障碍。所有这些也是多在意识障碍的基础上产生的。④紧张综合征:多见于儿童。少数患者可出现脑衰弱综合征及失眠、健忘、表情呆板、情感迟钝或易激惹、注意力涣散等症状。

后期或慢性期精神症状如下。①人格改变:患者变得幼稚、易冲动、好攻击人、报复他人、情绪不稳或缺乏克制能力。有的缺乏主动性及应有的情感反应,意志意向活动减弱,孤僻、呆板。有的患者变得自私,易记仇。也有的患者表现为行为轻率,变得举止轻浮,性的意向增强,偷窃、说谎等。成年人多见。②智能障碍:是智力低下的主要原因之一。在发病初期病情严重儿童多见,出现痴呆程度较重且恢复较差。③行为异常:在儿童中多见,表现好动、冲动、喜恶作剧、破坏行为及手足徐动、痉挛性瘫痪等。

3.实验室检查　可见脑脊液压力升高,白细胞升高,补体结合试验、血清抗体试验呈阳性等。

【处理要点】

1.抗病毒治疗　可采用中、西医结合疗法。

2.支持疗法　防止水、电解质平衡紊乱,预防并发症。

3.对症治疗　如控制脑水肿,激素疗法或使用促大脑代谢剂。

4.精神症状的治疗　对精神兴奋及幻觉妄想的患者,可给以抗精神病药物如氟哌啶醇或奋乃静 2.5 ~ 10.0 mg,立即肌内注射,或每日 2 次肌内注射。如精神症状较轻可选用催眠镇静药,如地西泮 2.5 ~ 5.0 mg,每日 1 ~ 3 次,或者阿普唑仑 0.4 ~ 0.8 mg,每晚或每日 2 次口服等。

五、结核性脑膜炎伴发的精神障碍

【发生原因】

(1)结核性脑膜炎多见于儿童,结核分枝杆菌主要以血行脑脊液途径侵犯脑膜。

(2)病变脑膜呈弥散性充血,脑回普遍变平,尤以脑底部病变最为明显。所以有脑底脑膜炎之称。

【临床表现】

(1)起病缓慢,早期可有精神萎靡,情感淡漠、易激动、抑郁、思睡和性格改变等。

(2)脑衰弱综合征发病 1 ~ 2 周患者表现为萎靡不振,易怒,失眠。儿童变得烦躁好哭、易躁易怒、无端喊叫;或变得精神呆滞、不爱游戏。成人可出现头痛,对外界声、光敏感,易激惹,烦躁,表情痛楚等。少数患者可出现精神错乱、木僵、拒食、幻觉、妄想、思维障碍等精神症状。这些精神症状在初期或较轻的患者的临床相中占重要地位。在恢复期也常见这些衰弱症状。

(3)意识障碍 2 ~ 4 周后可出现程度不同的意识障碍。

(4)发热,脑膜刺激征,严重时中枢神经系统受损,出现肢体不同程度的麻痹。

(5)治疗后残留精神神经症状在儿童中可出现一系列的后遗症,如兴奋、话多、思维迟钝、记忆力差等;神经系统方面出现斜视、面神经麻痹、轻度肢体瘫痪等。

【处理要点】

（1）早期、适量、联合、全程、规律的抗结核治疗。

（2）对症和支持治疗。对高热者，给予物理或药物降温；有癫痫发作者，给予苯妥英钠或其他抗癫痫药；有颅内高压者用 20% 甘露醇脱水；补充足够的营养。

（3）控制兴奋躁动，可用氟哌啶醇肌内注射。首剂 5 mg，效果不佳者可隔 1～2 h 后再注射 1 次，24 h 总量不宜超过 20 mg，老人、儿童及一般状况不佳者，起始量应为 0.5～2.0 mg。

（4）对后遗症没有特殊治疗，有人格改变及智能障碍者，可给予特殊的教育及劳动训练。

六、麻痹性痴呆（脑梅毒）

【发生原因】

（1）脑梅毒的主要表现是麻痹性痴呆，大脑是梅毒螺旋体好侵犯的部位之一，在青霉素问世前，这种患者因误诊而被当作精神病患者。

（2）梅毒螺旋体通过接触感染进入人体后，在局部淋巴结内繁殖，其后经淋巴管进入血液，对全身各组织可谓无孔不入。在人体内发病大致分成3 期：初期接触部位皮肤损害，称为下疳。中期为全身性损害，包括皮肤、黏膜、喉以及肾脏、脑膜、血管等改变，此期也可出现无症状神经性梅毒。晚期则以侵犯中枢神经系统或心血管为主，大都发生在感染后 3～20 年。

（3）晚期梅毒有两种表现，一种主要侵犯脑膜和血管，是中青年患脑膜炎、脑卒中的一个重要原因。除有头痛、呕吐等症状外，还常有手足活动障碍的偏瘫。另一种主要侵犯脑实质，是严重晚期梅毒的结果，又称麻痹性痴呆，主要表现为精神失常，智力全面减退。

【临床表现】

（1）年龄 30～50 岁或年龄更大的患者，在 5～20 年前曾有明确或可疑的冶游史和梅毒感染史。发现有神经衰弱综合征，精神功能减退，记忆及判断力缺损等，应考虑到本病的可能性。

（2）多起病隐潜，早期可有神经衰弱症状，但与一般神经衰弱不同的是患者无治疗要求，伴有工作能力的减退和性格的改变，如工作拖拉、不负责任、言而无信等。

（3）发展期有明显的个性和智能改变：性格一反常态，举止轻浮，行为放荡，好戏谑或粗鲁暴躁；极端自私吝啬或挥霍无度。智能全面减退，记忆和判断能力障碍,计算能力下降。行为紊乱,如收集破烂,视若珍宝。时间定向障碍。情感淡漠迟钝,偶有激越状态。个人生活和卫生极不检点,如不修边幅、随地大小便、不知羞耻等。

（4）有的患者还出现明显的抑郁、疑病、夸大或被害妄想。其妄想的特点是内容荒谬多变。

（5）神经系统检查可见唇、舌、眼睑、手指呈粗大震颤,构音困难、言语缓慢,不能做精细动作。字迹笔势呈锯齿状,字体歪斜,漏缺笔画。多数瞳孔缩小,边缘不整,两侧大小不等;对光反射消失而调节反应存在(Argyll-Robertson 瞳孔)。部分患者可有卒中或癫痫发作。

（6）血清、脑脊液梅毒免疫学检查呈阳性,脑脊液胶金曲线试验异常。有条件可进行血清和脑脊液的各项实验检查,包括性病研究实验室实验(venereal disease research laboratory test, VDRL)、荧光密螺旋体抗体吸收实验(fluorescent treponemal antibody absorption test, FTA-ABS)和梅毒螺旋体制动试验(treponema pallidum immobilization, TPI),如血清和脑脊液梅毒实验阴性者,则排除神经梅毒的诊断。

（7）脑电图呈进行性慢波增加,失去正常 α 节律,呈广泛异常表现。CT可见脑萎缩、脑室扩大以侧脑室前角尤为明显。

（三）处理要点

（1）大剂量青霉素 1 200 万~2 000 万 U/d,静脉注射。

（2）对症治疗脑积水者可用 20% 甘露醇 250 mL 加呋塞米(速尿)20~40 mg 静脉滴注,一日 2~3 次。癫痫大发作者可选苯妥英钠、丙戊酸钠等。精神运动性发作者可选用卡马西平治疗。此外,根据患者躯体情况,注意营养及防止感染等。给予脑代谢活化剂如双氢麦角碱(海得琴)、阿米三嗪-萝巴新(都可喜)、尼麦角林(脑通)、脑蛋白水解物(脑活素)、胞磷胆碱等,可间接控制痴呆的发展。

（3）兴奋躁动者用抗精神药物控制兴奋或幻觉妄想,可采用地西泮(安定)或适当抗精神病药物控制症状,以防衰竭。如对兴奋躁动、幻觉、妄想者可用抗精神病药物如氟哌啶醇、奋乃静等治疗;有抑郁症状可选用不良反应小的氟西汀、帕罗西汀等药物治疗;对有焦虑、失眠者可选用阿普唑仑(佳静安定)、氯硝西泮(氯硝安定)等。

七、艾滋病伴发的精神障碍

【发生原因】

（1）HIV 病毒通过性行为、血液接触及母婴途径感染。其中静脉注射吸毒方式、不安全性行为、人口流动性的增加给 HIV 流行提供了机会。

（2）疾病引起的内分泌紊乱及大脑功能及器质性损害造成患者认知、情绪和行为的改变。

（3）多种药物治疗，许多与艾滋病治疗有关的药物都有可能造成精神症状，如焦虑、抑郁等。此外，相当部分的患者同时还是酒精、毒品的使用者，药物的相互作用无疑使问题更为复杂。

（4）社会孤立与歧视，艾滋病在某些社会中往往成为吸毒和性混乱的代名词，一旦确诊为 HIV 感染，患者可能会受到来自社会、家庭甚至医务人员的疏远、回避和歧视。

（5）自身形象的改变，在艾滋病的后期，患者常会因极度消瘦、皮损而呈现所谓典型的"艾滋病外貌"，使患者的自尊心受到伤害。

【临床表现】

1. 带毒期，可完全无症状或仅有淋巴结病综合征，但有与 HIV 相关的血清学异常；艾滋病相关综合征期，有持续性普遍性淋巴结病和一定程度的 T 细胞功能缺陷，表现为慢性发热、慢性腹泻、体重下降、消瘦盗汗、疲乏以及淋巴结肿大，贫血、血细胞减少和（或）血小板减少、IgG 增加、HIV 抗体阳性等异常；艾滋病期，这是 HIV 感染的充分发展期及晚期，主要是出现典型的免疫缺陷状态，可出现各种各样的机会感染，如卡氏肺囊虫肺炎、真菌、巨细胞病毒、疱疹病毒和寄生虫伴发的严重感染，以及 HIV 伴发的神经系统疾病。因 HIV 为亲神经病毒，可侵犯中枢及周围神经系统，临床上表现为伴有进行性痴呆的亚急性脑病、无菌性脑膜炎、脑炎及外周神经疾病。

2. 精神症状

（1）焦虑性障碍：可表现为紧张不安、激越、惊恐发作、心动过速。

（2）抑郁状态：表现为情绪低落、快感缺失、无价值感、自责内疚、注意涣散、轻生观念、精神运动性抑制、食欲差等，并常出现自杀行为。

（3）适应障碍：表现为不能接受这一残酷事实，其反应方式通常为否认、愤怒、恐惧和抑郁。

（4）睡眠障碍：包括入睡困难、早醒，睡眠障碍可极大地影响患者的生活质量。

(5)躁狂发作:表现为轻躁狂发作或易激惹。

(6)HIV 伴随的痴呆(HIV associated dementia,HAD):在艾滋病患者中最常见的脑器质性精神障碍为艾滋病痴呆综合征,在多数情况下出现器质性综合征及人格综合征可认为是痴呆的早期阶段。在认知方面可表现为注意力不集中、遗忘、精神模糊、思维迟钝,运动方面有失平衡,下肢无力,笔迹变形等,行为方面患者与社会隔绝,情感淡漠,行为退缩等。晚期可出现程度不同的痴呆,精神运动迟滞、缄默。共济失调,肌张力增高,震颤,运动无力,癫痫发作等。

(7)谵妄:病因复杂,感染(尤其是卡氏肺囊虫肺炎)、应用皮质醇、代谢紊乱等都可能导致谵妄的出现。

【处理要点】

1.艾滋病的治疗 尚无特效的治疗手段,常用的生物学治疗手段包括抗病毒治疗、艾滋病疫苗、免疫治疗及各种针对机会性感染的抗感染治疗和提高机体营养的辅助性治疗措施。

2.心理治疗 在心理治疗过程不对患者的行为做道德价值判断。以科学、公正、人道、宽容的精神对待疾病和患者。给予包括知识辅导、认知疗法、支持治疗、家庭治疗、婚姻治疗等在内的个体及团体心理咨询与治疗。

3.精神症状的治疗 针对焦虑症状采用苯二氮䓬类药物、新型的抗焦虑药物如丁螺环酮等;针对抑郁症状采用 SSRI 类抗抑郁药,其不良反应要少于 TCA 类抗抑郁药;针对躁狂发作、过度兴奋、行为紊乱者应尽快控制精神症状,使用奥氮平、利培酮、喹硫平等治疗。抗精神药物应短期、小剂量使用,症状控制后无须长期维持。

八、急性感染伴发的精神障碍

(一)流行性感冒伴发的精神障碍

【发生原因】

流行性感冒是流感病毒所引起的呼吸道传染病,常可导致精神障碍。发病较急,症状明显,可分为 A 型及 B 型两种。其中 B 型发生的神经系统症状较为多见而严重。

【临床表现】

1.精神症状 部分流行性感冒患者可出现精神症状,精神症状出现之前常有头痛、头昏、衰弱无力、失眠。精神症状多见于发热期或发热后期。初期精神症状可见白天嗜睡、感知障碍、非真实感,并伴有心前区疼痛感的恐怖发作及带有抑郁色彩的情绪障碍。发热期出现焦虑、抑郁状态,患者坐立不安、有自责自罪观念,或有短暂的幻觉妄想。热退后出现抑郁状态或衰弱状态,以情绪低沉和神经衰弱症状最为突出,患者表现注意力分散、思维迟钝、理解力减弱、沉默少语、情绪抑郁、呆滞少动、沮丧、食欲减退,甚至出现消极观念。这种状态可持续一段时间,愈后良好。

2. 意识障碍 少数患者在高热时会出现不同程度的意识障碍,临床表现为谵妄、意识模糊或嗜睡状态,可伴有抽搐或惊厥。在意识模糊时,可出现一种特殊形式的"潮湿性幻觉",为流行性感冒时特有的精神障碍。"潮湿性幻觉"的主要表现为患者感到仿佛有水或其他液体从身体流出,仿佛有水浇上身体,或感到身体肿胀、增大或沉重感。或看到泛滥的湖泊、河流,而担心自己被水淹没。在幻觉的同时,可出现被水淹没的焦虑妄想观念等。此症状持续时间不长,几小时至几天。

(二)肺炎伴发的精神障碍

【发生原因】

(1)病毒、细菌毒素引起机体功能和代谢紊乱,直接或间接损坏脑细胞,最终导致脑功能障碍。

(2)细菌毒素、脱水和大量出汗伴发的缺钠、急性低氧血症等因素与急性肺部感染出现意识障碍有关。

(3)神经精神症状与感染等所致代谢亢进或生理性无效腔的增大。动脉血二氧化碳分压上升,神经细胞内 pH 值下降,造成碳酸酐酶活性下降,对刺激的传导性降低有关。

【临床表现】

1. 意识障碍 精神症状多出现在高热时,可表现出不同程度的意识障碍。轻者呈嗜睡状态、意识模糊,重则陷入昏迷状态,或呈谵妄状态,思维不连贯、兴奋、躁动不安、定向障碍及出现错觉和幻觉等。儿童及老年患者较容易发生谵妄状态。意识障碍多在数天内随肺炎控制而好转。

2. 痴呆综合征 部分患者可出现近事记忆障碍和智力减退,多见于原有慢性气管炎及肺功能不全的老年患者。

3. 精神障碍 少数患者随着体温下降可出现紧张综合征、躁狂或抑郁综合征,表现为坐立不安或兴奋、语多、表情欣快;或者情绪低落、少语少动等症状。

4. 脑衰弱综合征 在疾病恢复期,患者可出现虚弱、乏力、失眠、记忆力减退、抑郁、多汗、心悸等症状。

（三）疟疾伴发的精神障碍

【发生原因】

1.疟疾 可伴有精神障碍,多发生于脑型疟疾。偶尔也可由间日疟所致。脑型疟是一种毒力强的亲神经的恶性疟原虫严重感染所致,多发生在疟疾暴发流行时期或在疟疾无免疫力的人群中(如儿童、青少年及进入高疟区的无免疫力的人)。由于血液里原虫数多,机体抵抗力差而引起的一种凶险型疟疾。凶险型疟疾常见类型有脑型、超高热型、厥冷型、胃肠型,其中以脑型多见。

2.致病机制 机制不明,有微血管机械性阻塞学说;红细胞与血管壁黏附播散性血管内凝学说;炎症学说;弥漫性血管髓鞘病变学说等。

3.病理改变 软脑膜充血、脑组织水肿、出血点、脑组织缺血性坏死等。

【临床表现】

脑型疟的神经精神症状无特异性。

(1)在急性病例中,主要以意识障碍为主,可出现谵妄、昏睡,甚至昏迷,也可出现妄想状态、紧张性兴奋或躁狂状态等。

(2)在亚急性患者,以可有定向障碍、嗜睡、昏睡等意识障碍及行为紊乱、易激惹冲动、失眠、焦虑不安、记忆减退,甚至出现幻觉妄想症状等。

(3)慢性患者可有情感淡漠、情绪抑郁为主,有的出现焦虑、癔症发作或人格障碍。

(4)神经系统可见抽搐、颈部强直、凯尔尼格征阳性、锥体束征阳性、浅反射亢进、肌张力增高。大多数患者有痉挛发作、大小便失禁,偶有偏瘫、截瘫、斜视、失语、失听等。颅压可增高。

（四）伤寒、副伤寒伴发的精神障碍

【发生原因】

伤寒、副伤寒较易出现精神症状。精神障碍常由细菌毒素引起。

伤寒病由于地域不同、气候不同,所表现的精神症状也有很大差异。发生精神症状的诱发因素复杂,与感染、精神因素都有关系。有的伤寒病临床表现以精神症状为其主要临床相,而无发热及其他伤寒病症状。易误诊为急性精神分裂症、严重抑郁症、轻躁狂或急性脑病综合征。

【临床表现】

1.前驱症状 出现在伤寒病的早期,如头痛、睡眠障碍、疲乏感、表情呆板、迟钝。并可在病后1周后,大多数患者出现嗜睡、表情呆板、反应迟钝及谵妄。

2.精神症状

(1)意识障碍:多发生在高热期,可表现为意识模糊或谵妄状态。表情淡漠、注意力涣散、喃喃自语、迷惘,常伴有幻觉错觉,有的则表现兴奋不安及片段妄想,过后又转为意识模糊状态。

(2)幻觉妄想:多在发热后出现。表现为幻听、幻视、妄想状态。少数患者还出现虚构症状。伴有紧张、恐惧情绪。

(3)类躁狂状态:多发生在谵妄前或躯体疾病好转期。表现兴奋、话多、欣快、忙忙碌碌、情绪不稳,类似轻躁狂,但思维奔逸症状不突出,持续时间短暂。精神症状在体温下降时可消失。

(五)流行性出血热伴发的精神障碍

【发生原因】

流行性出血热,是一种以发热、出血为主要表现的急性传染病,病原体可能为病毒,其流行呈地方性及散发性。流行性出血热脑部肉眼所见:脑膜、脑表面和脑实质有不同程度的血管充血、脑肿胀及脑疝形成。脑实质有不同程度的坏死灶。显微镜下,脑实质神经细胞呈慢性病变和缺血性改变,神经周围有胶质细胞围绕。本病约有 1/3 的病例出现精神障碍,其机制不详,可能是汉坦病毒对全身微血管损害时的头部微血管损害所致,也可能与细菌毒素、高热、脑部水肿缺氧和坏死,以及并发尿毒症、肺水肿、内脏出血、心肌损害、衰竭等因素有关。

【临床表现】

精神神经症状多发生在低血压期和少尿期,后者尤为多见。以意识障碍为主,可从嗜睡、昏睡直到昏迷状态,也可有谵妄、精神错乱及朦胧状态的表现。症状持续时间为 1~2 周,如伴有严重并发症时,预后不良。

1.精神症状

(1)意识障碍:最多见,严重程度不同,可表现为嗜睡、昏睡、昏迷、朦胧、谵妄及精神错乱等。其中以嗜睡或谵妄较多。意识障碍易反复波动。

(2)兴奋状态:少数病例可呈现烦躁不安、兴奋躁动,而意识障碍不明显。

(3)假性痴呆:偶可发现。如对简单问题也不能正常回答,能理解问题的性质,但回答荒谬,给人故意做作的印象,对各种问题的回答近似而不准确。

2.神经症状　可出现癫痫样痉挛发作、锥体束征、脑膜刺激征、去皮质综合征、颅内出血、眼底出血及震颤等。

（六）狂犬病伴发的精神障碍

【发生原因】

（1）狂犬病：是一种侵害中枢神经系统的急性病毒性传染病，由于狂犬病毒侵入机体，通过病毒及其毒素作用产生全身反应及脑神经细胞损害，进而引起脑功能障碍。

（2）局部小量繁殖期：病毒在伤口附近肌细胞内缓慢繁殖，4～6 d 内侵入周围神经。

（3）从周围神经侵入中枢神经期：沿传入神经上行达脊髓背根神经节后，大量繁殖，侵入脊髓和中枢神经系统，主要侵犯脑干及小脑等。

（4）向周围器官扩散期：病毒从中枢神经向周围神经扩散，侵入各组织与器官，以唾液腺、舌部味蕾、嗅神经等处较多。其中迷走、舌咽、舌下脑神经核受损，吞咽肌和呼吸肌痉挛，出现恐水、吞咽和呼吸困难；交感神经受累，导致唾液分泌和出汗增多；迷走神经节、交感神经节、心脏神经节受损，出现心血管功能紊乱或猝死。

【临床表现】

1.脑衰弱综合征　多发生在疾病的前驱期，以疲乏、头痛、失眠、厌食、虚弱、伤口痛痒及麻木感为突出表现。

2.焦虑、恐惧状态　随着病情进展继而出现焦虑不安、恐惧感。对声、光、风、水甚为敏感，患者闻水声或见到水即出现全身痉挛，但恐水症状多出现在疾病晚期。

3.精神激越状态　随着病情发展，激越性增强，冲撞、喊叫，片刻不停，可伴有幻觉。这种激越状态可有短暂缓解，但最终会导致躯体衰竭。躁动期间极少有伤人行为。

4.狂犬病恐惧症　①表现出强迫症状、恐惧症状。②多有被狗、猫伤过的经历，且对狂犬病有一定的了解。轻者害怕接触动物，怕被传染狂犬病，甚至看到动物就联想到狂犬病、联想到自身是否已被传染。重者即使接种疫苗，也不能消除自身的不安和恐惧。影响工作生活。

（七）急性感染伴发的精神障碍处理要点

1.原发病治疗　感染伴发的精神障碍的病程和预后取决于患者躯体功能状况、感染的性质、严重程度和治疗的及时恰当与否。精神症状的发生、发展、恢复与原发病的发展呈平行关系。因此，治疗的重点要放在原发病的控制之上。

2.对症与支持治疗　物理及药物降温，营养与支持治疗。

3. 及时控制精神症状　特别是兴奋躁动、行为紊乱者,更要及早治疗,以免增加消耗,加重躯体症状。如使用苯二氮䓬类或抗精神病药物,地西泮10 mg,立即肌内注射,或每日2次肌内注射。氟哌啶醇或奋乃静 2.5~10.0 mg,立即肌内注射,或每日2次肌内注射。能口服者可予阿普唑仑 0.4~0.8 mg,每晚或每日2次口服;或氯硝西泮2 mg,每晚或每日2次口服。

第十七节　急诊科

一、急诊患者的一般心理表现

急诊是临床各科危重急症诊治的第一环节,各急危重症的快速诊断、有效抢救与合理转归不以系统器官定界而是以病情急缓和程度界定临床活动范围;急诊临床工作为时间依赖性的,强调第一时间的诊断正确率与抢救成功率,需要临床医生在最短的时间内综合利用各种临床信息得出结论并能正确处置。与此同时,急诊室是面向社会的一个大窗口,患者流量大,急、危、重患者集中,患者往往是起病急、病情变化快,心理准备少,角色转换慢,对医务人员期望值高;急诊医学的模式也随社会对急诊医疗和服务的要求而发展,更多体现为以人为本的人性化服务。

【情绪变化】

1. 紧张焦虑　急诊患者由于起病突然、发展迅速、病势险恶,没有思想准备,躯体症状(发热、呼吸困难、疼痛等)明显,加之患者对疾病的病因、转归不明确,担心自己的病能否治愈,因而会产生焦虑心理。

急诊患者普遍存在"早就诊、早治疗"的迫切心理,急切希望得到医务人员的关注、安慰和交流,及时获得病情信息,尽快得到诊治。

因为发病急骤,有的患者身边无亲属或同伴陪伴而倍感不安,有的在单位或家庭中担任重要角色,因疾病的突发打乱了原来的生活规律而感到烦躁。

患者及家属对医院流程的陌生,候诊时间或检查时间过长,都很容易引起紧张、慌乱、无助或不满的心理。

2. 恐惧担忧　患者对自身健康或客观事物做出过于严重的估计,其主要特征是恐惧和担心。尤其是初来就诊的患者,内心对疾病存在巨大的不安和恐惧。

疾病本身对患者也是巨大的心理压力,如大出血的患者会产生恐惧的情绪;急性外伤的剧痛、急性心肌梗死的持续性疼痛可使患者产生濒死的恐惧心理。

对医院环境、抢救设备和各种操作技术的陌生,抢救室的气氛和各种器械的应用,患者家属对疾病的认识不足表现出的焦躁、精神抑郁、脆弱、易激动、怀疑与敏感等,医务人员紧张的工作态度无意识中给患者带来恐惧不安。

3.急躁易怒　急诊患者由于病情急、危、重,心理上难以承受,自制能力下降,急躁,容易被激惹,稍有不顺就会怨言很多,脾气暴躁,甚至对外采取攻击态度。如刀伤、车祸、饮酒过度、急腹症等患者,这些患者心情非常急躁,缺乏理性。患者对医护人员的态度十分敏感,情绪易波动,对医护人员的说话声调、动作等会过于挑剔反感。

4.抑郁　有些患者由于对生活失去信心及对疾病的绝望,而产生悲观绝望心理。有些患者因车祸、工伤等意外事故致残受到过度的意外打击而处于不敢或不愿意接受现实状态,他们认为自己将成为"废人",怕今后的生活不能自理而拖累家人,产生悲观绝望的心理,甚至不配合治疗,严重者会产生轻生念头。还有些年轻患者,富于理想,但由于疾病的打击使他们觉得理想再也难以实现时往往会产生悲观绝望的心理。这类患者常表现为表情淡漠、情绪极度低落、沉默寡言、对周围的刺激无反应、不愿别人打扰等。

久治效果不佳的患者,因为对生活治疗失去信心而抗拒各种治疗与护理,表现为不与医护人员合作,自行拔除各种导管,易激动、愤怒、敌意等。

【认知行为特点】

1.角色转换　在由健康人的各种社会角色转换为患者时会出现一系列的角色转换问题,会出现角色缺如、角色冲突、角色强化等角色适应不良问题。特别是 A 型性格的人及在生活中处于支配地位的人更难接受患病带来的角色转变,患者不愿意以患者角色来表现自己,出现心理冲突及心理危机,从而影响疾病的康复。例如,一向身体健康的人突然患病(如心肌梗死、气胸、胃出血等),对于医护人员的诊断治疗不以为然,认为医生糊弄自己,自我感觉良好,没有医生描述的那么严重,甚至觉得无须任何治疗。

2.依赖与期盼　急诊患者由于病情重,加上当时的条件限制,不能或不便于行动,主动性减弱,适应能力低,感情脆弱,希望身边有亲属陪伴来分担压力,需要周围人及时的安慰和关怀、给予心理支持。

3.怀疑心理　怀疑者往往表现为信心不足,以怀疑疗效多见,如医务人员举止不当,对患者的心理支持不够会造成患者对医务人员的误解,导致患者对医护人员缺乏信任感。

【沟通要点】

营造宽松和谐的就诊环境,通过播放音乐、摆放装饰品等方法营造安静、温馨的就诊环境。主动与患者交流,保护患者的自尊心、隐私权。对患者介绍周围的环境、病情的发展、治疗过程及所需要做的临床检查等做恰当的解释和说明。

急诊科医务人员应学会运用语言技巧与各种患者及家属进行沟通,使其在短时间内通过医护人员简洁规范的语言配合医疗护理工作的顺利进行。由于患者在文化水平、专业知识和智力上存在着差别,说话不可千篇一律,要有一定的针对性。对文化程度低的人,语言要通俗易懂,尽量避免使用医学用语;患者若文化程度较高,可以运用医学术语详细讲解,加深患者对疾病的认识和理解;如果患者是儿童,则使用儿童化的语言,使用儿童习惯用语,简明扼要、形象生动,多使用鼓励性语言;对于老年人态度要和蔼可亲,放慢语速,多使用安慰性语言。

为患者着想,同情患者的处境,理解患者说话的意图并给予认可。例如对患者说"你的气色不错,没什么大不了的",患者就会有被轻视的感觉。如果说:"你的气色不太好,别担心,在这儿治疗一段时间就会好的",患者就会感到十分亲切。如在给患者输液穿刺时说"你的血管太难扎了"则会引起患者的伤心和不愉快;如果说"实在对不起,给您增加痛苦了",就会得到患者的理解和宽容。

多鼓励和安慰,满足患者的心理需要,解除他们的紧张、焦虑心理,增强与疾病做斗争的勇气。

非语言沟通是通过人的行为、动作、表情、仪表、体态及社会距离等形式进行的信息交流,是对语言沟通的自然连接和重要补充,具有较强的表现力和吸引力,又可跨越语言的障碍,在某种情况下比语言信息更有感染力。急诊科医护人员首先要做到在急危患者前表现出勇敢、镇定,神态自若,忙而不乱,面部表情要专注,注意与患者适当的保持目光接触,巧妙地运用友善、信任、同情、温和、尊重及期待沉稳的眼神来代替说话。由此可缩短沟通的时间,增进与患者的情感交流,稳定患者的情绪,使患者主动自觉配合治疗。

二、急诊患者的心身相关障碍联络会诊

（一）谵妄

谵妄是多种原因引起的暂时性的意识混乱状态。其特点是同时有意识、注意、知觉、思维、记忆、精神运动行为、情绪和睡眠-觉醒周期的功能紊乱。临床调查结果表明，内、外科疾病患者中的谵妄发生率为 10%～15%。住院患者中，谵妄患者的病死率可为 20%～65%，监护病房的老年患者出现谵妄的发生率可高达 80%。

【发生原因】

1. 感染　如呼吸系统感染、泌尿系统感染等任何一种系统性感染。

2. 药物或有毒物质　多种不同性质的药物及多种工业、植物或动物来源的有毒物质都可能引起意识障碍及谵妄的发生。

3. 撤药反应　药物依赖患者突然停药，如突然停用安眠药、长期饮酒者突然戒酒、长期吸烟者突然戒烟等出现谵妄。

4. 外伤　头部外伤、骨折、手术及手术后并发症、疼痛等。

5. 急性血管意外　如休克、高血压危象、颅内血管病变。

6. 缺氧　贫血、低血压、肺心病、肺栓塞。

7. 中枢神经系统病　脑血管病、颅内感染、颅脑外伤、脑肿瘤、脑寄生虫病、一过性脑缺血发作、癫痫发作、血管性痴呆。

8. 营养不良　严重贫血、水和电解质紊乱、维生素 B_1 或维生素 B_{12} 缺乏。

9. 急性代谢紊乱　酸中毒、碱中毒、电解质紊乱、脱水、肝或肾衰竭等。

10. 内分泌系统疾病　甲状腺功能紊乱、肾上腺功能紊乱、高血糖症、低血糖症、甲状旁腺功能亢进等。

11. 精神创伤或刺激　强烈精神刺激、过度的感觉刺激、环境改变可伴发谵妄状态。

12. 老年患者易发生谵妄与下列因素有关　高龄、脑器质病变、老年性及血管性痴呆、视觉与听觉障碍、药物动力学和药效学的改变、药物中毒、慢性疾病、睡眠或感觉剥夺、肢体活动不灵活、急性精神创伤。

【临床表现】

短时间内出现意识障碍和认知功能改变是谵妄的临床特征，意识清晰度下降或觉醒程度降低是诊断的关键。表现以意识混浊、意识范围狭窄、定向力障碍、思维不连贯、多伴有精神运动性兴奋，即行为紊乱为特征。症状的波动常有昼轻夜重的特点，白天如同正常人，夜间加重出现谵妄。当意识

恢复后,患者对病中的经历全部遗忘或部分遗忘。

1.注意障碍　注意力不集中,注意持续或转移能力减退,对周围的人和事漠不关心。

2.睡眠周期紊乱　睡眠清醒周期失衡或昼夜睡眠周期颠倒。

3.意识障碍　意识清晰度降低,反应迟钝,老年人发生谵妄时,有时不一定都有非常明显的意识障碍。

4.认知障碍　思维迟钝,思维活动零乱,理解困难,判断能力差,时间、人物、地点定向障碍,记忆障碍时常伴有虚构,语言障碍,错觉,幻觉,被害妄想。

5.情感障碍　情绪短期内变化大,表现为焦虑、紧张、恐惧、情绪低落及情绪高涨等状态。

6.行为障碍　躁动不安、吵闹不止、冲动行为、急躁、不配合医疗,如自己拔除管子或拔除点滴等。有时表现为几乎躺在床上不动,不易唤醒,嗜睡,软弱无力,呆板,迟钝,活动减少。这种情况不易早期发现,更要注意鉴别与诊断。

【处理要点】

该病诊断为根据起病急骤、意识障碍及其他认知障碍症状的昼轻夜重等特点,一般诊断不难。对伴有躯体疾病、颅脑外伤及有酒精和药物依赖史者有助诊断。当明确谵妄后,应即弄清其基本病因。对伴有急性精神症状与情感行为紊乱时,请临床心理科或精神科会诊,加以鉴别。如有疑问时,可作脑电图检查。谵妄状态常伴有弥漫性慢波,并与认知障碍的严重度相平行,可资鉴别。治疗谵妄的最关键问题应是识别及纠正潜在的致病因。以病因治疗为主,对症治疗为辅,安全护理十分重要。

(1)首先在于寻找和治疗导致谵妄的基本病因。积极治疗原发疾病如控制感染,停止使用可能导致谵妄发作的药物,保证营养、维生素、水分的供给维持电解质及酸碱平衡改善脑循环及脑的能量供给,促进脑细胞功能的恢复。处理药物中毒,避免多种药物的合并应用,改善心力衰竭,改善脑缺氧,保证充分睡眠。如果是由心理社会因素引起,去除心理环境因素,进行心理治疗,这些对谵妄的恢复起到非常重要的作用。

(2)精神科会诊可帮助处置激越情绪、精神病性发作、睡眠障碍等。表现激越症状时可给予小量氟哌啶醇、奋乃静、利培酮等,应避免使用低效价抗精神病药。精神症状被控制,即应停药。对酒精戒断者发生的谵妄,可以选用苯二氮䓬类药物。控制镇静激越效果欠佳者可用劳拉西泮口服或肌内注射。对持续时间较长的慢性谵妄可用利培酮、奥氮平、喹硫平等非典型抗精神病药,也可予舒必利治疗。注意观察心血管及药物不良反应,必要时进行心电监测等。进行上述治疗必须注意原发病的病情、老人躯体能否耐受,酌情选择及注意用法及用量。

(3)其他对症性和支持性治疗,患者应置于安静、光线适度,陈设简单的卧室中,尽量减少感官刺激,并应随时访视,最好有亲人陪伴在侧,护理上应给予安慰、解释、保证和防止意外发生。夜间医护人员对患者的观察尤为重要。

(二)急性酒精中毒

急性酒精中毒又称普通醉酒,是指一次大量饮酒后出现的急性酒精中毒状态。

【发生原因】

酒精是一种中枢神经系统抑制剂,小量时会削弱皮质控制能力而引起抑制释放。

【临床表现】

精神症状决定于酒精在血液中的浓度。

(1)当血液中酒精的浓度达到0.03%~0.05%时,为微醉状态,出现欣快感,心情舒畅、妙语趣谈、动作增多但欠灵活。

(2)血液中酒精的浓度升至0.06%~0.1%时,轻度醉酒出现急性酒精中毒的典型表现,如话多、高谈阔论、自我感觉好、动作轻浮、不听劝阻、感觉迟钝、步态蹒跚。

(3)血液中酒精的浓度升至0.1%~0.15%时,出现情绪不稳、激惹易怒、兴奋吵闹,或喋喋不休、发泄不满、出言不逊、借题发挥、易伤感哭泣,也可出现行为粗暴、滋事肇祸或攻击行为。

(4)血液中酒精的浓度升至0.15%~0.2%时,出现意识清晰度下降,有意识狭窄,情绪兴奋或不稳定,出现眼花或错觉,偶有片段幻觉,言语含糊,反应迟钝或嗜睡,有步态不稳或共济失调。

(5)血液中酒精的浓度达到0.2%~0.3%时,进入深醉状态,表现为上述症状加重,意识障碍明显,说话含糊不清、烂醉如泥、事后可有部分回忆,也可进入深睡。

(6)当血液中酒精的浓度升至0.3%以上时,则出现全身麻痹、进入昏迷状态,甚至死亡。

【处理要点】

(1)轻症患者,一般不需要治疗,静卧,保温。重醉酒者应密切观察,防止出现酒精中毒性昏迷。减少外界刺激,保护患者以免自伤、伤人,注意保暖,经常变换患者体位。

(2)洗胃:中毒后短时间内,可用1%碳酸氢钠,或0.5%活性炭混悬液或清水反复洗胃。并留置60~90 mL于胃内。

(3)立即补液:用50%葡萄糖注射液100 mL加入普通胰岛素20 U,静脉滴注;同时,应用维生素 B_1、维生素 B_6 及烟酸各100 mg,肌内注射,加速酒精在体内氧化。维持水、电解质、酸碱平衡,血镁低时补镁。脑水肿者,给予脱水剂,并限制入液量。

(4)严重抑制或昏迷者用呼吸兴奋剂:苯甲酸钠咖啡因0.5 g或戊四氮溶液0.1~0.2 g,每2 h肌内注射或静脉注射1次,或利他林20 mg,或回苏灵8 mg,肌内注射。纳洛酮:可用0.4~0.8 mg加生理盐水10~20 mL,静脉注射;若昏迷时,则用1.2 mg加生理盐水30 mL,静脉注射,用药后30 min未苏醒者,可重复1次,或2 mg加入5%葡萄糖注射液500 mL,以0.4 mg/h速度静脉滴注,直至神志清醒为止。纳洛酮可解除酒精中毒的中枢抑制,缩短昏迷时间。症状严重者必要时透析治疗,迅速降低血中酒精浓度。

(5)严重兴奋躁动且未出现昏迷者可肌内注射地西泮10 mg,或用小剂量氟哌啶醇2.5~5.0 mg肌内注射,控制兴奋躁动,便于完成治疗,但必须注意观察镇静类药物与酒精对中枢神经的协同抑制作用。

(三)精神障碍

急诊患者常常出现一系列的精神问题,如幻听、幻视、偏执、妄想、时间和空间定向障碍、激动不安甚至暴力冲动等。

【发生原因】

1.躯体疾病因素 ①严重疾病:严重的脑器质性疾病、躯体疾病、外伤、手术、中毒等多种因素直接或间接引起精神症状。②感染:感染导致的发热和毒素对身体的不良影响。③代谢紊乱:脱水、电解质紊乱、酸碱平衡失调、低氧血症、转氨酶升高、营养不良等。④心力衰竭:因脑供血不足引起抑郁、激动、焦虑、谵妄等症状。⑤疼痛:未被控制的持续性疼痛引起焦虑、烦躁、失眠等。

2.环境因素 ①感觉剥夺:病房狭小拥挤或无窗户视觉刺激少;远离家人、朋友,限制探视,无陪护,限制活动及使用约束,环境陌生,缺乏沟通及交流等。而这些对患者来说是他以前熟悉的和有安慰作用的。②睡眠紊乱和剥夺:主要因医护人员检查,给药治疗等不断地干扰影响睡眠,入睡困难、昼夜睡眠节律倒转。出现焦虑、多疑、定向力障碍、错觉、谵妄等精神症状。

③持续的光线刺激:通宵照明,持续光线刺激影响患者正常的昼夜生物节律。④定向缺失:患者失去对时间和日期的定向能力。⑤医学监测:仪器设备多、持续的生命体征的监测、监测设备和噪声可能使患者感觉超负荷。

3.其他因素 ①年龄:老年患者生理功能减退,尤其是肾上腺皮质功能低下,使患者对原发病和手术打击的应激反应能力下降。②压力:患者常常感到对自己的生命失去控制能力。③药物反应和不良反应:很多药物可导致精神症状,应引起注意。

【临床表现】

1.意识混浊 ①患者对环境的知觉是模糊不清、表情呆板或茫然、思维缓慢、注意力不集中、理解困难、反应迟钝。②定向力障碍:缺乏对人、地点、时间或环境的定向力。

2.认知障碍 ①错觉:对外界事物做出错误的知觉。②幻觉:如幻听、幻视等。③偏执:出现妄想等非理性思维,坚定不移,难以说服,并可能出现过激行为。

3.情感障碍 ①焦虑:如害怕、紧张、惊恐、激越、失眠、心悸等。②激动:不能控制自己的情绪,脾气大,冲动,影响治疗。

4.行为紊乱 ①极度躁动:表现为坐立不安、心烦、拒绝进食、不服从治疗。②异常行为:暴力攻击行为及被动行为。③梦魇:患者在睡眠中被梦境中的恐怖内容突然惊醒,并心有余悸。

急诊科就诊的患者精神症状有时会突然消失,通常会持续24 h到2周的意识清晰水平的波动和行为障碍,虽然这些症状反复出现,但是有明显的日落现象,就是在傍晚后的几个小时甚至整个夜晚,会出现一系列情绪和认知功能的改变,如烦躁、躁动、妄想、幻觉、亢奋、焦虑等。

【处理要点】

1.在精神障碍的诊断之前要鉴别以下疾病 脑血管意外、低血糖、药物和酒精戒断等。精神障碍的处理首先要弄清原发疾病,多数情况下有很多原因,需要明确原因处理问题。要了解患者的用药情况,会诊药剂师排除引起精神障碍的有关药物。要知道在抢救生命的紧急情况下,精神障碍只是治疗的一部分。

2.改善器官功能及代谢紊乱 如改善心肺功能,改善脑功能;改善水、电解质平衡;纠正酸碱平衡紊乱等。

3.药物治疗 对严重的精神障碍者用抗精神药物,如氟哌啶醇肌内注射,首剂5 mg,效果不佳者可隔1~2 h后再注射1次,24 h总量不宜超过

20 mg,老人、儿童及一般状况不佳者起始量应为 0.5~2.0 mg。能口服者可用利培酮、喹硫平等。要注意药物不良反应。

4.改善环境 家庭成员、熟悉的物品、安慰性的语言对患者有帮助。如果睡眠剥夺是主要的原因,那么,要提供一安静的环境保证患者舒适地休息。控制对患者的探访时间也会有帮助。

5.防护 加强巡视、安排好睡眠时间、避免不必要的刺激、减少护理人员的变化、提供时间信息、及时解释医疗操作的目的、询问患者的担忧、和家属谈谈患者的生活习惯与文化信念等、调整好病房的光线亮度等都对治疗有帮助。

(四)癔症及处理要点

【发生原因】

癔症是一类由精神因素,如重大生活事件、内心冲突、情绪激动、暗示或自我暗示等作用于易病个体引起的精神障碍。癔症具有发作性、夸大性或富有感情色彩的特点,患者往往具有情绪的不成熟与情绪的不稳定、内省力差、幻想性和暗示性的性格特征,初发时常被当作危重患者送至医院进行急救。其虽然是急诊科常见的"急诊",但一般不需要住院治疗。

【临床表现】

因患者生理心理的不一样使癔症临床表现较为复杂,主要表现为分离症状和转换症状。分离,是指患者(完全或部分)丧失对过去的记忆和对自我身份的识别。转换,则指患者遭遇精神刺激后引起的不快情绪以躯体症状的形式表现出来,而且一旦转化为躯体症状,情绪反应便褪色或消失,这时的躯体症状便叫作转换症状,这类症状的确诊必须排除器质性疾病。

【处理要点】

心理治疗占有重要的地位。通常应注意以下几点:

(1)诊断成立前,做详尽的检查以排除器质性疾病,是完全必要的,但诊断确定之后,应尽量避免反复做过多的、不必要的检查,否则会使病情复杂化。

(2)排除无关人员的围观。

(3)注意安全,防止意外发生。

(4)建立良好的医患关系,给予适当的保证,忌讳过多讨论发病原因。

(5)消除患者及其家属的种种疑虑,使患者及其家属对癔症有正确的认识,并积极地配合医师进行治疗。

(6)以消除实际症状为主。

（7）暗示疗法：因为癔症患者的发病都有明显的精神因素和典型的症状，而这些症状的产生、消失与暗示有一定的关系。因此暗示治疗是消除癔症症状的有效方法。可根据患者的症状，用语言引导直接暗示，或医师借助物理手段、理疗或药物，配合言语强化，促使患者康复。

（8）其他心理治疗：个别心理治疗、系统脱敏疗法、家庭治疗等。

（9）药物治疗对控制焦虑、抑郁、疼痛、失眠等症状，有助于疾病的治疗和预防。

（五）惊恐障碍

惊恐障碍是急诊科较常见的一类精神障碍，一般人群中的发病率为3.5%。惊恐障碍发作时的主要表现为突如其来的惊恐体验、窒息感、疯狂感、濒死感、惊恐万状；伴有严重的自主神经功能失调，如心慌心悸、胸闷气短、头昏头晕、出汗无力、发抖发热等。起病急，中止也迅速；发作间期有担心再发作的预期焦虑，并有回避行为。

【发生原因】

1.遗传因素　有资料表明遗传因素在惊恐障碍发生中的作用，惊恐障碍具有家族聚集性。

2.神经解剖因素及神经生物化学因素　蓝斑和去甲肾上腺素能系统、5-羟色胺（5-HT）能系统、γ-氨基丁酸（GABA）功能不足有关；乳酸盐代谢异常；苯二氮䓬类受体敏感性降低；神经内分泌功能失调；局部脑血流量改变，脑干的化学感受器对 CO_2 过度敏感等多种因素与惊恐的发生有关。

3.个体素质　童年时的创伤、歪曲的认知、个性比较敏感等，在社会心理因素下个体容易对外界刺激产生反应，反应的强度也较大，反应持续的时间较长，反应恢复得也很慢。这一类型的人易出现焦虑和惊恐障碍。

4.童年创伤性事件　包括父母死亡、与父母分离、儿时生病、父母酒精滥用、家庭暴力、性虐待、父母冷漠等。

5.生活事件　严重的或具有独特的意义生活事件在惊恐障碍的发病过程中有一定作用。

【临床表现】

惊恐障碍也称急性焦虑发作，是综合性医院急症常见的疾病类型。根据有关资料，综合性医院急诊患者中约25%与精神心理问题相关，其中惊恐发作的急诊占比最高。惊恐发作时患者的痛苦感明显，恐惧再发心理严重。反复的急救心理与求医行为严重影响自身与家人的生活、学习、工作和心理，资源消耗大。

发作常无明显诱因,无相关的特定情境,发作不可预测;可以突然出现和消失,持续时间较为短暂,并可在短期内反复发作多次。症状持续 5 ~ 20 min,在 10 min 达到高峰,持续大约 1 h 后缓解,很少超过 1 h。常突然发生,自行缓解。在发作间隙期,除害怕再发作外,无明显症状;发作时意识清晰,事后能回忆。

1. 惊恐发作 在意识清楚的情况下突然发生的强烈恐惧感,患者有不能忍受的濒死感或失去控制感,同时伴有以循环和呼吸系统为主的临床症状。如心悸或心率加快;呼吸困难,窒息感;咽喉梗阻感;腹部不适;双手麻木。

2. 预期焦虑 由于害怕再次出现惊恐发作而表现出不安或恐惧感,可伴有自主神经症状。如感到难以想象的某种事情要发生的可怕感,而且没人能阻止它发生;感到失去控制、做事困难;感到死亡临近;发抖或震颤;感觉朦胧,知觉歪曲;头晕;恶心;潮热出汗或发冷。

3. 回避行为 由于害怕发作,患者不愿外出、不愿乘车或购物等、不愿参加社交活动,往往过度要求有人陪伴。

【处理要点】

(1)惊恐障碍患者约 50% 首次在急诊室就诊,90% 以上患者先去看内科。在诊断本病之前,请心内科、神经内科、呼吸内科医师除外心脏、呼吸和神经系统疾病是必要的,如果没有内科和神经科情况再考虑为本病,请精神和心理医生会诊是基本的诊疗思路。

(2)心理治疗:用平和而肯定的语言告知患者体检的正常结果及未发现的异常结果,试问一些过度换气相关的躯体征象是否存在,让患者感到医护人员很了解此病,获得有足够的安全感与支持感。及时进行健康教育与认知行为矫正,解释躯体异常感觉与症状的发生原因(如过度换气会带来的一些生理征象)。在相互信任的医患关系基础上,提高患者对症状的知识,告诉患者其障碍是生物和心理功能障碍的结果,而药物和行为疗法通常有助于控制症状。支持性心理治疗是所有焦虑障碍综合性治疗的一部分。认知疗法、行为疗法对改善情绪很有帮助。家庭治疗可能有助于解决长期患病所致的问题。示范引导患者进行一些深呼吸等放松训练并言语暗示。

(3)药物如抗抑郁药物和苯二氮䓬类药,有助于预防或极大地减轻期待性焦虑,对恐惧事物的回避以及惊恐发作的次数和强度。许多种类的抗抑郁药物如三环类、单胺氧化酶抑制剂以及选择性 5 - 羟色胺再摄取抑制剂(SSRI)均有效。较新的抗抑郁药,如米氮平、文拉法辛等均可用于惊恐障碍的治疗。

（六）疑病症

【发生原因】

疑病症的病因主要是社会心理因素,如婚姻改变、子女离别、朋友交往少、孤独、缺乏安全感;医源性的因素有医生不恰当的言语、态度和行为引起患者多疑,诊断不确切,滥用检查,造成患者怀疑;部分患者在躯体疾病后自我暗示或联想而生疑。素质因素和人格特征也有影响,家族成员的患病率高于对照组;患者的人格特征为敏感、多疑、主观、固执、谨小慎微、对身体过分关注,要求十全十美等;男性患者多有强迫人格特点,女性患者多有癔症人格特点。

【临床表现】

疑病症主要表现为疑病症状,过分关注自身健康,怀疑身体某部或某一类器官异常,部位不恒定,描述不清;有的患者描述形象逼真,生动具体,但实际病变并不存在。2/3 的疑病症患者出现疼痛症状,常见部位是头、下腰部等,疼痛描述不清,甚至主诉全身痛,有的患者表现出多种躯体症状,如口内特殊气味,恶心,吞咽困难,反酸,胀气,腹痛,心悸,胸痛,呼吸困难,担心血压上升等,症状严重程度与实际健康情况不相称。患者对通常出现的生理现象和异常感觉做出疑病性解释,反复就医或反复要求医学检查,检查结果阴性和医生的合理解释不能打消其疑虑,仍四处求医要求做各种检查,认为检查有误,要医生同情他,并为此担心忧虑苦恼。

【处理要点】

诊断确立后,医生应将检查结果告诉患者,尽量避免可能产生的医源性影响。医源性影响指医生不恰当的言语、态度和行为对患者所起的不良心理影响。医源性影响有以下几种:①错误的诊断;②反复检查和长期不能确诊;③错误的治疗;④其他。不要迁就患者做进一步检查的要求,在理解患者的基础上,巧妙地婉拒不必要的检查,否则极易引起医患间对立情绪的出现。

应告知患者不要对治疗抱过高的期望与要求。心理治疗的目的在于让患者了解所患疾病的性质,解除或减轻精神因素的影响。疑病症的心理治疗要取得满意的效果,是困难而费时间的。但是,只要患者并非处于精神病状态和没有显著智力缺陷而又愿意接受心理治疗,从实践的角度说,心理治疗总是可以有所作为和对患者多少有些好处的。

对疑病症的药物治疗主要在于解除患者伴发的焦虑与抑郁情绪,可用苯二氮䓬类、SS-RLSNRI 类药物等,少数病例使用非典型抗精神病药物治疗可获缓解。

治疗过程中,当患者出现新的症状与诉述时,切记不要简单地把他们归入疑病症状之中,须认真检查是否确实伴发了躯体疾病,以免延误治疗。

（七）自杀

【发生原因】

1. 社会文化和心理因素　社会关系适应障碍;婚姻状况;精神刺激;重大的应激事件;社会地位及经济状况;宗教、文化及种族差异;城乡差别。总之,社会心理压力大,同时缺乏社会支持。

2. 心理学原因　①精神动力学原因:如抑郁症、精神分裂症、酒精滥用、物质依赖、人格障碍、慢性疾病、艾滋病等。②社会心理学因素:如自我中心、利他、社会解构等。③学习理论:自杀有时候会受到社会上另一自杀事件、媒体报道的影响。④不良的认知方式和人格因素:如非此即彼、以偏概全、易走极端等,敏感、消极、悲观、自卑、自尊心过强、固执等个性倾向。

3. 生物学因素　遗传因素:家系调查、双生子研究提示遗传倾向,可能与其精神疾病的遗传有关。中枢神经递质:去甲肾上腺素、5-羟色胺(血清素)水平降低。

4. 躯体及精神疾病　如慢性顽固性疼痛、残疾活动受限、容貌损毁等;精神疾病包括精神分裂症、情感性精神障碍、恐惧症、人格障碍、物质滥用等,自杀危险率高于通常群体 3～12 倍。尤其是抑郁障碍,导致自杀的主要症状主要有严重的情绪低落、自罪妄想、失眠、躯体症状等。物质依赖:物质依赖者(酒瘾、药瘾者)具有较高的冲动攻击性,判断力、控制力减弱,自杀风险率增加。

【临床表现】

1. 自杀死亡　采取有意的自我毁灭行为,并且导致伤亡。

2. 自杀未遂　包括可能威胁生命的各种行为,或实际上采取了自杀行为但没有引起死亡。它包括了自杀姿态、矛盾企图和完全性自杀的短暂企图。严格讲来这个术语不够精确,它不能界定非完全性自杀的故意性及致死性程度。

3. 自杀观念　个体通过直接或间接的方式表达自我终止生命的意愿,但是没有采取实现此目的的任何外显行动。自杀观念具有隐蔽性、广泛性和偶然性。

【处理要点】

1. 早期发现自杀迹象　如对自己关系亲近的人,表达想死的念头,或在日记、绘画、信函中流露出来;情绪明显不同于往常,焦躁不安、常常哭泣、行为怪异粗鲁;陷入抑郁状态,食欲不良、沉默少语、失眠;回避与他人接触,不愿见人;性格行为突然改变,像变了一个人似的;无缘无故收拾东西,向人道谢、告别、归还所借物品、赠送纪念品。

2.危机干预　整个家庭和周围亲朋好友都表现出接纳、支持、关注的态度;鼓励自杀者谈出其负性情绪、认知、信仰、价值观,对患者支持、共同面对;采取防备自杀的措施:将危险的工具收藏、住院以限制活动等;鼓励患者参加各类心理治疗,增加应对能力;积极治疗与自杀有关的躯体疾病及精神疾病;对自杀死亡者的家属密切监护、心理支持。

3.对有强烈自杀企图及精神障碍者的干预措施　住院监护;尽早用药,必要时电休克;拿走可以造成伤害的物品;必要时穿隔离服;限制探视,以防止危险品带入;让自杀风险者做出不自杀的承诺;及时向患者传递乐观、充满希望的信息;自杀企图缓解后,鼓励参加活动,缓解紧张敌意;鼓励参加各种心理治疗、家庭治疗,为长期健康康复做准备。

(八)非法成瘾物质所致的精神障碍

【发生原因】

非法成瘾物质又称毒品,是区别于酒精、烟草等,具有很强的成瘾性并在社会上禁止使用的化学物质。含阿片类、可卡因、大麻、中枢神经兴奋剂等。

【临床表现】

非法成瘾物质所致的精神障碍可以分为两类:一类是精神活性物质使用障碍(物质依赖障碍和物质滥用),另一类为精神活性物质所致障碍。

1.物质中毒　急诊室常有滥用或过量使用毒品中毒者,因共用注射针管或药物不纯可导致心内膜炎、败血症、肺栓塞、肺动脉高压、皮肤感染、肝炎或艾滋病感染等。表现为不同程度昏迷,过度镇静、言语不清、注意力不集中、记忆损害、呼吸抑制,瞳孔缩小,对光反射减弱或消失,血压下降、四肢厥冷、胃肠蠕动减弱、大小便失禁、肌腱反射迟钝、肌力肌张力减弱。

2.戒断反应　多由于停止使用成瘾物质后出现一系列的躯体和精神症状,如恶心、呕吐、肌肉疼痛、骨痛、腹痛、腹泻、不安、失眠、食欲差、无力、打喷嚏、流涕、发冷、发热、渴求药物;血压升高、脉搏增快、体温升高、瞳孔扩大、震颤。

3.谵妄　短时间内出现意识障碍和认知功能改变,表现为意识水平下降、定向力丧失、语言含糊不清和不连贯、自言自语、答非所问、坐卧不安、恐怖性幻觉、错觉、不协调精神运动性兴奋。

4. 精神病性障碍　表现为使用精神活性物质期间或之后出现精神症状,如生动的幻觉、人物定向障碍、妄想观念、异常的情感、冲动暴力行为、精神运动性兴奋或木僵,有意识混浊但无严重的意识障碍。

5. 情感障碍　出现抑郁症时表现为心境恶劣、疲乏、失眠、严重抑郁者可导致自杀行为。出现焦虑时表现为紧张、恐惧、不安、烦躁、失眠等。

6. 持久性遗忘障碍　表现为近记忆损害,有时远记忆也可能受损,而即刻回忆保留,学习困难,可有明显的虚构症状。

7. 性功能障碍　有些毒品在初期可能有增强性欲的作用,但长期使用毒品可引起性功能的全面损害。在男性,开始时出现射精延迟,而这可能是性功能减退的初期征兆,但若继续滥用毒品时,即可出现男性阳痿或早泄。女性也常出现性欲下降。

【处理要点】

1. 阿片类　急性中毒时选用特异性阿片受体拮抗剂纳洛酮肌内或静脉注射,剂量不可太大,以免诱发戒断症状,注意呼吸通畅及心肺功能。对阿片的戒断治疗常用纳曲酮逐步减量法。在其他情况下可用可乐定5~10 d逐步减量法来代替,可乐定有阿片的优点而无成瘾性,但效果不稳定。其他的药物,布洛芬可通解肌肉紧张;洛派丁胺可改善腹泻;异丙嗪治疗恶心呕吐都是有效的辅助治疗。在一些情况下,用纳曲酮维持治疗(1~2 年或更长)有助于降低复吸率。其他的预防复发的药包括丁丙诺啡。对慢性疼痛,可使用非成瘾的卡马西平及抗抑郁药,可减少复吸率。

2. 精神兴奋剂可卡因及安非他明　此时处理要谨慎,必须用抗焦虑药或安定药来缓解兴奋。必须找出复发的原因及防止复发的策略。卡巴西平、苯妥英及三环类抗抑郁药可防止复发。心理治疗提高自知力对抵制诱惑、减少复吸有重要意义。若超量使用,需进一步治疗,超量用安非他明时可用α-肾上腺拮抗剂降低血压。同时可用氯丙嗪消除中枢神经的过度刺激,减轻心血管系统问题。必要时使用人工呼吸或心肺支持。

3. 致幻剂　用低浓度的致幻剂脱毒需要一个安静、有序的环境及情感支持。可能需要抗抑郁药及抗精神病药,如氟哌啶醇。注意呼吸抑制,苯环已胺过量者首先应减少光线刺激,使用苯二氮䓬类及抗精神病药治疗。

4. 社会心理干预　可选用认知疗法、行为疗法、群体治疗、家庭治疗等。通过认知行为疗法改变不良的认知及行为方式,促进患者社会技能,强化患者正性行为;在群体中发现共同的问题、相互理解、表达自己的情感、防止复发;在家庭治疗中解决家庭问题,促进相互了解、相互帮助、提供支持、理解、监督等,共同预防复发,促进康复。

第十八节　重症监护病房

重症监护病房(intensive care unit,ICU)是医院为急、危、重症患者进行生理功能的监测、生命支持、防治并发症、促进和加快患者康复的重要场所。患者病情危重、进展快、变化大,并且因病情需要不允许陪护,置身于生疏环境,加上复杂仪器检测设施的应用,本身又缺乏对病情程度的认识,对治疗缺乏信心,对疾病和死亡的恐惧,以及在治疗护理过程中所承受的种种痛苦体验等多种因素,造成严重的心理失衡,诱发各种精神障碍,导致延迟康复,并发症和死亡率增加,以及住院天数延长和住院费用的增加。本节除介绍ICU 患者常见精神障碍外,就死亡及家属心理干预也做一些介绍。

一、重症监护病房常见心理特征

【发生原因】

1.环境因素　ICU 病房在对患者进行诊断和监护、保障患者生命安全、提高抢救成功率的同时也给患者的身心带来了负面的影响。据报道,在住ICU 期间对患者休息影响的最大因素依次是护士与医生经常进行某些操作打搅休息、身上管道束缚太多影响休息、自己或身边患者使用呼吸机或监护仪发出噪声太大影响休息、ICU 病房 24 h 不关灯影响休息。

(1)拥挤:ICU 病房挤满了如除颤器、吸引器、呼吸机、监护仪等为患者所不熟悉的高新技术设备,患者终日看到的是密集的监护与治疗设备、繁忙的工作人员。

(2)噪声:床位间无隔音装置,呼吸机、监护仪等长期、单调地发出不规则的声响及经常发出的报警声,各种各样的机器声,气管吸痰声,甚至夜间谈话及走路声都可成为噪声来源,使患者感到烦躁不安。噪声可以刺激交感神经,使心率加快、血压升高、压力感和焦虑加重、疼痛感加剧,影响患者的睡眠和休息。

(3)感觉超负荷和感觉剥夺:除了有限的探视时间和与医护人员交流外,ICU 患者的视觉刺激仅限于头顶上的天花板和四周白色的墙壁,声音刺激则限于单调的监护仪、通气机、营养泵和输氧管的声音。监护仪的报警声给患者以异常的刺激,这些声音的重复导致患者感官接受单一刺激。持续的心电监护,使患者渐渐丧失时间概念,无法准确确定时间。另一方面,这些刺激从病房消失又会导致感觉剥夺。感觉超负荷和剥夺可产生多种生理和心理效应,单调和无意义刺激可能与幻觉和思维障碍有关。

2. 个人因素 患者的性别、年龄和疾病情况等均是影响患者心理状态的因素,尤其是性格内向的老年男性患者及 1~5 岁的患儿多易并发各种精神障碍。可能与老年患者生理功能减退,尤其是肾上腺皮质功能低下,对原发病和手术打击的应激反应能力下降所致;1~5 岁的患儿发病率也比其他年龄段的患儿高,可能与其已经有了一定的认知能力而又容易缺乏安全感有关。

3. 疾病相关因素 既往有精神障碍、脑外伤、脑血管疾病或有药物依赖的患者,在监护治疗时患者更易出现情绪状态的变化;进行开胸手术的患者术中停灌或开胸术后有低心输出量综合征均可导致脑缺血、缺氧而造成脑损害;随体外循环时间的延长,所产生的体外循环脑损害也相对较大,术后精神障碍发生率显著增高;某些药物可以影响患者的脑功能,而导致他们出现一些不良心理反应,例如使用利多卡因治疗心律不齐,当静脉滴注速度达到 4 mg/min 时,大部分患者可出现谵妄等精神症状;水、电解质平衡失调,可直接或间接使中枢神经系统的功能发生紊乱;患者手术后切口疼痛的刺激。

4. 情感支持缺乏 ICU 是一个相对封闭的病房,隔离病房布局及管理制度的特殊性,使患者处在与外界相对隔绝的一狭小的空间中,使患者产生一种被疏远、遗弃和孤寂的心理。由于监护室需控制感染、保持安静,探视时间及次数受限制,患者得不到亲人的陪护,只能与亲友在短暂的时间内交谈和相处,易产生分离性焦虑;有些家属在探视时间内表现出的焦虑和不安反而给患者造成不良心理影响。而与患者接触密切的医护人员往往被监护仪所指导,他们关注的常常是疾病和损伤,而对患者的其他状态无暇顾及,他们提论病情而不与患者交谈,会使患者感到医护人员更关心他们身旁的仪器而不是患者本身;医护人员经常在床旁讨论病情,或者看到多名医生同时到床旁查房或会诊会增加患者的焦虑和不安全感。

5. 信息缺乏 监护室患者缺少外界信息,同时病室气氛严肃,医护人员忙于各种救护处置,无暇与患者充分交流,使患者得不到及时的信息;大部分危重症患者,由于对凶险缺乏心理准备,认为会危及生命,对此产生十分明显的恐惧和威胁感;有些患者由于病情原因不能与医护人员交流,如气管插管及气管切开行呼吸机辅助呼吸的患者,均可因信息缺如而产生孤独、恐惧、忧郁、厌世等消极情绪反应。

6.不舒适的治疗及护理活动　同室患者的抢救甚至死亡,容易产生很大的心理压力。长时间卧床,持续心电监护,持续性的灯光照射,全身多部位被各种连线和导管所缠绕,肢体被约束或活动相对受限制,活动受到限制,难以保持舒适的休息姿势等,会使患者有一种强迫静卧和捆绑感,因而易产生忧郁和焦虑。70%以上患者因身体多部位被连接于监护仪、呼吸机、输液泵等仪器上不能随意移动,而处于一种强迫状态。另外,患者被迫暴露身体,这虽然有助于操作、留置尿管及观察病情,但过分裸露损伤患者的自尊心、隐私权,使平时生活自理的患者感到羞愧、自尊心受到伤害及人格受到侵犯,这些都给患者一种拘谨的感觉,容易出现心理障碍。

【心理特征表现】

1.焦虑　焦虑是危重患者最常见的心理变化。常常发生在入住 ICU 后 1~2 d。焦虑一般表现为烦躁、激惹性增高、敏感多疑、谈吐犹豫、心慌意乱等,同时出现自主神经失调症状,如心悸、多汗、震颤、恶心和排便障碍等,检查还可发现交感神经系统亢进的体征,如血压升高、心率加快、面色潮红或发白、皮肤发冷、面部及其他部位肌肉紧张等,对身心健康造成不良影响。也有的患者出现的焦虑表现为不愿接触人,甚至不肯与医护人员交谈,害怕提及自己疾病而出现焦虑。

2.悲观和抑郁　ICU 病室的住院费用较高,除基本的住院、一般治疗护理费外,特殊监测的收费及昂贵的材料,均给患者带来沉重的经济负担。多数患者感觉自己从发病前一个社会劳动者及家庭支柱变成现在一个需要社会照顾的人和家庭的累赘。缺乏对病情程度的认识和对治疗愈后缺乏信心,或入住 ICU 病房后亲身经历同室病友临终情景和亡故过程。这些均可使患者出现情绪低落,有悲观厌世等消极情绪反应。

3.恐惧恐慌　来自生命遭到威胁的不安全感。①病情危重本身可使患者产生恐惧,如心肌梗死持续性的剧痛,可使患者产生濒死的恐惧心理;大出血患者身体虚弱无力,再看到出血时会产生紧张恐惧的情绪。②患者入住 ICU 后对环境的恐惧,容易使患者将 ICU 复杂的环境和各种仪器的机械工作声、报警声、吸引器声及其他噪声视为对自身的一种威胁,由此而产生恐惧心理。③清醒的患者目睹医护人员严肃的面孔和紧张的工作气氛,常使患者感到恐惧不安。轻者表现提心吊胆,重者则表现明显惊恐不安等反应。

4.暴躁和易冲动　某些患者是因为一定的社会和家庭因素导致发病或

丧失劳动力，不能接受，或对自身疾病产生绝望念头，或与医务人员及家属沟通障碍，自己的需要和需求很难被理解，或对医务服务不满意。这类患者情绪变得不稳定、暴躁、易激惹、易冲动或自暴自弃，产生逆反心理，对治疗不合作，对反复的检查治疗缺乏耐心，甚至拒绝抢救；对医务人员态度生硬粗暴，甚至与病友、医务人员发生冲突。

5. 孤独、无助、依赖　ICU 病房较普通病房相对封闭，由于患者住入 ICU 病房，周围接触的都是陌生人，只是按医护人员的要求去做，对自己的病情及手术情况不十分了解，而医务人员或因工作繁忙较少关注患者的心理需求，忽略了与患者沟通交流。对谈话或发音有困难以及因气管内插管使用呼吸机而不能说话的患者，医务人员未能采取其他途径进行有效的沟通等。危重患者住入 ICU 病房后与周围的语言交流减少，缺少外界的信息和交流；由于病情及治疗的需要，家属只能在有限的短时间内探视，甚至不能探视，使患者与家属硬性隔离。当患者熟悉和习惯了监护室的环境，相信在 ICU 病房生命安全有较大的保障，担心病情再有波动，依赖医护人员及各种监护设备，又会不愿离开监护病房。

【处理要点】

1. 基本沟通要点

（1）能够主动到床旁花一定时间与患者进行交谈，不要只注视监护仪器上的图形、数字的改变，眼中只有"病"而没有"人"。

（2）很多患者因为气管插管不能言语，可以让患者写下来。对于连写字都困难的患者，由于家属往往对患者的情绪变化更为熟悉、敏感，也更容易理解患者的非言语性交流部分，可以多向家属请教患者通过表情、手势等试图表达的意思。

（3）恰当的语言配合适当的身体接触会很好地增加亲近感。在与患者交谈时可通过视觉、触觉与患者进行身体语言沟通。如真诚友好的微笑可增加患者的安全感；在谈话时握住患者的手或帮助患者更换舒适的体位，能让患者感到安慰和支持。

（4）了解患者的知识水平、经历、对事物的感知能力及心理状态，尽量选择与患者既往知识背景相一致的用词。

（5）注意反馈，把自己理解的意思表达给患者听，确认自己是否完全理解，同时观察患者对访视内容的反馈。

（6）慎用幽默、反问等表达方式，病重患者心情多紧张不安或烦躁，常误解医生的幽默或者把反问当成诘问，造成不必要的误会。建议语气柔和、肯定,向患者传递有关医学信息及治疗的信心。

(7)帮助患者及时宣泄愤怒、哀伤等情绪;适时宣教,鼓励患者勇敢面对现实,鼓起战胜疾病的信心,积极主动配合治疗。

(8)了解患者的需求。由于每个人的社会地位、文化层次及宗教信仰不同,对疾病的态度、治疗中的文化需求也不同。按病情演变规律,随时提醒和告诫患者有关注意事项,使患者有充分的心理准备,减少因病情变化所产生的不良心理体验,更好地配合治疗。

2.其他疗法

(1)要教会患者如何放松肌肉,教会患者深呼吸,使其将注意力从疼痛上转移,同时肌肉放松可以对抗焦虑情绪。

(2)通过积极的语言强化患者治疗的信心、减轻疼痛。积极的暗示性语言和鼓励性语言可以提高患者大脑皮质的兴奋度和整个机体的正性反应,使患者在提示和鼓励下精神振作、充满信心,有利于康复。

(3)音乐是一种特殊的语言,悠扬适宜的旋律可使人放松、产生其他交流所达不到的效果。

(4)若患者既往经历对其构成一种创伤,谈论创伤事件是认识、理解这种不幸的经历的重要方式。受害人可以跟不同的人谈论经历,只要是他们信得过,通情达理,又有见地的人。患者需要认识到并记住要给自己时间来反应恢复,允许自己有情绪反应,不要认为自己是"精神出了问题、发神经病"。如果有反复做噩梦,闪回、翻来覆去的回忆都是正常的,不要强迫自己中止它们,过一段时间它们会自然减退,痛苦会减轻。

3.与家属沟通技巧 危、急、重症患者,尤其是临终前患者的家人,一方面是对患者病情的忧虑,另一方面或是年老的家庭照顾者(老伴)自己也患有疾病或是中年的照顾者(主要为子女)有工作及家庭的压力、患者治疗疾病带来的经济压力等,容易出现激动、紧张、焦虑等心理反应,如果不注意与其交流,易产生纠纷。与患者家属的沟通,是ICU会诊工作中经常需要面对的问题。

常见的家属心理状态特点:①家属常在医护人员面前争执不休。②家属与患者关系密切,焦虑、紧张甚至恐惧,害怕患者受苦甚至死亡。③家属对疾病知识缺乏,很难接受病情恶化及侵入性的治疗、约束性的护理措施等,认为患者入ICU后病情应马上好转,常提出过分的要求,态度生硬,甚至产生攻击性行为。④家属有部分医疗常识,要求按自己的想法为老年患者治疗、护理,若患者病情逐渐加重,将其归咎于治疗护理不当。⑤多见于老年患者家庭中。子女平日虽对老年患者尊敬,但参与患者的照顾少,对患者病情了解不全,且心里难以接受父母病重自己未能"尽孝"的事实,因此在要求治疗上能立刻见效,要求医护人员随叫随到,第一个满足自己的需求等,否则便会不信任,不配合治疗。

到患者床旁主动问好,主动与家属交流与沟通,花时间关爱、陪伴他们,鼓励家属充分表达内心感受,探讨自己的感觉、思想、情绪及行为,不随意中断其谈话,不要强迫患者讨论他们不愿意讨论的经历与情感反应,建立彼此信任、共同参与和相互依赖的关系。及早向家属提供疾病相关知识宣传手册,让家属了解疾病的发展、转归。

可以把家属目前遇到的所有难题和其间他们的付出予以概括、反馈,体谅家属的心理冲突,肯定其目前为患者提供的照顾,让他们知道,家人这样患病住院你很替他们难过,你希望你能帮到他们,你能想象理解他们遭受的痛苦和处境。不要把他们的遭遇轻描淡写化。在他们继续为患者的生命安全担心,惧怕的时候,实事求是地保证他们的安全;不要做不现实,不可能的担保、允诺。不要讲"还好没有比这个、现在更糟糕",也不要不切实际地给人建议。理解和尊重患者及家属充分权衡利弊后的选择和要求。

善于边听边思考,寻找不同文化背景的家属心理需求的侧重点。不要把受害者的怒气和其他冲动放在心上,那不是针对我们的。同时避免医生或护士单人在场,避免暴力事件发生。

二、谵妄状态

【发生原因】

各种躯体疾病、大脑疾病、水和电解质平衡失调、药物,可直接或间接使中枢神经系统的功能发生紊乱,从而导致谵妄状态。

【临床表现】

谵妄是一种急性的认知功能障碍,以觉醒水平和认知功能的紊乱为主要特点,常见的症状包括意识清晰度下降、错觉、幻觉、定向障碍、思维紊乱、记忆障碍、精神运动兴奋、不自主运动及睡眠障碍等。在综合医院,尤其是重症监护病房患者中非常普遍,发生率报道15%~80%。谵妄不仅会导致住院时间延长,而且会增加死亡率、病死率和医疗资源的消耗,危害性很大。如使用呼吸机的患者,谵妄会导致人机对抗。心衰的患者躁动往往会加重心脏负担,诱发心律失常,甚至导致猝死。术后的患者也会因躁动加重出血等并发症,从而增加治疗的难度。

【处理要点】

ICU 的光线要柔和,因为柔和的光线对神经系统起安抚作用,避免光线直接对着患者的眼睛,在患者没有太大的病情变化和重症抢救时,睡前将灯光调暗趋于柔和,不但能保证患者进行足够的睡眠和休息,还可使患者不因太黑而恐惧。

房间设有窗户和钟表、日历,并置于患者视野范围。反复给患者进行时间、地点和人物定向,促进患者对周围环境的感知,如病情允许均给予患者必要的眼镜和助听器,并同时提供时钟、日历和收音机等。

促进患者睡眠-觉醒周期的正常化,尽量减少日间睡眠时间,安排与他人聊天、读报等,控制午睡,适当使用镇静剂调整患者生物钟。病室于夜间 11 点至次日早上 6 点间均将各种监护仪的报警声降至最低。进行噪声控制,尽量减少监护抢救仪器工作的声音、负压吸引声、工作人员走路和交谈声以及金属物品的意外碰撞声。

药物治疗,见谵妄处理。

三、焦虑状态

焦虑是 ICU 患者常见的情绪反应,有 50% 以上的 ICU 患者出现焦虑症状。焦虑表现为担心、害怕、紧张、不安、恐惧、睡眠障碍、对医生及家人的依赖等。

【发生原因】

1.病房环境　仪器噪声、人声呼喊、灯光刺激、室温过高或过低、频繁的监测,治疗,更换体位、陌生环境。

2.睡眠的剥夺　因病房特殊环境和持续心电监护所致,使患者感到紧张。

3.原发疾病本身的损害　如癫痫等神经系统疾病、各种疼痛等。

4.心理因素　既往有焦虑症史,具有焦虑素质,对自己疾病和生命的担忧;对诊断和治疗措施的不了解与恐惧;对家人和亲朋的思念;感到自己的生命受到威胁,有不安全感。特别是同病室危重患者的抢救或死亡,都会对患者的心理、生理产生很大的影响。

5.其他　严重疾病及心理应激引起交感神经兴奋,儿茶酚胺水平升高、心脑局部缺血等。低氧血症、代谢紊乱、败血症,以及药物不良反应、药物过量、酒精和毒品戒断症状。

【临床表现】

(1)焦虑害怕,紧张,激越,坐立不安,睡眠障碍,对治疗的依从性差。

(2)恐惧害怕可能出现的症状,检查,治疗。出现心烦意乱,激越,拒绝治疗,逃避检查等非理性行为。

(3)其特征包括躯体症状(如心慌、出汗)和紧张感。

【处理要点】

1. 及时处理躯体疾病　对焦虑患者应在纠正各种引起焦虑的躯体疾病的治疗基础上进行处理。焦虑症状会随着躯体症状和功能的好转而改善。当焦虑症状影响患者及他人治疗甚至出现不理性行为时需要进行临床心理科或精神科会诊。

2. 及时有效的镇痛　通过安全有效的疼痛处理将增加治疗的顺应性,帮助患者使其疼痛得到控制,改进了临床效果,减少焦虑。

3. 抗焦虑治疗　当躯体症状和功能一时难以改善,焦虑、恐惧症状严重影响治疗、影响脏器功能者,焦虑情绪为原发症者应使用抗焦虑药物治疗。可选苯二氮䓬类药,阿普唑仑口服,但应注意耐药性、戒断反应及中枢性不良反应。5-HT$_{1A}$受体部分激动剂,如丁螺环酮口服。优点是镇静作用轻、不易引起运动障碍、无呼吸抑制作用等。也可用三环类药物,如丙米嗪、阿米替林口服。5-HT再摄取抑制剂,如帕罗西汀等。

4. 抗精神病药物　对焦虑、恐惧伴有明显的精神症状、意识模糊、影响治疗者可短期应用抗精神药物治疗,对应用苯二氮䓬类药物治疗无效者也可使用抗精神药物治疗、如氟哌啶醇。新型抗精神病药物奥氮平、利培酮、喹硫平等因不良反应小,越来越被临床推荐使用。用前应做好患者及家属的解释工作。

5. 心理治疗　提供关于疾病的知识,积极支持。适用于焦虑障碍的心理治疗有认知疗法、行为疗法等各种有效的心理治疗方法。临床应用最广,使用简便,实用和公认有效的属认知行为疗法(CBT),与药物和其他心理治疗相比,是一种有效的心理治疗方法。

四、抑郁状态

抑郁是ICU患者中常见的精神症状,表现为心境低落、兴趣下降、行为退缩、不配合治疗、自杀轻生观念与行为等。而且一般症状较重,如重度抑郁。伴有抑郁症状的急诊患者可能会增加躯体疾病的死亡率。

【发生原因】

1.疾病因素 多种躯体疾病可伴发抑郁,如心血管疾病、脑血管疾病、内分泌系统疾病、感染性疾病、肿瘤、内环境紊乱等,均可伴发抑郁。

2.药源性抑郁 多种药物可引起,如利血平、氯丙嗪、氟哌啶醇、长效氟奋乃静等。此外,甲基多巴、普萘洛尔、口服避孕药、激素、阿的平等也能引起药源性抑郁。

3.环境因素 病房内的各种仪器设备、导线导致患者有濒危感,产生恐惧、焦虑心理。仪器噪声、医务人员的交谈、其他患者的呻吟声、咳嗽声、抢救等都会对患者造成不良刺激。病室的灯光对患者的不良刺激,不能保证患者充足的睡眠都会影响患者的情绪。病室内没有陪侍人,会有一种孤独感。而且家属在门外谈话、张望,也会给患者的心理造成非常不良的影响。

4.心理因素 患者个性敏感、依赖性强、遇事消极者、不良的生活事件等更易导致抑郁情绪的发生。

【临床表现】

(1)情绪低落、情感淡漠、情绪不稳、苦闷、对前途悲观、易激惹。

(2)兴趣丧失、行为退缩、哭泣流泪、不合作治疗。

(3)紧张焦虑、失眠早醒、思维迟缓、食欲减退、体重减轻。

(4)严重时可出现自责、自罪,部分患者有自杀观念和自杀行为。

【处理要点】

1.自杀的评估和防范 抑郁症患者易有自杀倾向,1/2以上的抑郁症患者有自杀观念和行为,最终15%~20%选择自杀。自杀的人群中约70%有精神疾病。对此应该高度重视,对确诊为抑郁症的患者应请精神或心理医生会诊进行自杀风险评估,并要告知家属,以便共同实行必要的防范措施。

2.抗抑郁药物治疗 常用的有选择性5-HT再摄取抑制剂(SSRI),如艾司西酞普兰5~10 mg,口服。5-HT及NE再摄取抑制剂(SNRI),如文拉法辛75 mg/d,一般量为75~200 mg/d。NE能和特异性5-HT抗抑郁药(NaSSA),如米氮平15~30 mg/d。

3.心理治疗 很多患者对疾病不了解或有非理性的看法。对此应加强疾病知识方面的指导。针对抑郁症状可采用支持性心理治疗、认知疗法、行为疗法及危机干预等。目的在于提供支持,矫正认知偏见,减轻情感症状,改善行为应对能力,提高适应能力等。

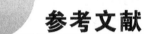

参考文献

［1］陆林.沈渔邨精神病学［M］.6版.北京:人民卫生出版社,2018.

［2］姚树桥,杨艳杰.医学心理学［M］.7版.北京:人民卫生出版社,2018.

［3］耿庆山.非精神科医生心身疾病诊疗培训教程［M］.广州:广东人民出版社,2015.

［4］江开达.抑郁障碍防治指南［M］.北京:北京大学医学出版社,2007.

［5］吴静.医患沟通学［M］.北京:高等教育出版社,2022.

［6］李凌江.精神科即时会诊［M］.长沙:湖南科学技术出版社,2005.

［7］EBER M H.现代精神疾病诊断与治疗［M］.孔学礼,主译.北京:人民卫生出版社,2002.

［8］中华医学会精神科分会.中国精神障碍分类与诊断标准第3版(CCMD-3)［M］.济南:山东科学技术出版社,2001.

［9］汪向东.心理卫生评定量表手册:增订版［M］.北京:中国心理卫生杂志社,1999.

［10］钱铭怡.心理咨询与心理治疗［M］.北京:北京大学出版社,2016.

［11］许又新.神经症［M］.北京:北京大学医学出版社,2008.

［12］刘协和,杨权.精神科急诊医学［M］.长沙:湖南科学技术出版社,1999.

［13］杨玲玲,左成业.器质性精神病学［M］.长沙:湖南科学技术出版社,1993.

［14］钟友彬.心理与疾病［M］.北京:人民卫生出版社,1993.

［15］赵旭东,张亚林.心理治疗［M］.上海:华东师范大学出版社,2020.

［16］王高华,曾勇.会诊联络精神病学［M］.北京:人民卫生出版社.2016

［17］袁桂勇,岳莹莹.中国心身医学学科发展方向和机遇［J］.东南大学学报(医学版),2020,39(5):557-561.

［18］吴爱勤,袁勇贵.心身医学进展［M］.北京:中华医学电子音像出版社,2019.